跟马淑然教授学养生

中年男人食疗养生与穴位按摩

◎ 王乐鹏 陈玉萍 主编

化学工业出版社

·北京·

内容简介

本书首先介绍了男性的生理特点，接着从五脏的角度讲述了中年男人养生的重要性，并结合较为困扰中年男人的饮酒、熬夜等不良习惯，生活、工作压力大等影响身心健康的不良状态，健忘、失眠、脱发、性功能下降等忧心的健康状况，以及高血压、感冒、颈椎病、痔疮、不育等常见病，有针对性地为中年男人的日常养生提供了食疗和穴位按摩等简单、易操作而有效的方法。部分疾病穴位按摩的介绍图文并茂，并配有相应视频，助读者轻松学会养生技巧。

本书适合中年男人及广大养生爱好者参考阅读。

图书在版编目（CIP）数据

中年男人食疗养生与穴位按摩/王乐鹏，陈玉萍主编. —北京：化学工业出版社，2021.4

（跟马淑然教授学养生）

ISBN 978-7-122-38545-1

Ⅰ.①中… Ⅱ.①王… ②陈… Ⅲ.①男性–中年人–食物养生②男性–中年人–穴位按压疗法 Ⅳ.①R247.1②R245.9

中国版本图书馆CIP数据核字（2021）第030314号

责任编辑：李 丽 戴小玲　　　　　　文字编辑：张晓锦 陈小滔
责任校对：刘 颖　　　　　　　　　　装帧设计：韩 飞

出版发行：化学工业出版社（北京市东城区青年湖南街13号 邮政编码100011）
印　　装：三河市延风印装有限公司
710mm×1000mm 1/16 印张17¼ 字数273千字 2021年7月北京第1版第1次印刷

购书咨询：010-64518888　　　　　　　　售后服务：010-64518899
网　　址：http://www.cip.com.cn
凡购买本书，如有缺损质量问题，本社销售中心负责调换。

定　　价：69.00元　　　　　　　　　　　　　　版权所有　违者必究

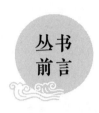

丛书
前言

　　随着人们物质文化、生活水平的提高，健康长寿的渴望越来越强烈。然而现代人工作生活压力越来越大，生活节奏越来越快，这无形中与健康长寿的渴望相去甚远。

　　在人生的不同阶段，其面临的压力不尽相同，中年是人生的"多事之秋"，因其承受"上有老、下有小"的同时，还逃不脱社会及工作压力的困扰。

　　如何为现代人开具良方，减压增寿，如何为中年男人、女人提供精准健康指导，成为本套丛书的编写宗旨。

　　本丛书由多次做客中央电视台《健康之路》及北京卫视《养生堂》的主讲嘉宾——北京中医药大学马淑然教授团队，根据现代人养生保健需求，撰写了《四时养生与穴位按摩》《常见病家庭食疗与穴位按摩》《运动养生良方——让您动静结合、形神兼养》《中年女人食疗养生与穴位按摩》《中年男人食疗养生与穴位按摩》丛书，其目的在于为现代人，特别是中年人提供可资借鉴的健康长寿知识与方法。

　　本丛书主要特点是：图文并茂、视频丰富、语言通俗易懂、方法简便易行、效果确实可靠。因此，适合民众阅读，特别是渴望健康长寿的人群，尤其是中年男人、中年女人更为需要的枕边必备读物。

　　汽车坏了要去4S店维修，人体病了也需要治疗。为了不得病和少得病，我们必须建立自己的"人体健康保养4S店"——四季保健、疾病保健、运动保健、性别保健。如果您不学习相关的养生保健知识，不注意保养身体，就会使身体亮起黄灯（亚健康态），或红灯（疾病态）。只要您认真学习养生方法和理论，相信您一定会开启人体健康的绿灯！

不积跬步，无以至千里；不积小流，无以成江海。任何养生方法和知识必须通过坚持不懈的努力和一以贯之的践行才能达到预期的效果。同样，本丛书的编写也是马淑然教授团队经过几十年的打磨奉献给大家的健康大餐。其功细，其理明，其法灵，其效著。百年老店北京同仁堂有句堂训"炮制虽繁必不敢省人工，品位虽贵必不敢减物力"，这也是本团队一直信奉的严谨求实的座右铭。相信本套丛书的出版会惠及您的健康与生命！

中医养生理论与方法博大精深，尽管本团队力图打造品质康养大餐，但由于时间精力有限，不妥之处在所难免，希望读者批评指正！

马淑然

2020年12月于北京中医药大学

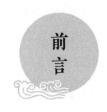

前言

　　大多数男性自认为身心健康比女性略胜一筹，这种心理多半源于社会对男性形象气质的期待，健壮、坚强的男性会被认为更有男人味。就在这种社会的暗示下，男性往往需要在社会交往中隐藏自己的压力与情感，从而容易导致自己处于一种亚健康状态，日久，自然更容易产生各种健康问题。近年来，随着社会的发展及生活、工作压力的进一步增大，男性的健康越来越受到社会的关注。社会研究发现，近一半的男性在一个月内出现过失眠、疲惫、烦躁易怒等亚健康状态，出现有病拖着未及时治疗的比例达到15%。在这种情况下，针对社会与家庭的顶梁柱——中年男性的医学保健知识的科普工作就显得十分重要。

　　中医药是祖国的瑰宝，是我国综合治疗疾病的重要组成部分，对许多疾病有着良好的治疗效果。虽说现在提倡中西医结合诊治，且现代医学对一部分疾病的治疗有着独特的优势，但因其不良反应突出、靶向性强、个体性强的特性，很难在疾病发生前做到有效预防，也很难在日常生活中起到养生作用。中医药在"未病先防，既病防变"中有着得天独厚的优势，在有效地缓解亚健康人群的症状及防止一些慢性病的发生、发展中有着不可替代的作用。结合中医药，开展"内容正确、读者易懂"的男性保健知识的科普就显得刻不容缓，笔者在此背景下编撰此书。

　　本书本着"简洁明了、条理清晰、图文并茂、易读易懂"的原则，从中医的角度，首先介绍了中年男性的生理特征，然后围绕"疏肝、养心、健脾、补肺、益肾"五个方面详细论述了现代中年男性的一些常见健康问题的形成原因、简易自我诊断及简单食疗、按摩和其他保健方法等。内容涵盖了现代社会较为常见的慢性病，例如失眠、高血压、高血脂、高血糖等，同时也包括了一些男性特有的常发疾病，如慢性前列腺炎、阳痿、早泄等。同时本书参考了各个临床科室医学专家的建议，确保内容的严谨性和有效性，为中年男性在日常生活中的自我保健指引了方向。

感谢编委会各位成员的付出与贡献，也感谢各位专家的帮助与支持。由于时间与精力有限，本书难免有错误与不足之处，希望大家多多指正。

编者

2021年1月

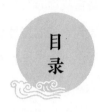

目录

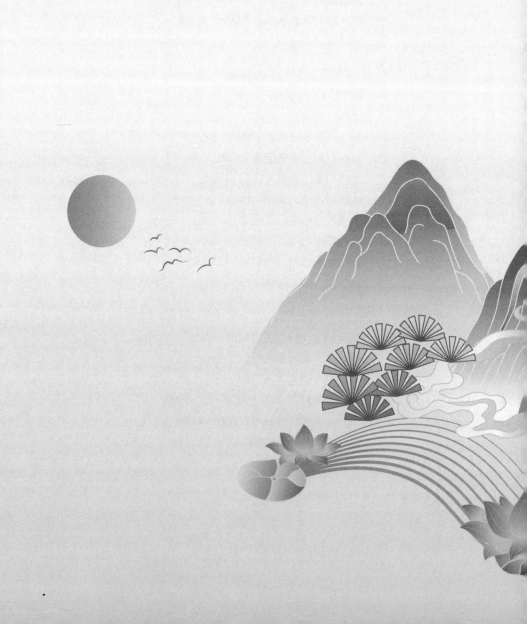

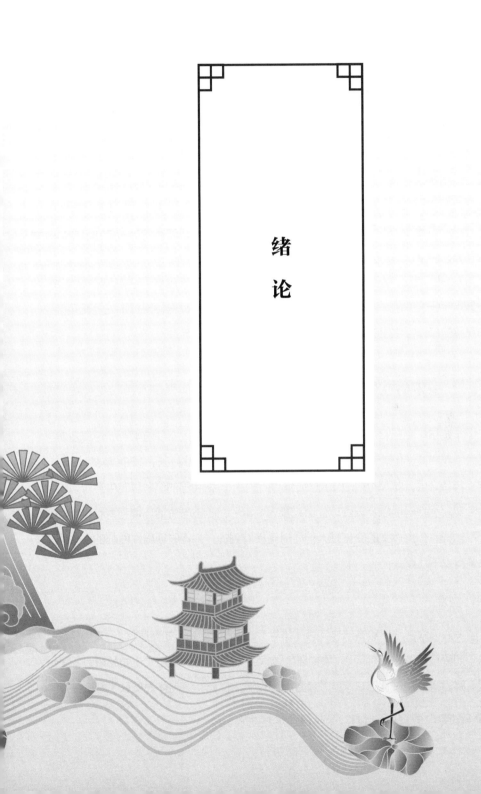

绪　论

男性的生理变化特征

随着年龄增长，睾酮在体内也有一定的生理变化性，两性相比而言，男性比较明显，但睾酮对男女两性都同样重要。在成人生理上睾酮可以维持肌肉强度，维持骨密度及骨骼强度，维持性欲及勃起次数，提高精神及提升体能。但随着年纪渐长，其分泌量逐渐下降，这些生理影响亦随之而减少。很多成年人会以饮食或是药物来补充，但要注意的是成年男子不论服用或施打多少睾酮都无法再次促使阴茎的生长与发育。相反，当错误地或是过度地使用激素或含激素制品，可能导致体内原本激素水平出现紊乱，使体内无法自行生成激素，从而导致男性出现睾丸及阴茎萎缩，严重的可以衍生出其他生殖系统疾病，例如永久性阳痿。

一、中年男性生理变化

中年是指年龄已超过青壮年，但尚未开始步入老年的人。以前45～59周岁就定义为中年族群，但现在医疗技术水平增加后人类平均寿命延长，1994年WHO重新定义年龄分层，年龄45～65周岁之间的为中年，在我国的年龄界定中还可以细分为壮实期、稳健期以及调整期。当人步入中年后，心态与生活环境和青壮年时期完全不一样。在身体上的变化是人们可以直接看到的，中年时期男性面临的身体问题大多有以下几点。

1. 脱发

脱发原因众多，一般有遗传问题（雄性秃），慢性疾病（如糖尿病），服用特殊药物（如降压药、抗抑郁药），精神压力过大，不健康的生活方式（如熬夜、饮酒过度）等。喜爱和过食肥甘厚味❶者容易出现湿热体质，湿热体质皮肤毛孔容易出

❶ 肥甘厚味：中医名词，指油腻、黏腻、重口味食物类型。

油导致毛囊堵塞造成脱发。

2. 骨质疏松

钙质缺乏和流失是造成骨质疏松的主要原因，研究显示，男性在35岁时，骨质的总量达到巅峰，之后随着年龄的增长，骨质疏松的危机也随之增加，50岁以上的男性罹患骨质疏松的概率高达十二分之一。当骨质疏松时，骨质流失后会引起骨骼的裂痕增多、身高下降、臀部或背部疼痛、脊椎弯曲等症状，进而感觉身体没有年轻时好了。骨质疏松可以借由骨密度检测来判断，最好是由同一家医院、同一仪器在同一个部位上进行检测。

3. 糖尿病

很多人以为糖尿病是一种老人或是快老的人才会得的疾病，但事实上糖尿病患者已经开始有年轻化的趋势，如果家中有遗传病史，那中年期就有很大概率出现血糖偏高，久而久之就形成糖尿病。糖尿病之所以变成一个让大家"闻糖色变"的疾病，是因为除了本身胰岛素问题，它还会带来相应的慢性疾病。《美国医学会杂志》指出，当平均60岁的人发现有糖尿病时，会比同年龄人寿命减少6年，如果还有合并心肌梗死则减少12年寿命。如果是30岁就患糖尿病的人群，其寿命会减少11年，如并发肾脏病，平均减少15年甚至更长。国内外众多研究指出，糖尿病会带来很多并发症，如眼底病变、心血管系统疾病。近年还发现会引起癌症和认知障碍。当男性患糖尿病时，首先导致体力逐渐下降，血糖控制不稳时会影响身体血管功能，导致勃起功能障碍或早泄等一系列症状。

4. 高血压

在2003年高血压标准为140/90mmHg，但这十几年研究发现，部分人群在这个指数以下依旧有并发症的危险，故美国心脏协会在2017年推出新的高血压标准，即130/80mmHg。患高血压除了与遗传因素有关之外，更多与生活习惯相关。研究显示，饮食过咸或过重口味，运动不足以及遗传三个方面罹患高血压概率非常大。

5. 性功能减退

随着年龄的增长，性功能出现障碍是男性最大的苦恼，也是最常见的问题之一。究其原因，可能与身体功能减退、其他疾病或心理因素有关。

高血压与性功能障碍有关。研究显示，男性高血压患者中有52.6%患有勃起功能障碍，这是因为一方面高血压本身可以引发阳痿，由于血压升高造成小动脉的狭窄，加速了动脉硬化的进程，而阴茎勃起是依靠两条小动脉的充血而成，当血压过高时小动脉被破坏变得狭窄导致供血不足，进而出现勃起障碍。另一方面，降压药物也可以影响男性的雄风。有部分医生提出可能是药物引起大脑中枢性神经受到抑制影响了勃起神经，也有研究提出降压药引起血压过度下降后动脉出现供血不足情况，当停药后部分人的勃起障碍则明显好转。

在中医里肝主筋，而阴茎在中医有个名字叫"宗筋"，所以患有肝病的男性，在性功能上多少有受到影响。在西医中认为慢性肝炎、肝硬化患者受病情影响，一般性欲较为淡漠，此时应顺应自然，不要刻意勉强，以免造成身体不适。急性肝炎期患者要完全禁止一切性行为，包含自慰，以免过度疲劳造成病情加重；急性肝炎达到临床治愈，慢性肝炎基本达到治愈标准时，观察半年，病情稳定即可进行性生活；急性肝炎临床治愈后随诊一年无异常、慢性肝炎观察2年无异常者，可过正常性生活。HBsAg携带者需节制性生活，自觉控制，不可纵欲，以免造成肝病暴发。

6. 心理变化

中年男人往往容易忽视情绪的变化。很多人以为只有女性面临更年期反应，出现情绪变化大、急躁易怒等症状。其实男性在更年期也有一些身心变化。中年男性在情绪反应及自我调节能力方面也因人而异，普遍会因亲友和周遭出现过世、生病的消息，或是因其他原因感到失落、悲伤，开始出现对未来的担忧，严重者会影响日常生活和社交情况，出现不愿意交谈、冷淡的情况。中年期由于孩子已经长大离开家，面对着家中人口的减少，心中不免有失落，临床上称这个时期为空巢期。这也容易让中年人出现身心的变化，从身心健康来看，建议中年时期仍继续发展人际关系，或是适应人际关系上的变化。

二、男性也有"更年期"

据《黄帝内经·上古天真论》中讲，男子从40岁之后肾气开始不足，形体出现变化，西医上也发现男子有属于某些时期才有的症状，只是在以往很少被注意到。更年期最早被认为是女性才有的变化，如今越来越多研究发现男性在中年时期也出现"更年期"情况。

1. 生理变化

统计发现，大部分男性在40岁之后体型会开始明显变胖。腰围变宽，出现中心性肥胖体态。头发开始掉落，视力下降以及面部、手皮肤变得粗糙。此时男性开始意识到"老"了。

2. 行为变化

更年期男性在行为上会出现两种风格。一种是尽量保持年轻、风趣、幽默、天真，而另一种为稳重、有风度、缓慢行事、追求轻松舒适。亚洲人可能是受传统教育影响，大部分偏向于第二种风格，在生活上开始减少群聚，喜欢和家人或三五个好友在一起。对长期未见的人、年纪大的长辈会有思念之情。

3. 情绪变化

在更年期，男性依旧不能避免情绪上的波动，主要是源于对自身变化不满，身体的衰老、头发变白、眼角皱纹、失眠等都会激发内心的不安、慌乱，出现情绪恶化、不满、焦虑烦躁。但事业的满足、家庭的和睦可以有效地缓解负面情绪。

4. 性功能变化

性功能的真正变化，并不是发生在中年期，而是在老年之后。60岁之后男性仍然有性功能，因为男性生殖腺的功能减退得缓慢又平稳。但由于50岁后男性体内的雄性激素逐渐降低，雌性激素相对增高，开始逐渐丧失一些男性特征，出现以往没有的情绪波动、感情细腻、担心多虑等近似女性的心理变化。也由于雌性激素的作用，男子在身体上出现乳房、腰部、臀部的脂肪堆积，从而显得浑圆。这可能就是所谓"老年男性性格中性化或女性化"的生理根据。这种生理变化导致内分泌的失调，进而产生出像前列腺炎、前列腺增生之类的性功能疾病，也就是人们常说的"男性更年期综合征"。

第二节

男性五脏调理的重要性

一、肝柔气顺则筋好

1. 肝主疏泄

在中医中非常重视肝的疏泄功能，它与构成人体的基本物质气、血、津液皆有关系，在以下三个方面作用显著。

（1）调畅气机　气机指气的升降出入的运行。它通过肝的疏泄功能，维持了全身气运行的流畅。现代疾病高血压多与肝的疏泄功能失常有关。

（2）调畅情志　当肝气运行不畅或是太过时，会出现情绪上的变化。例如：肝气太过时情绪急躁、易怒，肝气郁结时情绪低落、抑郁。急躁易怒后，要注意尽量保持情绪平和、稳定，避免过激而再引发气机失调，引起恶性循环。此时可以利用泡脚、食用一些酸甜味道的食物来降低上亢的气。如若是情志抑郁、悲哀等，可以多出去走走，接触大自然，利用自然环境舒展气机，也可以食用芳香味道的食物，如陈皮、橘子、薄荷等打开气机。

（3）促进脾胃运化功能　肝的疏泄功能，可以帮助脾胃的运化功能来消化食物。试想一下，有没有在很生气的状态下出现吃不下的情况呢？如果长期影响脾胃，造成脾胃的气机失调时，就会出现腹胀、腹泻、恶心、反酸等情况。在平时要注意生气时不要进食，情绪稳定缓和后脾胃自然会发出饥饿信号，告诉你可以吃饭了。

2. 肝主藏血

中医学认为肝有贮藏血液、调节血量的作用。这点和西医认知一致。在西医生理学中，肝脏的供血量非常丰富，整个肝脏的血容量可以占到人体血量的14%。而中医认为，当人进入睡眠或是休息期时，肝藏血功能增强，体内大部分血液流回肝脏；

当机体需要活动时便会疏散到全身。在23点到凌晨3点之间是肝胆经值班的时间，如果长期熬夜，在这段时间不能休息，那肝藏血功能力量会变弱，导致人体感觉疲惫、眼睛干涩等。而在男性勃起行为上也需要大量血液，血液充足后才会进行勃起。长期熬夜，肝血不足状态下会影响男性勃起或是使其对性出现冷淡感。

3. 肝主筋，爪为筋之余

中医认为可以根据手脚指甲情况以及身体的柔软度来评断肝健康与否。当一个人肝气顺畅、肝血充足时，他的指甲会是粉红色而有光泽的，甲床上没有条纹，指甲有弹性且不容易断裂。同时，他身体一定是柔软的，并且肌肉不易有紧张感。

如果长期肝血不足或是肝气郁结者，指甲上容易出现条纹，严重者可有瘀线。指甲容易断裂或是有小白点（有小白点提示身体有免疫反应出现，例如严重感冒或是有虫积，要根据临床来判断），严重者指甲不易生长或生长缓慢、萎缩等。

4. 肝开窍于目

中医可以通过眼睛情况来看肝功能好不好。在西医中，肝炎患者会罹患黄疸，眼白会偏黄色，这就证明了中医经典里的说法。

二、心神畅故思绪清

在西医中，心脏负责全身的循环，每一次的跳动将血液泵出运往全身。当然中医对心也有自己的理解。

1. 心主神明

这里的神明是指人的精神、意识、思维活动。在中医里，心的地位非常高，认为它是君主之官，五脏六腑、四肢百骸皆号从其令。如果心的主神明功能良好，那人表现为精神饱满，思维清晰，说话有条理，反应快；反之，则表现为精神不济，健忘失眠，反应缓慢等。当然随着年纪渐长，心神会逐渐耗散，所以年长者大多都会变得反应迟缓、思维片段。

男性视觉接收后会引起性反应，而这个部分就是由心神来主导的。现代医学研究也发现精神压力会导致男性问题出现，例如硬度不足、早泄、勃起障碍等。

2.心主血脉

心是负责调节血液流动的功能单位。当心搏动时，血液便会在血管中运行，并输送至全身。中医认为"心主血脉"。心气是心脏的动力，若心气充足，心便可正常搏动，血液亦可于脉内运行流畅，营养全身。身体得到充足的血液滋润，面色便会显得红润有光泽，脉象和缓、均匀有力。然而，若心气不足，血液便不能在脉道内维持有效的流动及输送，而见面色淡白无华，脉细弱无力，舌色淡白等，并伴有心跳、胸口不适，甚至胸痛等症状。

现代医学研究发现，男科问题与心脏疾患有一定的关系，如在《国际泌尿科月刊》中提出心血管疾病和勃起功能障碍有一定关系。

三、脾胃和则仓廪存

西医来看，脾是身体最大的淋巴器官，主要功能是发挥免疫作用以及造血储血，而胃是消化器官，负责储藏和消化食物。但在中医中，脾胃就不只有这些作用了，它包含了消化功能、血液凝固功能以及身体水液代谢功能。

1.脾主运化

运化指运输和转化，中医认为当饮食进入人体后，首先进入脾胃进行消化，将食物转化为水谷精微，运化到身体各个器官使用。这些水谷精微会化成气、血、津液来滋养身体，保持身体运作。中医认为，水液会由脾上输于肺，经肺的宣发肃降送达全身；而另一部分的水液则会下达于肾及膀胱，化为尿液排出体外，这方面的功能中医称为"运化水湿"。当脾运化顺畅时，饮食物消化吸收，不会停滞在体内，但运化失常时就会出现腹胀、腹泻、腹痛等症状。

水液代谢运化失常时，体内湿气增加，人体就会像泡在水中一般，觉得困重、无力。而中医认为"湿性下注"，男性如果体内湿气太重，就容易在阴囊附近出现潮湿感或是湿疹、瘙痒等症状。

2.脾主升清，胃主降浊

食物转化为水谷精微后，会上输于心肺，通过心肺作用再转化为气血，并送往全身，这便是"升清"。而胃（与脾相应的腑）则主降浊，降浊指胃将消化道内无用的物质往下输送。通过升清与降浊，实现了食物消化吸收与排泄的相对平衡。

3. 脾主统血

统血的"统"是统摄、控制之意。中医的脾具有将血液统摄在脉管当中，防止其溢出脉外的作用。当脾气健运时所有的血液运行都在脉管中，倘若这个功能失常，血液就容易溢于脉道之外，出现皮下出血、呕血、便血等症状。

对男性，当脾统摄功能失常时，前面提到的运化功能很有可能早早就出现异常了。脾胃虚弱在男科上引起的问题较容易被忽略。这类男性大多形体上偏瘦弱，有一种风吹就倒的感觉，也有长期腹泻状态，都是要注意的。中医上讲，脾胃虚则宗筋迟，脾胃为气血生化之源，属于后天之本，没有气血濡养宗筋，宗筋则无力，久则引起阳痿。脾胃好是治疗男科病的前提，只有脾胃好了才能有效吸收饮食药物和更好地去补肾，才可以转化储藏肾精、肾气。

四、肺气好则气色佳

从西医生理学的角度看，肺主要负责体内气体交换，将缺氧血转化为含氧血送往全身。而中医则认为肺除了有呼吸的功能外，更与水液代谢、血液循环、神经系统及免疫系统有密切关系。

1. 肺主气，司呼吸

"气"是中医里的一个重要概念，而对其最主要的脏腑为肺。肺主一身之气，负责管理呼吸活动，是"气"交换的地方。吸气时，肺吸入自然界中的"清气"，与脾气上输水谷精微所化生的水谷之气结合而成"宗气"。呼气时，则排出体内的浊气。肺的呼吸功能正常运作则气道顺畅，呼吸均匀调和；若呼吸功能减弱，会影响气的生成，并导致气虚乏力、胸闷憋气等症状。

2. 肺主宣发肃降

"宣发肃降"是中医特有的名词，宣发是指向上升宣和向外周布散的意思，肺的宣发特性可表现为将浊气发散并排出体外，亦可表现为将津液及水谷精微散布全身至皮毛。此外，透过汗液分泌的调节，肺将卫气宣发至体表毛孔（中医称为皮毛或腠理）。肃降则指清肃和下降的意思。肃降特性是指肺气具有向下的通降和保持呼吸道洁净的作用。向下的通降功能会使肺将吸入自然界的清气，向下传递到脾，协助脾传输津液和水谷精微向全身布散；另外，肺亦有肃清呼吸道的异物，保持呼吸道洁净及健康的功能，这个可以让所有异物病毒在呼吸道时就第一时间被挡下来，最有代表性的症状就是感冒时引起的喉咙发炎。在中医里喉为肺之门户，是肺的第一道屏蔽，如果常常有咽炎、扁桃体炎症状，其实都是肺在提示您，它需要被注意了。宣发和肃降对人体的健康非常重要，若肺失宣降，会出现咳嗽、喘促、胸闷、自汗（即身体于平静、不活动时仍然容易出汗）及痰湿停聚等症状。

3. 肺主通调水道

肺主通调水道，意思是肺能疏通调畅水液运行与排泄。肺通调水道的方向与气之宣发肃降的方向相同。透过宣发作用，肺将水液输送至皮毛，并化成汗液排出体外，这就是身体的发汗程序。透过肃降作用，肺将水液输送至肾，经过肾转化为尿液排出体外。肺与大肠是相表里的脏腑，大肠也是利用肺的肃降作用将身体不要的糟粕排出。

4. 肺朝百脉，主治节

"朝"指聚会，"治节"是治理、调节之意。肺朝百脉，意即通过血脉将全身的血液聚合于肺。肺主一身之气，血液依靠气的推动才能运行全身，在肺的血液进行了呼吸作用的气体交换后便会运行全身。此外，通过气的运行作用，肺亦参与调节体内津液的分布。由于气对全身的生理功能非常重要，故肺对气的调节即中医所指"主治节"对身体亦非常重要。

在《孙润斋医案医话》一书当中提到利用人参、黄芪、蛤蚧之类药物来补肺气，认为："肺主气，气虚则治节、宣发、肃降功能失常，气血津精输布受碍，宗筋失养，不能振奋阳道。"以这个思路来进行调理。而在西医学中，心肺功能不好的患者是不建议有性行为的，最简单的测量方式就是能不能一口气爬三层楼（中间不能休息），只要有这个基础能力，那性生活就可以拥有。

五、肾能藏则精力旺

西医中肾是很重要的器官，主要功能是排泄身体的毒素和多余的水分，两者形成尿液排出体外。中医中肾除了排泄功能之外，还负责生殖系统、内分泌和神经系统。在中国肾虚是大家所担心的，不论男女皆会询问中医师"我有肾虚吗？""要怎么补肾呢？"

1. 肾藏精

按中医理论，精气是与生命关系最为密切的物质，精是生长发育及生殖的物质基础。肾可以透过封藏作用储藏精，这个功能作用在人体的生长发育中比较明显。例如，借着肾气及精的作用，青少年会发育成熟，步入成年，而年老虚衰亦是肾精减退的表现。

2. 肾主水

肾主水指肾透过调节身体水液分布及排泄，负责全身水液的代谢工作。中医里将这作用称为"蒸腾气化"，是因为肾能将水液中有用的清液散布出去，并将浊液排出体外成为尿液。这个功能对身体水液的平衡及运行起着非常重要的作用。

在西医看来这就是一个尿液浓缩的过程，男性的生殖系统不同于女性，泌尿和生殖都在同一位置上，长期有泌尿系统问题，例如炎症反应，很容易影响到勃起状态或是性功能。所以在日常生活中一定要注意生殖器清洁，排尿后将剩余的尿液抖干净或是擦干净，洗澡时一定要推开包皮将龟头完整露出来清洗。

3. 肾主纳气

"纳"指固摄、受纳。肾在身体吸气时，使清气的吸入有一定的深度，甚至可以将吸入的清气受纳到"丹田"进行养生作用。虽然在西医中呼吸功能主要依赖于肺，但要想有好的呼吸模式或是深层呼吸却依赖中医"肾"的纳气功能。若肾不纳气，则会引致呼吸表浅、动则气喘等呼吸系统的问题。临床上慢性哮喘等疾病亦与肾不纳气有关。

4. 肾主骨生髓，其华在发，脑为髓之海

中医中肾还有管辖的地方，就是骨头和脑部。肾藏精，精生髓，脑为髓之海。

髓指的是骨髓和脑髓，负责营养骨骼、牙齿。因此，骨的生长及再生依赖于肾精的滋养。有些小孩由于先天的肾精不足，会出现骨骼发育不全、囟门迟闭等。中医认为齿亦是骨的一部分，故牙齿疾病有时亦是肾虚的表现之一。年长者多因肾精不足而致牙齿脱落，但如果年轻人出现牙齿脱落，除了肾精之外可能还有其他原因。发为血之余，头发依靠血的滋养，如前所述，肾藏精，精化血。若精与血都充足，头发会显得健康而有光泽；头发脱落或头发的疾病亦可能是肾虚或血虚的结果。

所以平时可以通过观察自己发质、牙齿以及筋骨部分来判断自己的肾精是否足够，长时间的作息失常就容易出现脱发、牙齿松软或是敏感、腰背疼痛或是足跟痛等症状。除了调整作息、放松心情外，可以食用一些补肾食物，例如黑豆、黑芝麻、黑木耳、海参等黑色食物。此外，还可以锻炼腰部，"腰为肾之府"，肾精足则腰背实，可以通过锻炼腰部肌肉来增加肾气、肾精。

5. 肾开窍于耳及二阴

听觉功能亦依靠肾精的滋养。肾精不足会致耳聋、耳鸣等听觉问题，此外，生殖器官或尿道的疾病亦可能是肾健康失调的表现。

当肾气不足时，男性会出现阴茎勃起无力或是硬度不足的情况，随着精气越来越少，功能会越来越弱，开始有遗精、滑泄，严重时甚至出现不育情况。但一味补肾到底是不是有益无害？从古文医案来看，一味地补肾，长时间服用大量的鹿茸、海参、海马等药物对身体是不好的。肾以藏为本，大量的补阳药物会导致相火妄动的情况，如服用补阳药后感觉到身体热、对情欲更敏感，都是相火妄动的提示。长时间在这种情况下反而将体内原本的肾精调动出来了。所以补肾需要有专业医师指导。

养肾最好的方式并不是吃什么，如《黄帝内经》中讲到的"恬淡虚无，精神内守"才是最好的养生之道。节欲节食才能更有效地让身体气血流通顺畅。

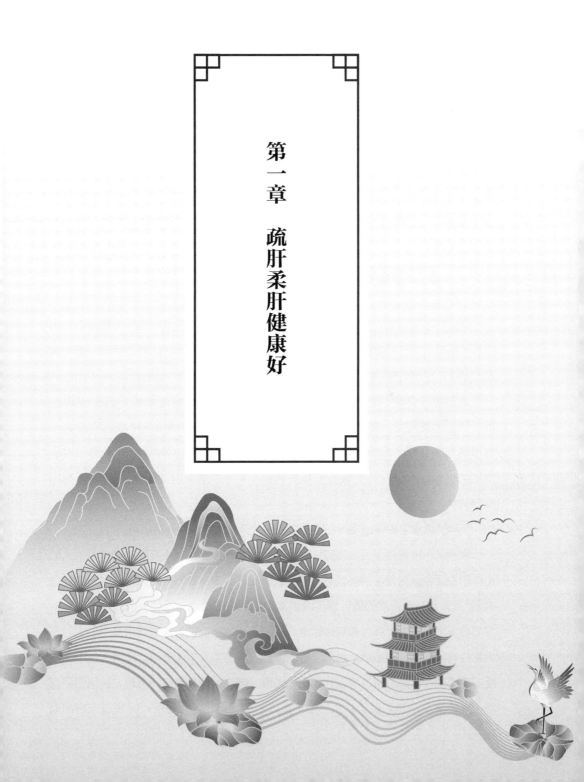

第一章　疏肝柔肝健康好

《 第一节 》

情绪低落该怎么办

中年男性大多在工作中是主力，在家庭中是顶梁柱，上有老，下有小。面临工作、生活、家庭多种压力，情绪非常容易受到多重因素影响。当您情绪低落时，您要警惕是否能够自己调节，如果已经出现较重的焦虑、抑郁状态，一定要到神经内科、心理科，或者脑病科就诊。

一、识别焦虑抑郁情绪与焦虑抑郁症

焦虑抑郁情绪每个人都会出现，中年男性面临家庭、生活、工作多重压力，出现焦虑抑郁情绪在所难免，人体也能够将压力处理好，不至于发展为疾病状态（焦虑抑郁状态或焦虑抑郁症）。

当您对一件事情过于在意、过于担心，导致茶不思饭不想，甚至出现失眠、记忆力减退等，要注意释放压力，您现在处在焦虑情绪当中；当您想起一些事情沮丧、打不起做事的精神，您现在很可能受到了抑郁情绪的折磨。对于未知的恐惧，人们往往会表现出焦虑情绪；对于失败的压力，又往往会表现出抑郁情绪。

两种情绪常常相伴出现，一定要注意区分开正常焦虑抑郁情绪和疾病状态。

焦虑是一种情绪反应，其实任何人都会体会到。比如学生在面对考试时，人们工作和生活中面对棘手的问题时，通常会感受到不安、紧张，可以称之为一种"危机感"。其实一定程度的危机感可以激发个人的内在动力，促使人们积极准备，多方面寻求资源，集中精力去应对困难、解决问题。所以说，焦虑情绪是人们面对压力挑战时出现的一种担忧、紧张、不安、恐惧等的综合情绪体验。正常情况下，适度的焦虑感、焦虑情绪，可以让人积极进取，调动起自身潜在的力量，从而达到克服困难、解决问题的目的。而当焦虑超过一定程度，并且持续时间超过一定的范围，对正常生活产生消极影响甚至不能进行正常生活的时候，才可称之为焦虑性障碍，这属于一种神经症性障碍。

焦虑抑郁症，是持续性或发作性出现莫名其妙的恐惧、害怕、紧张和不安，有一种期待性的危险感，感到某种灾难降临，甚至有死亡的感受（濒死感）。比如有的人遇到一些小事就会情绪激动，失去平衡，甚至会经常无故地急躁、发怒，对周围什么事情都看不惯、不满意。这种焦虑同时常常伴有一些身体的不适，如心慌、胸闷、气短、心前区不适或疼痛，心跳和呼吸次数加快，全身疲乏感，有的甚至伴有生活和工作能力下降，简单的日常家务变得困难不堪、无法胜任。此类症状反过来又加重患者的担忧和焦虑。还有的伴有入睡困难、多梦、早醒、梦魇等睡眠障碍，而且颇为严重和顽固。

除了心脏和睡眠问题，有的人还可伴有消化功能紊乱症状等。比如有的焦虑症患者焦虑时会伴有手抖、手指震颤或麻木感，很多中年男士会有性欲减退、尿频尿急，甚至头晕、恐惧、晕厥发作等症状。

关于焦虑和抑郁，有两个专业测试量表，一个是汉密尔顿焦虑量表，一个是汉密尔顿抑郁量表，一般是专业人士用来提问测试。有一定医学知识的读者朋友可以用来参考。

附1：汉密尔顿焦虑量表

项目	评分
1. 焦虑心境 担心、担忧，感到最坏的事情要发生，容易激惹	0—无症状 1—轻 2—中度 3—重 4—极重
2. 紧张感 紧张感、易疲劳、不能放松，情绪反应，易哭、颤抖、感到不安	0—无症状 1—轻 2—中度 3—重 4—极重
3. 害怕 害怕黑暗、陌生人、一人独处、动物、乘车、旅行及人多的场合	0—无症状 1—轻 2—中度 3—重 4—极重

项目	评分
4. 失眠 难以入睡、易醒、睡得不深、多梦夜惊、醒后感到疲劳	0—无症状 1—轻 2—中度 3—重 4—极重
5. 认知功能 记忆力、注意力障碍。注意力不能集中，记忆力差	0—无症状 1—轻 2—中度 3—重 4—极重
6. 抑郁心境 丧失兴趣、对以往的爱好缺乏快感、抑郁、早醒，昼重夜轻	0—无症状 1—轻 2—中度 3—重 4—极重
7. 躯体性焦虑（肌肉系统症状） 肌肉酸痛、活动不灵活、肌肉抽动、肢体抽动、牙齿打颤、声音发抖	0—无症状 1—轻 2—中度 3—重 4—极重
8. 躯体性焦虑（感觉系统症状） 视物模糊、发冷发热、软弱无力感、浑身刺痛	0—无症状 1—轻 2—中度 3—重 4—极重
9. 心血管系统症状 心动过速、心悸、胸痛、血管跳动感、昏倒感	0—无症状 1—轻 2—中度 3—重 4—极重
10. 呼吸系统症状 胸闷、窒息感、叹息、呼吸困难	0—无症状 1—轻 2—中度 3—重 4—极重
11. 胃肠道症状 吞咽困难、嗳气、消化不良（进食后腹痛、腹胀、恶心、胃部饱感）、肠动感、肠鸣、腹泻、体重减轻、便秘	0—无症状 1—轻 2—中度 3—重 4—极重

项目	评分
12. 生殖泌尿系统症状 尿频、尿急、性冷淡、早泄、阳痿	0—无症状 1—轻 2—中度 3—重 4—极重
13. 自主神经系统症状 口干、潮红、苍白、易出汗、易起"鸡皮疙瘩"、紧张性头痛、毛发竖起	0—无症状 1—轻 2—中度 3—重 4—极重
14. 会谈时行为表现 一般表现：紧张、不能松弛、忐忑不安咬手指、紧紧握拳、摸弄手帕、面肌抽动、不停顿足、手发抖、皱眉、表情僵硬、肌张力高、叹息样呼吸、面色苍白。 生理表现：吞咽、打嗝、安静时心率快、呼吸快、腱反射亢进、震颤、瞳孔放大、眼睑跳动、易出汗、眼球突出	0—无症状 1—轻 2—中度 3—重 4—极重
总分	≥29分严重焦虑 ≥21分明显焦虑 ≥14分肯定有焦虑 ≥7分可能有焦虑 <7分没有焦虑症状

附2：汉密尔顿抑郁量表

项目	评分标准	评分
1. 抑郁情绪	0—未出现 1—只有到问到时才诉述 2—在访谈中自发诉述 3—不用言语也可从表情、姿势、声音或欲哭中流露出来 4—患者的自发语言或非语言表达（表情、动作）几乎完全表现为这种情绪	
2. 有罪感	0—未出现 1—责备自己，感到自己连累别人 2—认为自己有罪，或反复思考以往的过失和错误 3—认为目前的疾病是对自己所犯错误的惩罚，或有罪恶妄想 4—罪恶妄想伴有指责或威胁性幻觉	
3. 自杀	0—未出现 1—觉得活着无意义 2—希望自己已经死了，或常想到与死有关的事情 3—消极（自杀）观念 4—有自杀行为	

项目	评分标准	评分
4. 入睡困难	0—未出现 1—主诉有入睡困难，上床半小时后仍不能入睡（要注意患者入睡时间） 2—主诉每晚均有入睡困难	
5. 睡眠不深	0—未出现 1—睡眠浅，多噩梦 2—半夜（晚12点以前）曾醒来（不包括上厕所）	
6. 早醒	0—未出现 1—有早醒，比平时早醒1小时，但能重新入睡（应排除平时习惯） 2—早醒后无法重新入睡	
7. 工作、兴趣	0—未出现 1—提问时才诉述 2—自发地直接或间接表达对活动、工作或学习失去兴趣，如感到无精打采，犹豫不决，不能坚持或需要强迫自己去工作或活动 3—活动时间减少或效率下降，住院患者每天参加病房劳动或娱乐不到3小时 4—因目前的疾病而停止工作，住院者不参加任何活动或没有他人帮助便不能完成病房的日常事务（注意不要因为住院而均打4分）	
8. 阻滞	0—未出现 阻滞（指思想和言语缓慢，注意力难以集中，主动性减退） 1—精神检查中发现轻度阻滞 2—精神检查中发现明显阻滞 3—精神检查进行困难 4—完全不能回答问题（木僵）	
9. 激越	0—未出现 1—检查时有心神不定 2—明显心神不定或小动作多 3—不能静坐，检查中曾起立 4—搓手、咬手指、扯头发、咬嘴唇	
10. 精神性焦虑	0—未出现 1—问及时诉述 2—自发地表达 3—表情和言谈流露出明显忧虑 4—明显惊恐	
11. 躯体性焦虑	（指焦虑的生理性症状，包括口干、腹胀、呃逆、腹绞痛、心悸、心痛、过度换气和叹气、尿频和出汗） 0—未出现 1—轻度 2—中度，有肯定的上述症状 3—重度，上述症状严重，影响生活或需要处理 4—严重影响生活或活动	
12. 胃肠道症状	0—未出现 1—食欲减退，但无需他人鼓励即可进食 2—进食和排便需他人催促或请求和需要泻药或助消化药	

中年男人食疗养生与穴位按摩

项目	评分标准	评分
13. 全身症状	0—未出现 1—四肢、背部或颈部沉重感，背痛、头痛、肌肉疼痛、全身乏力或疲倦 2—症状明显	
14. 性症状	（指性欲减退，月经紊乱等） 0—无异常 1—轻度 2—重度 不能肯定，或该项对受试人不合适（不记入总分）	
15. 疑病	0—未出现 1—对身体过分关注 2—反复考虑健康问题 3—有疑病妄想 4—有幻觉的疑病妄想	
16. 体重减轻	①按病史评定 0—不减轻 1—患者诉述可能有体重减轻 2—有肯定的体重减轻 ②按体重记录评定 0—1周内体重减轻0.5kg以内 1—1周内体重减轻超过0.5kg 2—1周内体重减轻超过1kg	
17. 自知力	0—知道自己有病，表现为忧虑、抑郁 1—知道自己有病，但归咎于伙食过差、环境问题、工作过忙、病毒感染或需要休息 2—完全否认有病	
总分	≤7—正常 ≥17—可能轻或中度抑郁 ≥24—可能严重抑郁	

二、中年男性如何处理好焦虑抑郁情绪

作为社会的中坚力量、家庭的顶梁柱，很多中年男性朋友出现焦虑抑郁情绪在所难免，但处理好这种焦虑抑郁情绪才能在职场上、家庭中游刃有余。如何处理？有的中年男性朋友选择了借酒消愁，岂不知"借酒消愁愁更愁"！大量饮酒不仅解决不了问题，还会火上浇油，雪上加霜。处理好焦虑抑郁情绪，有以下一些建议供参考。

1. 放松身心

对于焦虑抑郁状态，最关键的是放松身心。说起来容易，如何放松呢？人们都有这种经历，并不是想放松就能放松的。处于焦虑抑郁情绪状态时，体内激素分泌失衡，所以遇到紧急事件出现焦虑抑郁情绪时，可以通过深呼吸或者想象的方式让自己的身体一点一点放松。在这里，笔者强烈推荐中年男性朋友经常做一些冥想、八段锦、太极拳等传统运动，使身心放松，在一定程度上缓解焦虑抑郁。不管哪种锻炼方式，只要遵循"日日贯通"的原则，坚持锻炼，一定会起到放松的作用。

美国国家补充和替代医学中心定义了身心锻炼的概念，身心锻炼为关注大脑、思维、身体及行为之间交互作用的所有锻炼形式，利用心理影响身体功能和促进健康。基于以上对身心锻炼的定义，八段锦、易筋经、五禽戏、太极拳、瑜伽及冥想等项目，都属于身心锻炼的范畴。中国传统气功、太极拳等在练习过程中，不仅要注意外形动作，还要配合意守、呼吸以及以意领气。其运动强度和动作的编排次序符合运动和生理等规律，属于有氧运动，安全可靠。功法动作特点主要体现在柔和缓慢、动静相兼、神与形合、气寓其中等几个方面。

很多国内外研究已经充分证明这些养生锻炼项目可有效缓解锻炼者的抑郁情绪，有利于疾病的治疗与康复。有研究者通过测定参加太极拳运动前后的脑波和STAI心理问卷，对参加太极拳运动前后的焦虑心理变化进行解释及论证。发现在太极拳练习结束和恢复时，高焦虑者得以情绪安定、心身放松、注意力集中，向低焦虑状态转化。低焦虑组被试者，原本就处于较低焦虑水平状态，通过太极拳运动焦虑状态几乎降至最低水平，而且不易受到外在条件、应激等因素的影响。还有学者采用文献资料法在中国知网和PUBMED数据库检索近20年发表的中外文献，分析、归纳和总结太极拳对抑郁症患者治疗效果的影响。研究发现，太极拳运动对抑郁症的治疗呈有益作用，大多数干预研究都能够显著降低患者的抑郁症状。太极拳本身也有很多流派，笔者认为，不管哪个流派，只要坚持练习，都会取得好的效果。

八段锦锻炼（视频1：八段锦）可以促进人们对负面情绪的抑制和控制，即促进对负面情绪的内隐调节。八段锦简单易学，非常适合办公室人群利用碎片时间练习。八段锦主要分为八式，另外还包括预备式及收式。第一式为两手托天理三焦，

视频1

其作用为气血调和。第二式为左右开弓似射雕，其作用为调节经脉之气和扩张肺部，加强呼吸功能。第三式为调理脾胃须单举，其作用为调节脾胃。第四式为五劳七伤往后瞧，其作用为解除中枢神经系统疲劳。第五式为摇头摆尾去心火，目的为去除心火。第六式为两手攀足固肾腰，其作用为改善腰部功能。第七式为攒拳怒目增气力，其作用为加强练习者力气，宣泄肝气。第八式为背后七颠百病消，其作用为提高练习者的平衡能力，锻炼脊柱灵活度，加强督脉的通畅。在练习过程中要求意守丹田及以意领气。八段锦动作简单，适合男女老少不同人群锻炼。

此外，强烈推荐忙碌的中年男士做做冥想。冥想不是简单的静坐，而是一种独特的精神思维修行。很多朋友会认为冥想是很神秘也是很复杂的。其实冥想放松并不如通常想象的那样，只要在每天花上15到30分钟的时间，用一种简单、舒适的方法，就可以开启一段奇妙的体验。冥想的本质是一种观想的身心治疗方法。其基本方法是通过集中意念，观想一个对象，心智专注，并通过积极的观想，或者以一念代万念，将健康、开放的意识注入精神中。佛教用冥想来提升修行者的意志力，净化身心，抑制妄念，解决精神认知上的障碍。而对于普通人来说，冥想能够有效地帮助我们调节精神状态，将心灵从执念的束缚中释放出来，从而驱除内心的焦虑感和压力，让心灵获得放松。

还有学者设计随机试验来探讨正念冥想训练对主观幸福感及心理幸福感的影响，并结合焦虑、抑郁和生理指标（脑电 α 波、肌电、心率）的测量，结果发现正念冥想训练可以提高正性情感和生活满意度，降低负性情感，有效提升个体的主观幸福感和心理幸福感水平。正念冥想训练可以缓减压力，提高情绪调节的能力，有效改善个体的焦虑和抑郁水平，提升脑电 α 波水平，降低肌电和心率水平，显著改善因交感神经系统被激活引起的肌电增加和心率增快。正念冥想训练可以缓减压力、调节情绪，提升自我接纳水平和对生活目标的追求，促进内心成长。

2. 移情易性

当出现焦虑抑郁情绪时，应当转移注意力，如找个安静的地方闭目养神，放松自己，让大脑得到休息；配合舒缓的音乐，能够有效缓解紧张焦虑情绪。或什么都不做，找个舒服、安静的地方，如到郊外或咖啡店，体会自然与生活之美。

3. 做一个合理的安排表

如果焦虑情绪难以改善，心情难以平静，可以把最近的烦心事和工作罗列一下，梳理为紧急处理和非紧急解决的事情。压在肩膀的事情及时处理，可配合做一些不用动脑的事情。

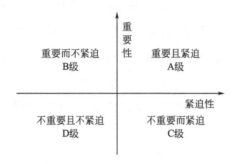

4. 保障睡眠

缺乏睡眠会使机体有困倦乏力感，打不起精神，如果近期感觉到焦虑不安，应该早点睡觉，每天保证至少 7 小时的睡眠时间，充足的睡眠会让人精力充沛，头脑清醒。同时也应该了解，入睡的时间非常重要。两千多年前，古人就建立了时间医学——子午流注。根据子午流注理论，子时（23:00—1:00）是胆经当令。"当令"就是当班的意思。子时是一天中最黑暗的时候，但此时阳气开始生发了。子时一阳初生，犹如种子开始发芽，嫩芽受损影响最大。这时不要熬夜，要及时上床睡觉。

十二时辰养生法

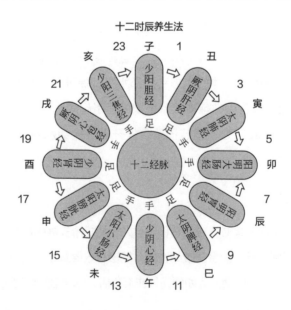

通常在子时前入睡者，第二天醒来后头脑会比较清醒，面色也显红润。人的睡眠与人的寿命有很大关系，所以睡觉就是在养阳气。《黄帝内经》里有一句话叫做"凡十一藏皆取决于胆"。胆气升发起来，全身气血才能随之而起。子时的睡眠对一天至关重要。丑时（1:00—3:00）肝经当令，这时候一定要进入深睡眠了。如果这时候睡眠不深，就特别容易出现胸闷、疲倦、黑眼圈、烦躁等情况。

三、帮助您心情愉快的代茶饮和食疗方

1. 简便代茶饮

药食同源，不少具有疏肝解郁、理气宽中、清泻肝火、补心安神、养血益脾之功的中药可以代茶饮。可选用的中药如玫瑰花、佛手、夏枯草、陈皮、茯苓、菊花、龙眼肉等。有的可以单用一种，也有的可以配伍使用。

（1）佛手玫瑰茶

【用法】薄荷5克，佛手10克，玫瑰花5克，用沸水冲泡代茶饮。

【功效】具有疏肝解郁、理气宽中的功效，适用于心情不舒、胁肋胀满、腹胀、舌苔厚腻者。

（2）茯苓薄荷茶

【用法】佛手10克，茯苓10克，陈皮10克，薄荷5克，用沸水冲泡代茶饮。

【功效】具有健脾利湿、理气宽中的功效，适用于心情低落、腹胀纳少、舌淡少苔者。

（3）决明子槐花茶

【用法】决明子20克，枸杞子10克，菊花、槐花、绿茶各5克，用沸水冲泡代茶饮。

【功效】具有清肝泻火、明目的功效，适用于急躁易怒、面红目赤、头部胀痛、腰膝酸软、大便干燥等症。

2. 食疗方

（1）甘麦大枣汤（张仲景《金匮要略》方）

【用法】甘草10克，浮小麦30克，大枣6枚，放入2碗清水中煎至1碗，去渣

饮汤，连服5～7天。

【功效】适用于幻觉、烦躁不安、失眠、潮热盗汗等症。

（2）百合鸡子黄汤（张仲景《金匮要略》方）

【用法】百合60克，加水3碗煎至2碗，取鸡蛋2个，去蛋白，将蛋黄搅烂，倒入百合汤内搅匀，煮沸，加冰糖适量调味，分2次1日服完。

【功效】适用于心神不宁、心烦少寐、头晕目眩、手足心热、耳鸣、腰酸背痛等症。

四、选服合适的中成药

逍遥丸

逍遥丸是由宋朝《太平惠民和剂局方》中的逍遥散化裁而来的名方，方中有当归、白芍、茯苓、白术、柴胡、甘草、生姜、薄荷等药物，具有疏肝解郁、养血健脾的功效，当出现两胁作痛、头痛目眩、口燥咽干、神疲食少时可选择服用。如果感觉有热，还可以选用加味逍遥丸。加味逍遥丸是在逍遥丸的基础上加入了牡丹皮、栀子，可以清内热。不少朋友误以为逍遥丸是女子调经的药物，其实不然，女子由于肝郁脾虚引起的月经不调确实可以用逍遥丸，但逍遥丸并不是女人的专利，这个药可疏肝理气，男人也可以经常服用。

五、自我按摩穴位

1. 涌泉

【位置】在足底部，卷足时足前部凹陷处，约当足底第2、3趾趾缝纹头端与足跟连线的前1/3与后2/3交点上。

【功效】本穴具有醒脑开窍、调节阴阳、疏畅气机的功效。

【方法】按揉前可先用热水泡脚20分钟，使脚部皮肤松软。按摩时双脚盘腿而坐，脚心朝上，用右手

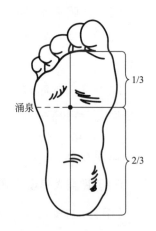

拇指按揉左足底涌泉穴，力度要稍大以局部感到酸胀为宜，大概5～10分钟。再用同样方法按揉对侧涌泉穴。

2. 百会

【位置】位于头部中线与两耳尖连线交点处。

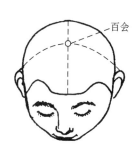

【功效】本穴为诸阳百脉之会，具有宁心安神、升阳固脱的功效，是治疗精神压力疾患的要穴。

【方法】以一手的中指或食指附于百会穴上，先由轻渐重按3～5下，然后再向左、向右各旋转揉动30～50次。

3. 内关

【位置】位于手腕内侧，上2寸（食指、中指、无名指三指并拢宽度即为同身2寸）。

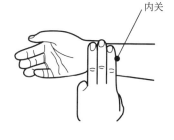

【功效】内关穴为治疗心病之要穴，具有益心气、宁心神的作用，能治疗血脉及神志两方面的病症，如心动过速、心脏神经官能症等。

【方法】静坐时缓慢而均匀地呼吸，拇指交替按摩双侧内关穴5分钟，按之有酸胀感即可。

4. 神门

【位置】位于手腕尺侧凹陷处。

【功效】本穴可补益心气，镇静安神，使气机通畅。

【方法】静坐时，用单手的拇指去按揉另一只手的神门穴，按之有酸胀感即可。

5. 膻中

【位置】位于两乳头连线中点处。

【功效】本穴具有宽胸理气的作用。

【方法】用食指的指腹轻揉，力度循序渐进，由弱到强，以膻中穴感觉到酸痛感为度。

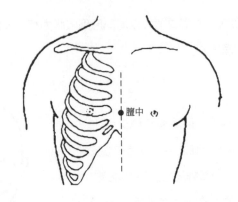

膻中●

6. 劳宫

【位置】位于手掌心，手指自然屈曲，中指指尖下就是劳宫穴。

【功效】劳宫穴配合涌泉穴按摩具有交通心肾、调和阴阳的功效。

【方法】以拇指指尖、指腹按另一手劳宫穴至略感酸麻，两手交替，按2～5分钟。

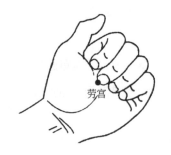

劳宫

《【 第二节 】》

您的脾气暴躁吗

脾气暴躁是指人的性格、情绪在遭遇事件时表现出来的一种失常失控的表现。

一、脾气与"七情"的关系

"七情"包括喜、怒、忧、思、悲、恐、惊，本是正常的情志活动，若七情过于强烈、持久或失调，会引起脏腑气血功能失调而致病，即"情志内伤"。《素问·举痛论篇》"怒则气上，喜则气缓，悲则气消，恐则气下，……惊则气乱，……思则气结"，论及了七情引起人体"气"的失常。

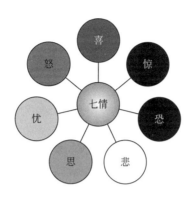

1. 怒则气上

愤怒是一种宣泄情绪的方法，程度较轻、时间较短的愤怒能够被人们调节，一般不会造成消极的影响。但出现暴怒会直接影响气血运行，憋怒会累积抑郁情绪，长远来看影响健康。

暴怒会引起人体气机上逆，用"怒发冲冠"一词来形容最为形象，头发直竖，顶着帽子，是极端的愤怒。怒气与肝密切相关，如果过度愤怒，肝气上逆、肝阳偏亢，会头晕目眩、头痛头胀、面红目赤、胸胁满闷、胁肋胀痛等，还会使血压升高，心率加快；如果血随气逆上行，严重的会出现昏厥卒中，引起晕厥、脑出血等。

2. 喜则气缓

在正常情况下，喜悦是一种良性刺激，能缓和紧张情绪，使气血运行通畅。但暴喜过度，会导致人体气机的散乱，如果比较轻微，会有心神不宁、心慌如小鹿乱撞、失眠、精神不易集中；如果较重，会出现神不守舍、精神错乱。如"范进中举"的故事，忽然中举，过于喜悦，出现了精神失常。清代医家喻嘉言所著《寓意草》记载："昔有新贵人，马上洋洋得意，未及回寓，一笑而逝。"也反映了过喜对于人体健康的不利影响。

3. 思则气结

在日常工作和生活中，有无数的事情需要思虑和权衡。一定程度的思虑能够使工作、生活有序地进行，但过度则影响人们的精神、睡眠及消化功能。思虑劳神过度，会造成精神压抑，影响气血的运行，导致各种病理产物的产生。思虑过度不仅耗伤心神，出现心慌、失眠、健忘等症状，也会影响消化功能，正如古人所言"思伤脾"，出现四肢酸软无力、没有食欲、腹部胀气、大便稀溏、食物不消化的情况。

4. 悲则气消

悲伤是人正常的一种情感，如刘禹锡《秋词》首句"自古逢秋悲寂寥"，是大多数人对秋天萧瑟景象的情感表达，这种情感受到外界环境、生活事件等多方面的影响。

但当悲伤太过，超过人体的调节范围，就会耗伤人体之气，出现气短、呼吸困难、声音微弱、懒言懒动等症。古人曾记载"三悲"：幼年丧母、中年丧偶、晚年丧子，讲的是生活事件而致悲的事例。

5. 恐则气下

几乎所有人都有过恐惧的经历，这是一种正常的现象。当遇到一些场合，一定的恐惧、紧张情绪能促使人精神集中，更好地完成事情。

但是当人们无缘无故地害怕某些事物的时候，恐惧情绪就会成为一种阻碍，会在内心产生阴影。过度恐惧还会影响健康。"恐伤肾"，过度恐惧使得人体肾气过度消耗，如吓得尿裤子，就是因为害怕，肾气不能固摄，出现了尿失禁。过度恐惧还会出现遗精、早泄、滑泄等症。

6. 惊则气乱

惊与心、胆的关系最为密切。中医称心为君主之官，心是生命活动的主宰，主管血液运行等，保障了各脏器的氧、营养的需求。"胆为中正之官，决断出焉"，胆主管人做选择等。

惊吓相对于其他几种情志来说，更容易引起气血的逆乱，而出现精神的异常，甚至死亡。《黄帝内经》有记载"惊则心无所倚，神无所归，虑无所定，故气乱矣"，当突然受到惊吓，心气紊乱，气血运行不再正常，导致精神恍惚，慌张惊恐，轻则伴有心慌、噩梦、睡觉不踏实；重则神经调控失常，造成窒息憋气，呼吸停止甚至死亡。

7. 忧则气聚

忧可使人体之气结聚，且易伤脾气，使人郁郁寡欢、烦闷，直至饮食不进，从而引发种种疾病。当忧虑久久不能散去，心理上还是存在着对一些事情的考虑，这种结聚之气会在体内一直保留。如果经常忧虑，这种结聚之气还会累积，最终会导致病变的发生。

《黄帝内经》云："正气存内，邪不可干。"但病理之气长时间在体内结聚，病变产生，邪气占主导地位时，正气虚弱，难以抵抗病邪侵袭，身体将失去平衡。

二、中医对脾气暴躁的认识

1. 肝气失调

暴脾气的产生与肝密切相关。肝主疏泄，调畅气机，促进和调节气血运行，因而在调节情志活动、保持心情舒畅方面，发挥着重要作用。

肝脏的生理特性就是"喜条达而恶抑郁"，是指肝脏喜欢通畅，不喜欢郁遏。脾气暴躁会影响到肝脏的功能，而肝气失调又会引起脾气暴躁，二者互相影响。当肝脏功能受到影响时，常常出现以下症状。

（1）心情抑郁，总是唉声叹气，莫名烦躁，特别容易脾气暴躁。

（2）两侧胸胁部位胀满疼痛，疼痛、胀闷的感觉常常游走不定，可牵连到肩背部、头部等部位。

（3）咽喉有异物感。肝经循行过咽喉部，痰与气停留在咽喉部位，会造成咽喉部有异物感，吞不下，咳不出，这就是"梅核气"。

（4）脖颈病变。当病理产物停结在颈部，气血运行不通畅，会产生甲状腺结节、囊肿，甚至产生癌变。

（5）人生气后，常常影响食欲、影响消化。这就是中医所说的"肝气犯胃"，甚至有胃痛、呕吐、腹泻等症状。

（6）若气滞日久，血行瘀滞，肝脏、胆囊等部位会形成肿块。

2. 气血不足

人体气血的功能状态也与脾气有关。当气与血的功能失调时，二者常会相互影响，如气滞可致血滞，血滞亦可致气滞，出现疼痛、血瘀等症；气逆可致血逆而出现吐血、咳血、鼻腔出血等症；气虚不能统摄血液，常导致便血、尿血、皮下出血等。

气血不足的人常会无缘无故地发脾气。因为心主管血脉，气血运行于血脉中，当气血不足时，心主管神志的功能就会受到影响，使人显得烦躁不安。

3. 阴阳失衡

当阴阳的天平出现不同程度的失衡后，身体会表现出寒与热的不同表现。比如阴虚时，阳气就占了上风，会出现内热，这种热是虚热，是因为阴虚而产生的，主要表现为五心（手脚心和心口窝）烦热、烦躁、爱生气，还常常伴有大便干燥、舌头红、嘴唇发红等症状。

三、如何在生活中调养自己的情绪

1. 保持心情愉悦

中医防病保健强调"恬淡虚无，精神内守"。如《黄帝内经》说："恬淡虚无，真气从之，精神内守，病安从来？"保持身心的健康，要从精神、心理上加以干预和调整。可采取转移注意力、培养兴趣爱好，或跟朋友或心理医生进行沟通等方法。对于自我难以调整的抑郁者，需要到医院寻求医生的帮助，必要时服用抗抑郁药物进行治疗。

2. 饮食调节

食用一些具有调节情绪作用的食物，此类食物多具有理气的作用，如茼蒿、香蕉、柚子、柑橘、开心果等，也可用玫瑰花、茉莉花、薄荷、佛手等泡茶饮用。注意饮食保持清淡，避免暴饮暴食和高油脂摄入。

3. 合理作息

睡眠能够帮助身体自我修复。中医讲精气神，当精气充足，才能有精力做好工作，各项事情得心应手，心情自然也就好了。

4. 多喝水，多运动

喝水可以帮助排毒，从而减轻肝脏解毒负担；而运动，能带动气机，促进气血运行，让心情变好，让肝气得以疏导。

四、吃吃喝喝调养情绪

1. 三花茶

【材料】玫瑰花5g，菊花5g，茉莉花5g。

【用法】取适量的玫瑰花、菊花与茉莉花，将其混合，用开水冲泡5分钟，连续饮用3～5天。

【功效】玫瑰花有"解郁圣药"的美称，是"急脾气"的"灭火器"，它具有理气解郁活血的作用。菊花具有清肝明目降火的功效，对疏肝解郁也很有帮助。茉莉花有清新的香气，具有舒缓情绪的作用，适合各个领域的工作人员尝试，其镇静效果也能帮助人们提高工作效率。

另外想减肥或者控制血脂的人群可以搭配山楂；咽喉肿痛、感冒发热时可以加入金银花泡饮；常熬夜的人可以搭配枸杞子泡饮。

2. 鸭肉冬瓜汤

【配料】冬瓜400～500克，鸭肉300克，猪瘦肉100克，太子参30克，芡实、薏苡仁各30克，陈皮5克，荷叶1片，盐、味精、姜、葱等调料适量。

【制作方法】将冬瓜洗净削皮，切块备用；鸭肉、猪瘦肉切成适宜大小，焯水备用；选取砂锅等，放入鸭肉、猪瘦肉、太子参、芡实、薏苡仁、陈皮、荷叶、姜、葱，加适量清水，先用大火煮沸，再用小火煮至肉熟烂，调入盐、味精即成。

【功效】鸭肉既能补益气血，又能清热；太子参能补气且药性平和，不热不燥；冬瓜清热利尿，帮助热邪从尿中排出；芡实、薏苡仁具有渗湿健脾之功；陈皮芳香行气，理气宽中；加入荷叶更适合在夏季食用。本汤具有滋阴养肝、健脾利湿的功效，适合身体沉重、疲倦乏力、自觉手足心发热、食欲不佳、咽喉干燥口渴的人群。

五、选服合适的中成药

1. 加味逍遥丸

逍遥丸具有疏肝解郁、养血健脾的功效，适合平素容易生气、两胁胀痛的患者，很多人认为逍遥丸是女性的专利，其实这是不全面的，只要是肝郁、脾虚、血虚的人，都可以用，无论男女。在古代医书上也有不少男性使用逍遥散的医案。加味逍遥丸是在逍遥丸的基础上加了牡丹皮和栀子，更加适用于脾气暴躁的人群。

2. 龙胆泻肝丸

龙胆泻肝丸具有清肝胆、利湿热的作用。适合肝胆湿热所致的头晕眼红、耳鸣耳聋、耳朵肿痛，还有两胁痛、口苦、小便涩痛、尿黄、脾气暴躁等。其实除了上面的功效，很多中年男性朋友如果觉得火气大的同时，发现自己有阴囊潮湿的感觉，如果辨证属于肝胆湿热，那服用龙胆泻肝丸会起到立竿见影的效果。笔者曾遇到几次发脾气后出现暴聋的中年男士，诊断中发现其舌苔黄腻，口苦，急躁易怒，小便黄赤，所以就用了龙胆泻肝丸加减，患者很快就恢复了听力。

六、简便穴位按摩

1. 阳陵泉

【位置】位于小腿外侧，当腓骨头前下方凹陷处。

【方法】每次按揉5～10分钟，每天两次即可。

【功效】此穴有清利肝胆湿热、疏肝解郁的作用。当您觉得生气，想发脾气又没处发泄的时候，按摩这个穴位，能够降肝火。

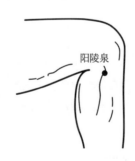

阳陵泉

2. 期门

【位置】位于胸部，当乳头直下，第6肋间隙，前正中线旁开4寸。

【方法】可以用手掌小鱼际摩擦此部位，温热为度，5分钟即可。

【功效】期门穴具有疏肝利胆的功效，当胸胁部位胀痛、生气后呕吐、吐酸水、打嗝不停、腹胀时，可按揉摩擦此穴位。

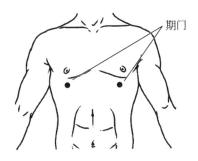

期门

3. 太冲

【位置】位于脚背，第1、第2跖骨之间。

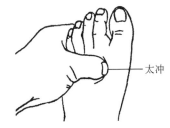

太冲

【方法】沿骨缝的间隙按压并前后滑动。

【功效】太冲穴具有疏肝行气、滋阴柔肝的功效，适合眼睛经常酸涩、视物不清、爱生闷气、有泪往肚子里咽的人群。

4. 三阴交

【位置】位于小腿内侧，在内踝尖直上3寸（自己的手指4指幅宽），胫骨后缘靠近骨边凹陷处。

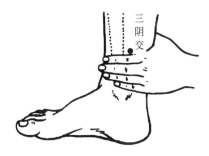

三阴交

【方法】左右腿各按揉5～10分钟。

【功效】三阴交穴是三条阴经在小腿内侧的交汇点，可以调治脾胃虚弱、消化不良、腹胀腹泻、水肿眼袋、小便不通畅、失眠等症。对此穴位艾灸有利于补益肝脾肾三经的气血，适用于养生保健。

5. 气海

【位置】位于下腹部，前正中线上，当脐中下1.5寸。取穴时，前正中线，肚脐下2横指即为此穴。

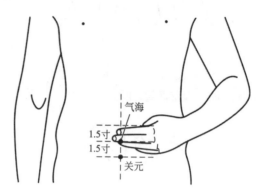

【方法】按揉5～10分钟即可。

【功效】气海穴具有扶正补虚的功效，是人体元气汇聚之处，如同气之海洋，故名气海。当身体出现乏力疲倦、有气无力、身体消瘦等症状，或者有慢性疲劳综合征时可用，也可以将其作为保健的穴位经常按揉。

《 第三节 》

常饮酒？别忘了定期查肝功

中国的酒文化源远流长，在市井生活、文艺创作、文化娱乐以及饮食烹饪、养生保健等各方面都占有重要的位置。与此同时，劝酒、酗酒等不良习惯使得部分酒文化变了质。中国男人喝酒多在晚上，有些经常喝到半夜两三点，而且追求不醉不归。这样的喝法不仅增加肝肾的工作压力，影响功能修复，而且还影响大脑的认知等功能。

适度饮酒于健康有益。在法国等国家，每日一杯红酒被视为对心脏有益。西方国家的人喝酒，注重品酒，不强调酗酒、劝酒。以下信息图为归因于酒精死亡前10名的国家/地区，中国男性位列榜首，并且远远跑在前列。

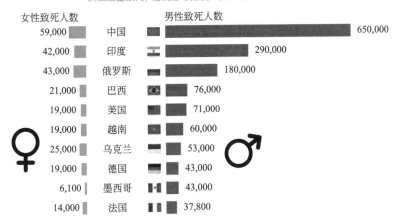

饮酒过量致死的男女差异
饮酒过量致死人数最多的国家（2016）

女性致死人数		男性致死人数
59,000	中国	650,000
42,000	印度	290,000
43,000	俄罗斯	180,000
21,000	巴西	76,000
19,000	美国	71,000
19,000	越南	60,000
25,000	乌克兰	53,000
19,000	德国	43,000
6,100	墨西哥	43,000
14,000	法国	37,800

众所周知，肝脏是人体重要的解毒器官，吃下的药物及饮下的酒水大都经过肝脏来代谢。谈起酒文化，不得不了解一下医学上肝脏的功能。

一、肝脏的功能

1. 分泌胆汁，消化脂肪

肝脏会分泌胆汁，胆汁会通过胆管转送到胆囊储存。当人体开始进食时，胆囊便会自动收缩，将胆汁排入十二指肠中，帮助人体吸收脂质和脂溶性维生素。

2. 转化营养

肝脏作为人体最大的消化腺，发挥着转化营养的功能，胃接纳饮食水谷，在胃肠中将食物磨碎、吸收后，营养经肝脏加工后变成可供人体细胞利用的养分。

3. 储存热量和脂肪

肝脏会暂时储存热量和脂肪，以备不时之需。此外，维生素C、维生素D、维生素E、维生素K等的储存和代谢都离不开肝脏，人体约95%的维生素A由肝脏掌管。

4. 解毒

人体产生的代谢废物及服用的药物等，经过肝脏的处理，才会变成无毒或毒性较小，且易于溶解的物质，从而排出体外。

5. 凝血和免疫

人体内有12种凝血因子，其中4种是在肝脏合成的。另外，肝脏还掌管着大量巨噬细胞，发挥着免疫作用。

二、哪些习惯正在损害您的肝脏

1. 过量饮酒

现在中年男人由于工作等原因的需要，饭桌上的觥筹交错没有办法避免。酒精进入人体后，很少一部分由胃里的酶代谢，90% ~ 95%的解毒工作都留给了肝脏。很多男人一喝酒脸红得不得了，有些人还认为喝酒脸红的人酒量好！这种说法是无根据的！笔者曾多次听说喝酒怕四种人：红脸蛋的，梳小辫的，揣药片的，戴眼镜的。意思是这几类人如果敢于领杯，一般都是酒量大。后三者且不评论。第一种红脸蛋的就是喝酒脸红的，一般人认为其酒量大，其实不然。酒精的代谢离不开人体内的两种酶——乙醇脱氢酶和乙醛脱氢酶，前者将进入人体的乙醇（酒精）转为乙醛，接着后者再将乙醛转化成乙酸，最终被人体排出体外，酒精的代谢过程就结束了。这中间过程中形成的乙醛是一种血管扩张剂，人体内的乙醛在转成乙酸之前，会让毛细血管扩张，让人显得面红耳赤。正常情况下两种酶运作正常，只要不摄入太多酒精，乙醛都会快速转化成乙酸，只有到喝的量太大，来不及代谢，才会在体内残留下来。喝酒脸红的人是因为身体一处基因发生了情况，这个基因负责产生乙醛脱氢酶，出现状况时，它生产出来的便是变异的乙醛脱氢酶。由于转换能力不及正常的状态，就会导致沾一点酒就会脸红。沾酒就脸红的人喝酒危害更大。由于让人醉酒的是乙醇，所以人的酒量差异取决于体内能够代谢掉乙醇的能力，也就是第一步代谢反应的乙醇脱氢酶的数量和活性差异。如果只考虑酒量，那沾酒就脸红的人代谢酒精的速度和不脸红的人并没有明显差异。可二者承受的健康风险却大不相同。因为一喝酒就脸红的人，酒精转换成乙醛后，无法快速代谢掉，体内积累的过多的乙醛不仅会让他们宿醉后更加难受，还会提升高血压和癌症的风险。

长期饮酒会加重肝脏的负担，时间累积会形成酒精肝，如不加以控制将演变成酒精性肝炎、酒精性肝硬化，甚至发展为肝癌。

2. 滥用药物

肝脏是药物代谢的主要脏器，因此常常受到药物的毒害。吃药是为了治病，但不少药物有肝毒性，用药不当会损害肝脏，形成药物性肝损伤（即药肝）。比如抗结核药、降血脂药、抗生素、肿瘤化疗药、解热镇痛药、安眠药以及一些中成药，都是引起"药肝"的常见药物。很多中年男性朋友都服用一些降血脂药以及一些中药补药等，因此要高度重视。

可引起肝脏损害的药物种类很多，据不完全统计，目前有600余种药物会引起不同程度的肝脏损害，特别是以下几类生活中常用的药物。

（1）解热镇痛药。例如对乙酰氨基酚，是最常用和相对安全的解热镇痛药，也是家庭中常备的药物之一，既有单方制剂，也是很多"感冒药"里的组成成分之一。一般不会造成肝损伤，但服用的剂量过大则会。它每天的最大剂量不宜超过2克，但有些患者为了增强疗效而同时吃几种感冒药，从而增加了乙酰氨基酚的剂量，这就容易造成肝损害，甚至会发生暴发性肝衰竭。

（2）抗生素类药物。如抗细菌、抗真菌及抗结核杆菌类药物等。许多结核患者在服用抗结核药物后会出现肝功能异常。结核病的治疗疗程比较长，一般要服用抗结核药几个月，对肝脏的损害比较大。特别是利福平和异烟肼合用，更易引发肝功能异常。

（3）某些中药及中成药。不少人认为，中药无毒副作用，可以放心服用。这是一大误区。部分中药、中成药也会对肝脏造成损害，单味中药如雷公藤、何首乌、斑蝥、蜈蚣等，中成药如壮骨关节丸、消咳片、消咳喘等都有一定的肝毒性，应严格按医嘱服用。

（4）某些成分不明的保健品等。

经常服用上述各类药物的人群，要留意服药后出现的异常，比如乏力、恶心、呕吐、厌食、黄疸、皮疹等，如有这些不良反应，应尽快就诊，排除药物性肝损伤的可能。

特别提醒，非处方类药物也不能随意吃。

3. 高脂食品的摄入

脂肪本不是肝脏的敌人，而是肝脏必不可缺的营养。可人体一旦摄入过多脂肪，它们便会将肝细胞围堵起来，细胞便无法正常地从血液中获得营养，转化而来的养分也运不出去，最终导致细胞缺血而死。长期大量食用动物内脏、奶茶饮料、

第一章 疏肝柔肝健康好

炸鸡汉堡等高脂肪食物会加速肝脏的衰竭。同样不该食用的还有高糖食物，因为糖分摄取过多易转化为脂肪储存在肝脏，诱发脂肪肝等。

4.加工食品

快节奏的生活让人们选择了加工食品。中年男人往往忙于工作，更是愿意选择一些加工食品。殊不知加工食品中往往含有防腐剂、色素、人工甜味剂等食品添加剂，而这些添加成分含有多种人体较难分解的化学物质，进入人体会加重肝脏解毒负担，诱发肝损伤。所以，在工作忙碌时常选择的一些加工食品，如方便面、肉罐头等，其实都是不健康的，要尽量避免食用。

三、怎样检查您的肝是否受了伤

肝脏被称为人体的"化工基地"，担负着代谢、解毒和合成等重要且必需的生理功能。目前化验检查、体格检查都有助于提早发现肝脏是否已经受伤。

1.肝功能化验

肝功能检测主要通过检查与肝脏功能代谢有关的各项指标，来判断肝脏功能的基本状况。目前反映肝功能的化验项目已达700多种，新的化验项目还在不断地发展和建立，但主要包括四大类。

（1）反映肝细胞损伤的指标　主要有血清丙氨酸氨基转移酶（ALT）、血清谷草转氨酶（AST）、碱性磷酸酶（ALP）、γ-谷酰转肽酶（γ-GT）等。其中，ALT和AST能敏感地提示肝细胞损伤及损伤程度，反映急性肝细胞损伤以ALT最敏感，反映其损伤程度则AST较敏感。

（2）反映肝脏排泄功能的指标　胆红素系列，主要有总胆红素、直接胆红素和间接胆红素等。

（3）反映肝脏储备功能的指标　主要有血清总蛋白（TP）、白蛋白（ALB）、球蛋白（GLB）和凝血酶原时间（PT）等，ALB下降提示蛋白合成能力减弱，PT延长提示各种凝血因子的合成能力降低。

（4）反映肝脏间质变化的化验　血清蛋白电泳及γ-球蛋白、透明质酸酶（HA）、Ⅲ型前胶原肽和Ⅳ胶原的血清含量测定等。

2. 超声检查

超声能够发现肝脏大小、包膜、回声、肝静脉、门静脉、肝动脉、侧支循环等情况，有助于诊断或者早期发现脂肪肝、肝囊肿、肝脓肿、肝血管瘤、原发性肝癌、肝脏占位性病变等。应该定期检查，发现问题及时就诊。

3. 症状和查体

自己感受到的身体异常称为症状，比如发热、头痛等。到医院就诊，医生会围绕这次身体不舒服展开问诊，患者把感觉到的症状告诉医生，有助于诊断和治疗，比如最近牙龈出血、鼻出血，很有可能凝血功能出现了问题；肝胆区、后背有疼痛，进食油腻时加重，就要怀疑是否是胆囊炎发作。

医生通过视、触、叩、听或者中医的望、闻、切诊得到的一些信息，称为体征，比如皮肤黏膜黄染等。当发现皮肤、眼睛黏膜、小便颜色发黄，那可能是黄疸的症状；发现面部、项颈部、胸前等部位出现发散的血管"蜘蛛痣"、手掌发红的"肝掌"等，说明了肝脏的激素代谢发生了异常，应该进一步检查。

四、养肝刻不容缓

1. 饮食常选择蔬菜、水果

中医说"青色入肝经"，绿色食物有益于疏肝解郁，利于肝脏代谢和循环，多吃些深色或绿色的食物，比如西兰花、菠菜、青苹果等能养肝护肝。具有养肝去脂功效的食品当首推山楂。山楂含有熊果酸，能降低动物脂肪在血管壁的沉积，在一定程度上减轻动脉硬化。男人到中年，很多都是挺着大肚子，很多都是脂肪肝，而山楂的主要功效就是消肉食。除了多吃些新鲜山楂、山楂食品外，平时还可以用干山楂泡水喝，在炖肉时候也可以适当放入一些，既能调味，又能帮助消化。

2. 可定期饮茶

由于茶里面富含茶多酚、维生素等营养物质，可帮助肝脏修复，清除体内多余脂肪。绿茶清热解毒，消食解腻，菊花平肝明目，玫瑰花疏肝解郁，平时常用这些代茶饮也有益于养肝。此外，枸杞子滋补肝肾，养肝明目，它也能帮助脂肪代谢。

3. 优质蛋白饮食

鸡蛋、豆腐、牛奶、鱼、鸡肉、芝麻、松子等"高蛋白、低热量"的食物，能起到修复肝细胞、促进肝细胞再生的作用。大豆及豆制品含有丰富的蛋白质、钙、铁、磷、B族维生素和少量脂肪，对肝脏修复非常有益。肝气不足的中年男性朋友，如有面色发黄、睡不好觉、常常胆怯的，可以每周吃一次动物肝脏，"以肝养肝"。

4. 定期查肝功能

定期体检，检查肝功能，可以尽早发现异常。特别是40岁以上的男性、曾感染病毒性肝炎者、长期服药者及有肝癌家族史的人。

5. 坚持锻炼

锻炼可加速代谢，提高免疫力。患脂肪肝的人可通过运动消耗多余脂肪，最好保证每天一万步的运动量。慢跑、快走、骑自行车、游泳等有氧运动能帮助肝脏"减负"。

6. 充足的睡眠

一般来说，肝脏在晚上11点后开始进行新陈代谢，这时进入梦乡，利于肝脏的修复。保证每天7～8小时的睡眠，睡前用热水泡脚，不饮浓茶或咖啡，晚饭不过饱。创造静谧舒适的睡眠环境，按时作息，早睡早起。

7. 心情舒畅

经常发怒、抑郁的人容易肝气郁结。中医认为肝藏血，主疏泄。保持心平气和、乐观开朗的生活态度也是对肝脏的爱护。

五、吃吃喝喝保护肝

1. 解酒养肝茶

【配料】葛花6克，菊花6克，陈皮10克，西洋参5片，大枣片3片，干姜1薄片。

【用法】取上述配料，热水冲泡10分钟，每周服用3次即可。

【功效】具有清肝泻火、养阴行气的作用，如有头痛、头晕、胃痛、恶心、精神不佳，咽喉如有痰阻塞，大便黏腻，小便量少、色深等症状，可饮用此茶。

解酒养肝茶由葛花解醒汤化裁而来，出自金元四大家之一李东垣的《兰室秘藏》一书，具有醒酒祛湿、温中和胃的功效，主治饮酒过度，湿伤脾胃，中医学称之为"酒积"。症见呕吐、眩晕、胸腹部胀闷不适、饮食减少、心烦、易怒、小便不通畅、腹泻等。葛花为解酒专药，使酒湿从肌表而散。菊花能够清肝明目，陈皮理气化滞，干姜温中和胃，西洋参补气养阴。药物合用，具有醒酒、化湿、温胃的功效。

2. 菊花蜜茶

【配料】菊花50克。

【制作方法】加水500毫升，稍煮几分钟，或者开水闷10分钟，温度降到60℃以下时，加入适量蜂蜜，搅匀之后饮用。

【功效】具有养肝明目、生津止渴以及润肠等作用。

3. 韭菜猪肝汤

【配料】韭菜一小把，新鲜猪肝100克。

【制作方法】将猪肝切片，开水焯后，韭菜切段，一起炖汤。

【功效】韭菜性温辛香，多吃最能助益阳气，配猪肝可以补养肝血，适用于肝病、夜盲症、便秘等病患。

4. 猪肝绿豆粥

【配料】新鲜猪肝100克，绿豆60克，大米100克，食盐适量。

【制作方法】先将绿豆、大米洗净同煮，大火煮沸后改小火慢熬，至八成熟后，将切成片或条状的猪肝放入锅中同煮，熟后调味。

【功效】此粥补肝养血，清热明目，美容润肤，可使人容光焕发，特别适合那些面色蜡黄、视力减退、视物模糊的体弱者。

5. 决明子粥

【配料】炒决明子10克，大米60克，冰糖少量。

【制作方法】将决明子加水煎煮取汁，然后加入大米同煮，成粥后加入冰糖即成。

【功效】该粥清肝、明目、通便，对目赤红肿、畏光多泪、高血压、高血脂、习惯性便秘等症效果明显。

此外，养肝护肝有以下几个原则可供参考。

★**以脏补脏，鸡肝为佳**

中医讲究以形补形，以脏补脏。所以适当吃一些动物肝脏会对肝脏以及肝系统如眼睛、筋等有保健作用。鸡肝性味甘温，有补肝、补肾、安胎、止血的作用，用来补肝脏较其他动物肝脏作用更强，且可暖胃。

服用方法：取新鲜鸡肝3具，大米100克，同煮成稀粥食用。可治肝血不足、饮食不佳、眼睛干涩或流泪。

★**以味补肝，食酸为佳**

中医讲五味入五脏。其中酸味入肝，很多酸味的药和食品都能作用于肝。谈到酸味，会首先想到醋。醋不仅仅是餐桌上的调味品，还可以用于散瘀解毒、下气消食。比如急性肝炎患者每次以15毫升醋，兑水服，每日3次，同时每次配合用维生素C 200毫克、复合维生素B 2片。连服2周即可。

六、点按穴位保护肝

可参见视频2：点按穴位保护肝。

视频2

1. 肝俞

【位置】位于背部，第9胸椎棘突下，后正中线（督脉）外两横指（1.5寸）宽旁开。左右各有一穴，如图所示。

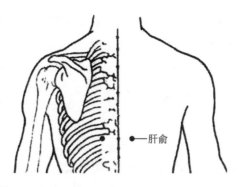

●—肝俞

【方法】每次按揉5～10分钟。

【功效】肝俞穴，被认为是肝之气在身体背部汇聚而成的湖泊，具有养肝柔肝的功效。当出现生气发怒、胁肋部疼痛、黄疸、眼睛发红肿胀疼痛、视物不清、迎风流泪等症状时可选用此穴。

2. 太冲

【位置】位于足背侧，第1、第2脚趾后的凹陷处。

【方法】每次按揉30次。

【功效】太冲穴是肝经上的重要穴道之一，是肝经的原穴，常与肝俞穴搭配，在中医里属"俞原配穴"法，能够补肝柔肝。当生气易怒、胁肋胀痛、眼睛疼痛酸涩、视物不清时可以选用此穴。

3. 太溪

【位置】位于两足内侧，在脚的内踝与跟腱之间的凹陷处。

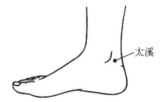

【方法】每次按揉3～5分钟，左右交替。

【功效】此穴是肾脏元气的"仓库"，中医常讲"肝肾同源"，肝属木，肾属水，树木需要水的浇灌才能健康成长，通过按揉太溪穴养肾阴，补肝阴。中医学把这个方法叫做"滋水涵木"。太溪穴可滋肾养阴，当出现足跟疼痛、口渴、腰膝酸软、性功能障碍、失眠等症状时可以选这个穴位。

4. 大敦

【位置】位于大脚趾外侧，趾甲缝旁边。

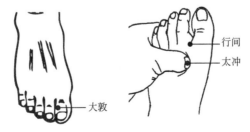

【方法】可以按摩，也可以艾灸。

【功效】此穴具有清肝明目的功效，如果平时有工作紧张、压力大、头晕乏力、眼睛干涩等症状，可以选用此穴。

5. 行间

【位置】在足背上，位于第1、第2脚趾缝上。

【方法】每晚按揉几分钟。

【功效】行间穴可清肝泻火，适用于头痛、头晕、血压升高、失眠、心烦、口干舌燥等症状。

 《 第四节 》

警惕肝癌

肝癌是我国最常见的恶性肿瘤之一，是一种发生在肝脏的恶性肿瘤，与饮酒、病毒性肝炎、食用霉变食物等密切相关。在疾病早期通常无症状，晚期出现肝区部位疼痛、发热、乏力等症状。早期发现，有治愈可能，但发现时常在中晚期，治疗最佳时机延误、治疗复杂，预后一般较差。

肝脏位于右上腹，隐藏在右侧膈下和肋骨深面，被肋弓所覆盖，一般触摸不到肝脏。肝癌好发于中年男性，男女之比约为（2～5）：1。2018年全球男性肝癌发病率处于第五位，但死亡率位居第二位，仅次于肺癌。

一、肝癌的危险因素

肝癌分为原发性和继发性两大类，其中原发性肝癌是指肝细胞或肝内胆管上皮细胞发生的恶性肿瘤，主要包括肝细胞癌、肝内胆管癌和混合型肝癌，其中肝细胞癌占85%～90%。

原发性肝癌的病因和发病机制尚未完全明确，根据相关调查研究发现，与饮酒、病毒性肝炎、食物及饮水、毒物及寄生虫、遗传因素等有关。

继发性肝癌又称转移性肝癌，是指扩散或转移至肝脏继发的恶性肿瘤，更为常见。

虽然原发性肝癌的一些危险因素已经明确，但这些因素导致正常肝细胞癌变的确切原因尚不完全清楚。一般来讲，这些因素会影响肝细胞的DNA，导致细胞异常生长并引起癌症。以下为常见的危险因素总结。

1. 乙肝、丙肝病毒感染

乙型肝炎病毒（HBV）和丙型肝炎病毒（HCV）感染是我国肝癌的常见危险因素，特别是慢性HBV感染，我国约90%的肝细胞癌患者中有HBV感染病史。HBV感染导致慢性肝炎，逐步发展为肝硬化，再发展至肝癌。

2. 肝硬化

肝硬化会增加肝癌风险，我国大部分肝癌患者都伴有肝硬化。除了上面所述病毒性肝炎导致肝硬化，非酒精性脂肪性肝炎也可能发展为肝硬化，还有原发性胆汁性肝硬化，这些都有非常大的可能发展成肝癌。

3. 家族聚集现象

原发性肝癌发病具有明显的家族聚集倾向，提示遗传因素可能在家族聚集性肝癌中具有一定的作用，但是原发性肝癌发病应该是个体的遗传易感性和环境致癌物等因素共同作用的结果。

4. 2型糖尿病

2型糖尿病与肝癌风险增加相关，尤其是同时伴有重度饮酒和（或）慢性病毒性肝炎。

5. 非酒精性脂肪肝病

肝脏中脂肪的积累增加了肝癌的风险。

6. 饮食因素

长期进食霉变食物（含黄曲霉毒素）、含亚硝胺食物、缺乏微量元素的食物或者饮用被藻类毒素污染的水等，都与肝癌发生有密切关系。

7. 酗酒

酗酒也会增加肝癌风险。有肝炎的患者过多饮酒会进一步增加肝癌风险。

8. 吸烟

吸烟会增加肝癌风险，如果戒烟，其肝癌风险会降低，但相比从不吸烟者仍较高。

二、能否早期识别肝癌

由于早期肝癌的临床表现很不典型，往往容易被忽视，也缺乏特异性的早期诊断指标，一旦真正发现异常，往往已经是肝癌的中晚期，此时治疗亦没有十分有效的方法，且治疗效果也不乐观。肝癌的典型症状和体征主要有肝区疼痛、腹胀、乏力、纳差、消瘦、发热、黄疸以及肝脏进行性肿大或上腹肿块等。

1. 全身症状异常

长时间乏力不能缓解或突然消瘦，有时伴有烦躁、失眠、全身关节酸痛等。

2. 消化道出现症状

上腹部闷胀、消化不良，有时出现恶心、呕吐、食欲明显减退。反复腹泻，每天3～10次不定。

3. 右上腹隐隐作痛

肝区可有持续性或间歇性疼痛，有时可因体位变动而加重；曾有肝炎或肝硬化病史，病情已好转或稳定多年，没有发冷发烧，而突然肝区及胆区闷痛或剧痛。

4. 没有原因的低烧

肝癌所致发热一般在37.5～38℃，偶尔可在38℃以上，午后发热较常见，不能用结核等其他原因解释。

5. 腹部摸到肿块

右上腹部及上腹部可摸到肿块，质硬，表面不平，而且逐渐增大，患者却没有明显不适，多见于伴有蜘蛛痣、肝掌等肝硬化体征者。

6. 黄疸、腹水

没有其他原因，出现皮肤及眼睛发黄，尿色变黄，逐渐加重。

7. 鼻出血、牙龈出血

肝功能异常，影响到凝血功能，应该引起重视，及时就诊检查凝血等功能。

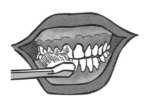

因此，平时的自我检查非常重要。凡出现以上7点中的任何一点，都应尽早前往医院检查。

三、甲胎蛋白高一定是肝癌吗

甲胎蛋白（AFP）作为目前临床上应用最广泛的诊断肝癌的血液学指标，常作为体检筛查指标之一。

首先了解什么是AFP。AFP是一种糖蛋白，在胎儿体内具有较高的浓度，在成人血液中含量极低，其正常值＜25μg/L。AFP在多种癌症中均可表现出较高浓度，可作为多种癌症的检测指标。目前临床上其主要用于原发性肝癌的辅助诊断、疗效监测、预后判断。

临床上普遍认为AFP升高诊断肝癌的标准为AFP≥400μg/L，并排除肝炎、肝硬化、睾丸及卵巢胚胎源性肿瘤等。值得注意的是，约有20%的肝癌患者AFP水平正常，故AFP即使在正常水平内，也不能完全排除肝癌。

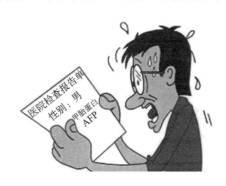

除肝癌外，以下情况AFP也会升高。

（1）肝炎及肝硬化　在肝炎及肝硬化的患者体内，AFP也可出现升高，但通常升高幅度不大，且持续时间不长，一般不会超过200μg/L，且AFP升高的同时基本伴有肝功能的异常。但值得注意的是，由于患有肝炎及肝硬化的人本身就属于肝癌的高发人群，如果AFP长期处于较高水平或者持续性升高，就要警惕肝癌的发生。

（2）其他肿瘤　睾丸肿瘤、胃癌、胰腺癌等均可引起AFP不同程度的升高。

由此可见，甲胎蛋白是诊断早期肝癌的血清标记物。但肝癌的确诊需要结合多项检查的结果进行判断，甲胎蛋白升高这一单项的初步筛查，并不等同于患有肝癌。因此，如果体检发现自己AFP升高，不必过度担心，但也要引起重视，可积极配合医生进行各项检查，为自身的健康负责。

四、肝癌的早期防治

肝癌一旦发生，其治疗疗效随年龄、疾病状态、治疗时机的不同，效果差异较大，因此防比治更具有临床意义。

1. 每年至少1次常规体检

中年男性应每年至少做1次常规体检，包含全血细胞分析、凝血功能、生化全项（内含肝功能检查）、甲胎蛋白、腹部常规超声（肝、胆、胰、脾、肾），有异常指标应该及时到脾胃肝胆科或肝病科咨询、就诊。

2. 保持健康的生活方式

保持良好的情绪，每周2～3次中等强度的锻炼，有助于提高身体免疫力。控

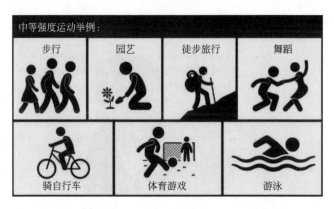

制饮食，脂肪肝患者应尽量避免高糖、高脂饮食；所有肝病患者应禁烟酒，不吃霉变食物。规律作息，避免经常熬夜，有助于维持肝脏正常的排毒功能。

3. 早期治疗

任何慢性肝病如果有肝功能反复异常必须进行保肝治疗，如果有肝纤维化或肝硬化，必须进行抗纤维化治疗。目前中医药在此方面具有明显优势，长期临床实践也证实，辨证论治，可以有效地抗炎、抗病毒、抗纤维化、保肝、调节免疫、缓解症状等。

五、肝癌常见问题解答

1. 为什么肝癌不容易被发现

人体肝脏的实质肝细胞内没有痛觉神经，因此一般肝脏实质的病变，不会觉察到疼痛。肝脏的痛觉神经主要位于肝脏的包膜，如果肝脏出现病变，导致肝脏肿胀、充血、肝细胞坏死以后，引起肝脏增大，或者局限性增大，常引发右上腹的胀痛、钝痛、隐痛，一部分人会感觉到如刀刺的剧痛，尤其是肝癌引发的肝区痛，主要是肿瘤生长过快，导致肝包膜受力增加所致。但肝区疼痛又常不典型，一段时间可以缓解或消失，人体不容易察觉。

2. 肝炎患者一定会得肝癌吗

比如乙肝不一定导致肝癌，这与个体易感性有关。只要积极治疗，大部分肝炎患者可以避免肝癌的发生。

3. 肝炎、肝硬化、肝癌三者之间什么关系

慢性肝炎尤其慢性乙肝很容易导致肝硬化，肝硬化又易发展为肝癌，常把这个过程称为"肝炎—肝硬化—肝癌三部曲"，一定程度上说明了肝炎—肝硬化—肝癌的发展趋势。

4. 脂肪肝和肝癌的发生也有关系吗

脂肪肝时间长了可引起肝纤维化、肝硬化、肝癌的发生。如果存在酗酒，会大大加快、加重肝硬化的形成和发展，促进肝癌的发生。脂肪肝与高脂饮食、酗酒、

缺乏锻炼、肥胖等都有关系。

5.肝癌会遗传吗

肝癌本身不属于基因遗传疾病，但肝癌存在"家族聚集现象"，在同一家族中，由于饮食习惯和居住环境相同，可能导致多个家庭成员患同样的疾病，这就是家族性。肝癌发病不但具有家族性，还有地区性分布的特点，这都与饮食习惯、居住环境、病毒感染有关。

6.肝癌会转移吗

肝癌能够转移，肝癌最常见的就是肺转移，发生率占转移总数的76%。大多数肺转移是由小的肿瘤血栓引起的。常见临床表现有干咳、胸痛、咯血等，也可能有胸闷、气短等症状。

7.肝癌应该手术治疗吗

目前在医学界，西医根治肝癌的唯一手段就是手术切除，早期切除是提高生存率的关键。研究发现，肿瘤越小，5年生存率越高。但许多患者确诊时已属于肝癌的中晚期了，可能发现时就已经失去了手术机会，因此以综合治疗为主。

六、保肝中药——灵芝孢子粉

灵芝孢子是灵芝发育成熟后弹射释放的"种子"，生物学称之为"孢子"。灵芝孢子粉在调整免疫、保肝护肝、肿瘤辅助治疗等方面均有一定功效。现代药理学研究发现，灵芝孢子粉能提高细胞免疫和体液免疫两个方面的功能，促进白细胞增加，提高免疫球蛋白和补体的含量，诱导干扰素的生成，激活自然杀伤细胞和巨噬细胞的活性，在一定程度上增强人体抵抗力。灵芝孢子粉能促进肝脏对药物、毒物的代谢，有效改善肝功能、保护肝脏，对各种慢性肝炎、慢性中毒有确切疗效和辅助调理作用。此外，灵芝孢子粉能消除体内的自由基，终止脂质过氧化，保护细胞，延长传代细胞的分裂期，增长细胞寿命，促进代谢，增强体质。

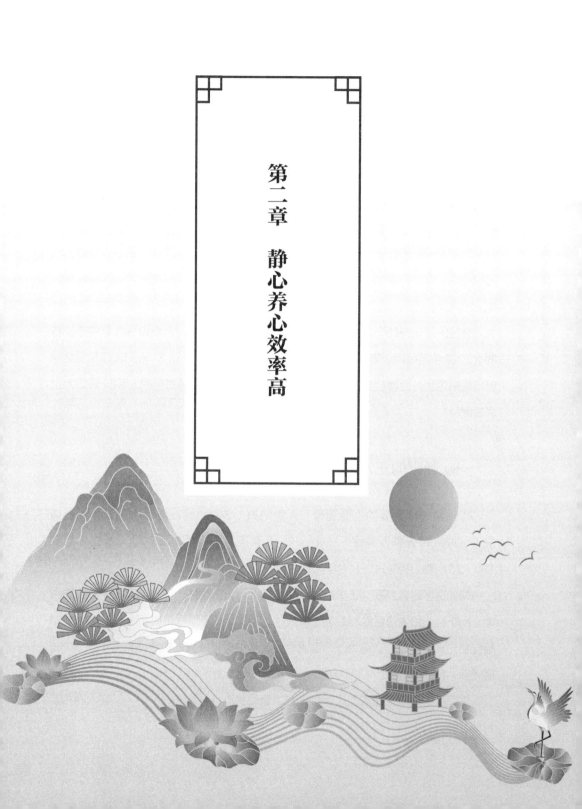

第二章　静心养心效率高

《 第一节 》

聊聊失眠那些事

失眠是临床常见疾病。据调研，我国有38.6%的人患有不同程度的睡眠疾病，其中男性失眠患者以35～45岁居多。当今社会生活及工作压力大，导致人们精神紧张、思虑过度，尤其在中年最为显著。中年男性一般在职场上是重要角色，回到家又是家里的顶梁柱，既要赡养老人，又要密切关注子女的教育，还要悉心经营自己的婚姻，因此比其他的年龄段的男性面临更多的压力，这也是导致该年龄段发病率高的原因。

充足的睡眠有助于恢复精神和解除疲劳。根据北京朝阳医院睡眠呼吸中心发布的《2018中国睡眠质量调查报告》，调查的10万人中，有83.81%的人经常受到睡眠问题的困扰。为唤起全民对睡眠重要性的认识，国际上将每年的3月21日定为世界睡眠日。

一、睡眠的正常与异常

睡眠是一种重要的生命现象，人类约有1/3的时间在睡眠中度过。一般情况下，成人每天需要睡眠7～9小时，儿童需要更多的睡眠时间，新生儿需要18～20小时，相对来说，老年人所需睡眠时间则较少。

现代医学研究发现，正常的睡眠结构周期可以分为两个时相，非快速眼动睡眠期（NREM）和快速眼动睡眠期（REM），又称为慢波睡眠和快波睡眠。这两个时相交替出现，交替一次称为一个睡眠周期，两种循环往复，每夜通常有4～5个睡眠周期，每个周期90～110分钟。

失眠是指无法入睡或无法保持良好的睡眠状态，导致睡眠不足，又称入睡和维持睡眠障碍。主要表现有：

① 入睡困难：上床后不能立即入睡，入睡时间超过30分钟。

② 睡眠维持障碍：入睡后经常醒来，夜间觉醒次数≥3或凌晨早醒。

③ 睡眠质量下降：睡眠浅、多梦。

④ 早醒：醒后无法再入睡。

⑤ 总睡眠时间缩短：通常少于6小时。

⑥ 日间残留效应：次日清晨感到头昏、精神不振、心境低落、心理异常、嗜睡、乏力等。

失眠按照病程时间长短可分为急性失眠、亚急性失眠和慢性失眠。急性失眠病程<1个月；亚急性失眠病程≥1个月，但<6个月；慢性失眠病程≥6个月。

参照《中国精神障碍分类方案与诊断标准》，失眠的诊断标准如下。

① 几乎以失眠为主诉，包括难以入睡、睡眠不深、多梦、醒后不易再睡、早醒，或自觉睡眠时间明显不足，不舒服或痛苦，以及醒后疲劳感，白天思睡。

② 具有失眠和极度关注失眠结果的优势观念。

③ 对睡眠数量、质量的不满引起明显的苦恼或社会功能受损。

④ 至少每周发生3次，病程≥1个月。

二、引起失眠的常见原因有哪些

① 环境因素：睡眠环境改变，比如出差住在酒店，睡眠环境声音嘈杂，光线强烈或空气混浊等。

② 睡眠节律改变：时差或者特殊行业工作夜班和白班频繁变动等引起生物钟节奏变化。

③ 生理因素：过度饥饿、疲劳、性兴奋，不良生活习惯，如睡前大量吸烟、饮酒或饮用刺激性饮料等。

④ 其他慢性疾病：如躯体疾病疼痛、呼吸困难、喘憋等；原发性睡眠疾患，如阻塞性睡眠呼吸暂停综合征、周期性肢体运动和不安腿综合征等；心理和精神疾病，如焦虑、抑郁、精神分裂症、反应性精神病等。

⑤ 药物因素：一些含有中枢性兴奋作用的药物也能够引起失眠，例如肾上腺皮质激素、氨茶碱、异烟肼（雷米封）、SSRI类药物等。

⑥ 心理因素：生活和工作中的各种心理压力。

三、长期失眠引起其他疾病

经常失眠，对身体有多方面的危害，可增加各种疾病的发生率，如引起机体免疫力下降、加速衰老，或造成注意力、反应能力、记忆力和活力降低，甚至可导致意外事故增多。此外，患有神经衰弱的男性，因忧愁苦闷、焦虑不安的情绪或服用镇静安眠的药物，还可进一步影响到性功能。同时还易引发高血压、糖尿病、肥胖、心脑血管意外及心理疾患等，甚至造成猝死。

1. 失眠与高血压

睡眠时间缩短可以增加高血压的患病风险。睡眠障碍越来越被认为是多种心血管疾病的危险因素之一。约1/3的原发性高血压是由睡眠障碍引起的。特别是有阻塞性睡眠呼吸暂停综合征的患者更易患高血压。其特点是经一夜睡眠后，血压不降反升，容易发生脑血管意外。此类患者通过解除睡眠时呼吸暂停与低氧，高血压即能得以控制或治愈。

血压的改变也会对睡眠质量产生影响。高血压患者易出现自主神经功能紊乱，心脏和外周的循环系统的反射性控制机制受损及血管活性物质释放增多，导致血压波动、昼夜节律异常或晨峰血压程度增加，容易出现头痛、头晕、心悸气短等不适，加之担心疾病发展及治疗效果等，使心理负担加重，易出现焦虑抑郁等情绪，严重影响其睡眠质量。同时高血压患者需长期服用降压药物，部分降压药物有影响睡眠的副作用，如卡托普利等；服用利尿剂以降压的人由于夜尿增多，也会不同程度地影响睡眠，引发睡眠障碍。

2. 失眠与糖尿病

长期睡眠不足的人容易得糖尿病。调查显示，每天睡眠不足6小时，患糖尿病的风险就增加了2倍。提示失眠与糖尿病有一定的关系。在严重失眠状态下，人体的应激系统被激活，交感神经兴奋性增强，体内皮质醇、肾上腺素等"升血糖激素"分泌增加，胰岛素抵抗加重，从而引起糖代谢紊乱，诱发糖尿病。

许多糖尿病患者伴有睡眠障碍。糖尿病患者因血糖控制不佳，口渴、多饮、多尿、频繁起夜可影响睡眠质量；糖尿病并发症引起末梢神经病变，出现皮肤瘙痒、针扎样疼痛；合并胃轻瘫时，出现腹胀、纳差等均可影响睡眠。肥胖的2型糖尿病患者易伴发阻塞性睡眠呼吸暂停综合征，夜间睡眠时容易憋醒而引起失眠。

3. 失眠与肥胖

睡觉时间的长短，会影响多种激素的分泌，褪黑素、生长激素、饥饿素、皮质醇、瘦素等都会不同程度受到影响，进而导致肥胖。

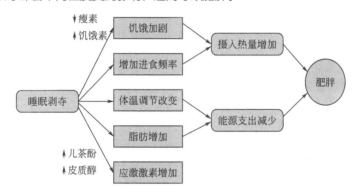

睡眠不足对食欲调节激素的影响十分密切。美国陆军的实验显示，将睡眠时间从10小时缩短到4小时，两天后饥饿感与食欲都会增加。

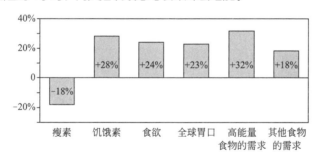

食欲调节激素包括瘦素（促进饱腹感）和饥饿素（促进饥饿感）。人们的饱腹感和饥饿感，其实就是由瘦素和饥饿素的调控反映出来的，所以食欲激素的变化将会大大影响人们的食欲和食物摄入量。

瘦素水平降低，饥饿素水平上升，会导致饥饿加剧、增加进食频率，摄入的能量大大增加，这是导致肥胖产生的一大因素。

此外，睡眠不规律还会导致褪黑素减少，无法进入深度睡眠，生长激素、瘦素、皮质醇、胰岛素等的分泌都会受到影响，进一步导致肥胖。

4. 猝死风险增加

长期失眠还容易增加猝死的概率，因为长时间的失眠会导致人体器官组织长时间处于超负荷的状态中，生物钟紊乱，交感神经过度兴奋，经常会使心跳加速，引发室性心动过速、心室颤动，造成心源性猝死。

四、中医对失眠的认识

失眠在中医称为"不寐"。不寐最早在《黄帝内经》称为"不得卧""目不瞑"。明代医家张景岳将不寐的病机概括为有邪和无邪两种。"寐本乎阴，神，其主也，神安则寐，神不安则不寐"，睡眠由心神主管，失眠是因心神不安。为什么不安？有两个原因："一由邪气之扰，一由营气之不足耳。"邪气有伤寒、伤风、痰、火、饮食、情绪、思虑等；或在于其阴精血之不足，阴阳不相交感。

中医现代研究发现，失眠的各种证型中，肝火扰心证居首位，其次为胃气失和、心肝血虚等证。

中医认为，入睡困难者多因忧思郁结；眠浅易醒多梦者责之气血不足；而时睡时醒，醒后不能再睡多见于脾胃失和；彻夜难眠者多属心肝火旺。

因此，治疗上应掌握早醒多梦调气血，入睡难顺肝，睡不沉调肾，整夜不睡清心火。

五、子午觉的秘密

《黄帝内经》中提出："阳气尽则卧，阴气尽则寐。"夜半子时为阴阳大会、水火交泰之际，称为"合阴"，是一天中阴气最重的时候。所谓"日入阳尽，而阴受气，夜半而大会，万民皆卧，命曰合阴。"所以夜半应长眠、深眠，因为阳尽阴重之故。而白天午时，则是人体阳气最盛的时候，称为"合阳"。子午之时正值人体阴阳交替，适合卧床休息，以利于养阴和养阳。

根据子午流注理论，每日的12个时辰对应人体12条经脉。子时胆经当令，人在子时前入眠，胆方能完成代谢。晚上11点入睡，最能养阴，且睡眠质量最好。午时心经当令，人在午时能小憩片刻，静卧、静坐30分钟左右，对于养心大有好处。

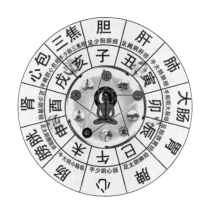

子午流注经络与生理功能

时间			经络	生理功能
夜晚	23-1	子时	足少阳胆经	就寝：生长激素分泌
凌晨	1-3	丑时	足厥阴肝经	肝排毒，脊椎造血
清晨	3-5	寅时	手太阴肺经	肺排毒
早晨	5-7	卯时	手阳明大肠经	大肠排毒（便）
上午	7-9	辰时	足阳明胃经	一日取营养在早晨
上午	9-11	巳时	足太阴脾经	精力充沛，记忆力最好
中午	11-13	午时	手少阴心经	进餐前休息一下，餐后小憩
下午	13-15	未时	手太阳小肠经	疲劳，反应迟钝，精神困顿体力耗弱
下午	15-17	申时	足太阳膀胱经	嗅觉，味觉最敏感
傍晚	17-19	酉时	足少阴肾经	饭后散步，沐浴，放松
夜晚	19-21	戌时	手厥阴心包经	读书进修最佳时刻
夜晚	21-23	亥时	手少阳三焦经	男女同房最佳时刻

六、睡眠保健讲究多

1. 养生睡姿"吉祥卧"

俗话说："药补不如食补，食补不如气补，气补不如觉补。"养生之要，当以睡眠居先。睡眠姿势有侧卧、仰卧、俯卧几种。各人的习惯不同，有人喜欢侧卧，有人喜欢仰卧。佛门有"四威仪"的说法，"站如松，坐如钟，行如风，卧如弓"。"卧如弓"是指睡觉时右侧而卧，以足压足，右手垫在右脸颊下，左手放在左腿上，两腿像弓一样弯曲的卧姿，这种睡姿叫"吉祥卧"。

从生理学和睡眠卫生的要求来说，"吉祥卧"的睡姿最有利于身心健康。一者该姿势能使全身肌肉松弛，有利于消除疲劳。二者心脏在胸腔内偏左，右侧睡心脏受压少，可减轻其负担。三者胃通向十二指肠、小肠通向大肠的口都向右侧开，右侧卧有助于胃肠道内的食物顺利运行，可避免食积，助消化。四者肝脏位于右上腹部，右侧卧时它处于低位，因此供应肝脏的血多，有利于对食物的消化，有利于体内的代谢及药物的解毒。

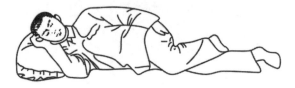

2. 古人睡觉十忌

古人睡觉有十忌，值得我们借鉴。

（1）不可仰卧。古人曰："睡眠不厌踧，觉不厌舒。"侧身屈膝，则精气不散。

（2）不可忧虑。古人曰："先睡心，后睡眠。"睡觉前应放空思绪。

（3）不可恼怒。"怒则气上"，情感的变化会引起气血的紊乱，导致失眠。

（4）不可进食。"晚饭适少"，这是一条重要的养生经验。

（5）不可言语。声出于肺，凡人卧下，肺即收敛，如果言语，则易耗肺气。

（6）不可对灯。会使心不能安定，影响入睡。

（7）不可张口。孙思邈云："夜卧常习闭口。"这是保养元气的好办法。

（8）不可掩面。使人呼吸困难，影响身体健康。

（9）卧处不可当风。风为百病之长，因此，善调摄者虽盛夏不当风及坐卧露下。

（10）卧处不可以首近火。唯恐伤脑，温度过高，容易入睡后将被子撩开，反而着凉。

3. 养成良好的睡眠习惯

（1）定时作息。无论前晚何时入睡，次日都应准时起床，即使在节假日也应坚持固定的上床和起床时间；尽量在子时，也就是23点之前上床睡觉。

（2）上床要形成一种条件反射。床是用来休息和放松的地方，不要在床上读书、看手机或看电视等；床铺应该舒适、干净、柔软度适中，卧室安静、光线与温度适当。

（3）每天要有规律适度地运动。运动有助于睡眠，但不要在傍晚以后做剧烈运动，剧烈运动会让人兴奋，尤其是在睡前2小时，会影响睡眠。

（4）不要在傍晚以后喝酒、咖啡、茶及抽烟，假如已经存在失眠，应避免在白天使用含有咖啡因的饮料来提神。

（5）不要在睡前大吃大喝，大吃大喝会增加胃的负担，"胃不和则卧不安"，但可在睡前喝一杯热牛奶帮助睡眠。

（6）睡不着时不要经常看时钟，也不要懊恼或有挫折感，应放松并确信自己最后一定能睡着。

（7）午睡时间尽量不要过长。虽说午时睡觉十分重要，但也不要超过1个小时。

七、阴阳平衡睡眠好

1. 清心寡欲，养心安神法

重视内心的修炼，提高人生观、世界观、价值观的修养，培养辩证思维习惯，减少欲望过度对身体的伤害，知足常乐，醒来做事扎实专心，躺下睡觉深沉静心。睡前可以适当静坐、散步，看慢节奏的电视，听低缓的音乐等，使身体逐渐入静。

2. 以意领形，体育安神法

太极拳、八段锦、吐纳气功、形意拳等传统体育疗法，外练筋骨皮，内练精气神，能够帮助人们从繁杂事务中解脱出来，关注自己的身体。睡前躺在床上练习几分钟静气功，做到精神内守，入睡后，睡眠质量才会最好。

3. 悦耳怡人，音乐安神法

失眠与五脏功能相关，而五脏的生理功能受不同音调音乐的影响，音乐能通过音调影响人的情绪活动，可以改善和调剂人体的生理和心理功能，进而达到治疗疾病、增进健康的目的。情调悠然、节奏舒缓、旋律典雅、清幽和谐的曲目，常具有宁心安神、远志除烦的功效。

八、安神的药膳食疗

1. 玫瑰普洱茶

【配料】玫瑰花15克，熟普洱茶3克，蜂蜜适量。

【功效】玫瑰花调气血，又可疏肝解郁，和熟普洱同用，可缓解紧张抑郁的情绪，用于失眠。

2. 枣仁莲子心安神茶

【配料】莲子心5克，酸枣仁10克。

【功效】清心去热的莲子心与宁心安神的酸枣仁搭配，适用于心火亢盛、心血不足的失眠。

3. 枣仁人参茶

【配料】炒枣仁10克，人参3克，麦冬10克，竹茹6克，龙眼肉10克。

【功效】益气养阴，宁心安神。适用于气血不足、体质虚弱引起的失眠、精神不振等。

4. 合欢花茶

【配料】合欢花10克。

【功效】胸胁胀满、忧郁不解、失眠健忘之人，可用合欢花疏肝解郁、理气安神的作用缓解症状。

5. 合欢花蒸猪肝

【做法】每次用合欢花10克，加水少许，浸泡4～6小时，猪肝100～150克切片，同放碟中，加食盐少许调味，隔水蒸熟，食猪肝。

【功效】合欢花味甘，性平，入心、肝、脾经，能舒郁理气，安神活络；猪肝味甘、苦，性温，入肝经，能补肝养血明目。二者合用可舒郁理气，养肝安神，适用于失眠、胁痛等。

6. 甘麦大枣汤

【做法】用甘草10克，小麦30克，红枣5枚，清水2碗，煎至1碗，去渣饮汤。

【功效】甘草味甘，性平，入脾、肺经，能和中缓急，润肺，解毒；小麦味甘，性凉，入心、脾、肾经，能养心，益肾，除热，止渴；红枣味甘，性温，入脾、胃经，能补脾和胃，益气生津，调和营卫。本汤和中缓急，养心安神，补脾和胃。适用于癔症、神经衰弱、失眠、盗汗等。

7. 酸枣仁膏

【配料】炒酸枣仁180克，夜交藤180克，党参45克，黄芪45克，熟地黄45克，杭白芍45克，柴胡36克，佛手36克，生甘草18克，蜂蜜适量，冰糖适量。

【做法】药材洗干净后，浸泡，可以晚上浸泡，第二天用砂锅加水，武火烧开，文火慢煎，6碗水收成3碗水；过滤，第二次煎，3碗水煎成1碗水，过滤，第三次加水2碗煎成1碗，过滤；用砂锅，加入之前煎好的药液，加入适量冰糖，慢火煎熬收汁，至浓稠，凉后加蜂蜜适量调和；装瓶密封保存；每日早晚各一次，服用量10~20克，加温水调开，晚上临睡前一小时服用。

【功效】酸枣仁膏有滋养肝血、养心安神的作用，对心肝血虚证的失眠是非常有效，适用于抑郁症、神经衰弱、失眠、入睡困难、浅睡易醒、焦虑抑郁、睡眠紊乱等。

视频3

九、穴位安神法

可参见视频3：安神按摩法。

穴位按摩能够使人们放松，进入一种愉悦的状态，对治疗失眠常有一定的疗效。可以在睡前按摩四神聪、安眠、涌泉、太冲、阴陵泉、阳陵泉、神门、三阴交、少海、印堂等穴位以促进睡眠。

1. 点按四神聪

【位置】在头顶部，两耳尖连线的中点就是百会穴，百会穴前、后、左、右各1寸处，共4个穴位，统称四神聪。

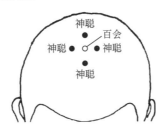

【方法】可采用坐位，按摩者用双手的食指和中指分别对准四神聪的4个穴位，持续点揉1分钟，以局部有酸胀感为佳。

【功效】治疗神经衰弱、失眠、眩晕、健忘、耳鸣、耳聋等症。

2. 按揉安眠穴

【位置】在颈部，耳后高骨的外后缘。该穴位于耳垂后的凹陷与枕骨下的凹陷连线的中点处。

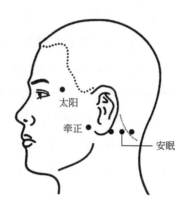

【方法】可采用仰卧位或坐位，按摩者双手中指顺时针方向按揉安眠穴约2分钟，然后逆时针方向按揉2分钟，以局部有酸胀感为佳。

【功效】睡前认真按揉数分钟，可达到镇静安神助眠的作用。

3. 点按神门穴

【位置】掌心向上，前臂靠小指侧的腕横纹上。

【方法】可采用坐位，用左手拇指点按右手神门穴约1分钟，左右手交替进行，以局部有酸胀感为佳。

【功效】治疗失眠、多梦、神经衰弱、心慌、精神分裂症等。

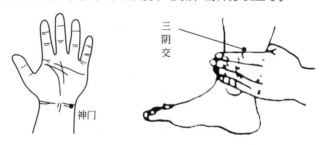

4. 按揉三阴交

【位置】小腿内侧，内踝尖直上4横指，胫骨后侧。

【方法】用拇指顺时针方向按揉三阴交约2分钟，然后逆时针方向按揉2分钟，以局部有酸胀感为佳。

【功效】治疗失眠、高血压、食欲减退、阳痿、遗精等。

5. 推按足底失眠穴

【位置】在足底跟部，足底中线与内外踝连线相交处。

【方法】被按摩者仰卧位，按摩者用大拇指朝足跟的方向推按失眠穴3分钟，以局部有酸胀感为佳。

【功效】失眠特效穴位，治疗失眠、足跟疼痛等。

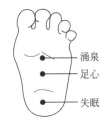

6. 按摩/拍打涌泉穴

【方法】临睡前按摩足心涌泉穴，双手互相搓热后，左手按摩揉擦右足涌泉，右手按摩揉擦左足涌泉，速度稍快，以致足心发热为度。或者每晚睡前洗脚后，端坐床上，先用右手掌拍打左脚涌泉穴120次，再用左手掌拍打右脚涌泉穴120次，每次力度均以感到微微胀痛为宜。可帮助人们驱除失眠，安然入睡。

7. 仰卧揉腹

可参见视频4：揉腹安神法。

【做法】每晚入睡前，仰卧床上，意守丹田（肚脐），先用右手按顺时针方向绕脐稍加用力揉腹，一边揉一边默念计数，揉120次；再换用左手逆时针方向同样绕

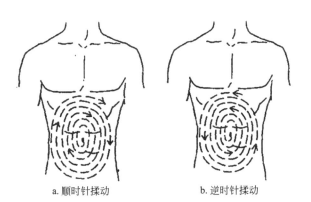

a. 顺时针揉动　　　　　　b. 逆时针揉动

视频4

脐揉120次。

【功效】揉腹能使胃肠蠕动，特别是年岁较大的人，消化功能减弱，胃肠道的气体就会成倍增加，常把大肠膨得胀胀的。一经揉腹，大肠受到刺激，就把气体挤出来而出现排气，便于安然入睡。

8. 梳头泡脚

可参见视频5：梳头防失眠。

《贵耳集》说："梳头浴脚长生事，临睡之时小太平。"临睡以温水洗脚，通过泡洗揉搓脚部，可以活血舒筋，宁心安神，改善睡眠。苏东坡曾经有诗言："主人劝我洗足眠，倒床不复闻钟鼓。"

睡前用牛角梳或者用手指分开梳理头发60次，顺便轻轻按压头顶，也可以缓解疲劳和减轻精神压力，治疗头胀头痛，预防失眠。

十、正确合理应用安眠药物

长期慢性失眠患者可能需要借助镇静安眠药物以助眠。药物是治疗失眠的主要手段之一，通常作用快、疗效肯定。但是药物依赖的问题需要引起大家的重视。

药物依赖包括生理依赖（躯体依赖）和心理依赖（精神依赖）两种。

生理依赖是由反复用药造成的一种生理适应状态，主要表现为耐受性和戒断症状。耐受性是指药物剂量越用越大，效果越来越差；而戒断症状是指停用镇静安眠类药物后导致焦虑、不安、震颤、出汗、激惹、失眠以及癫痫等一系列症状，尤其是使用药物超过8周以上的人。

心理依赖是指失眠患者对该类药品产生的强烈渴求感，没有服药就主观认为不能入睡，这是导致药物不能停用的重要原因。

如何预防药物依赖成瘾？事实上，在医师的指导下短期适量使用镇静安眠药物并不会成瘾，为防止药物成瘾，可采取以下措施。

（1）镇静安眠药物使用不宜超过3个月，长期连续使用会造成药物滥用和依赖。

（2）催眠药物长期使用后不应大幅减药或突然停药，防止患者因反跳等症状再次服药，产生依赖，应缓慢、渐进式停用镇静安眠药物，第一周和第二周分别减少原剂量的25%，此后每周减少原剂量的10%，直至最终完全减停。

（3）体弱者应酌情减量。

（4）对于使用短效药物者，停药时可换为长效药物，然后逐渐减少剂量。

（5）注意对合并酒精依赖者、药物滥用史及精神病史的患者，应警惕镇静安眠药物滥用的潜在风险。

（6）中医中药对失眠患者具有明确疗效，中医或中西医结合治疗是预防药物成瘾的有效手段。

（7）失眠最常见的原因是没有建立良好的睡眠卫生习惯，对失眠的恐惧比失眠本身带来的危害更大。

（8）有些失眠是某些疾病的合并症状，如焦虑、抑郁等，治疗原发病可有效减少镇静安眠药物的使用。

药物的使用应根据每个人的具体特点，结合药物特点选择用药，不建议拿其他人的安眠药来尝试，最好到专业的医师那里咨询具体用药。

《 第二节 》

 认识心慌

"心慌"的感觉在日常生活中比较多见，心脏突然一阵怦怦乱跳或有种难以言喻的不适感，很快又恢复正常。很多人都以为这是心动过速造成的，其实不然。只要心跳节奏不规律，或快或慢，都可能产生心慌不适的感觉。

心慌就是患者自觉心跳快、心中慌乱不安，甚至心里害怕，这种害怕是不由自主地害怕，有些人还有濒死感。往往伴有胸闷气短等症状。可以表现为房颤、心动过速等诸多心电图异常表现。有的人发作的时间很短，数秒即逝；而有些人反反复复，持续数日甚至数月不能缓解。

一、心慌可能与哪些情况有关

引起心慌的原因很多，比如熬夜、运动、情绪紧张时出现的心慌，是正常的表现，属于生理性的心慌，可以很快得到缓解。如果是疾病因素引起的心慌，应该得到重视。

1. 心脏类疾病

任何形式的心律失常都会让人感觉到心慌，比较多见的是早搏、心动过速、房颤等。存在器质性心脏病的患者，在心慌心悸发作的同时多伴有心前区疼痛、汗出、头晕、晕厥等不适。

（1）早搏 分为房性早搏和室性早搏，但是患者自我感觉不出差异，就是感觉心脏跳动一下之后突然停顿了一下，即停搏感。有些患者会描述得比较准确，但多数患者描述不清。

（2）心动过速 有一种心动过速叫窦性心动过速（窦速），多为继发性的，比如贫血、甲状腺功能亢进（甲亢）等患者会出现窦速，也有些患者是本身就有心脏的器质性疾病，心衰、心功能不全的患者也会出现窦速。

（3）房颤 房颤的发病率越来越高，多见于年龄较大者。有些人有症状，有些人没有症状，每个人的感觉阈值不一样。有些人比较敏感，一天内几十个到一百个早搏就会感觉不舒服，但是有些人持续性房颤可能一点感觉都没有。

（4）冠心病 患者活动后心慌需要考虑冠心病的可能。这类心慌，可能多数会伴随有胸闷、胸痛、肩背部放射等，而且明确和活动有关。

2. 其他因素

（1）发热 体温升高会导致心跳加快，可能出现心慌的症状。

（2）贫血 贫血的患者由于血红蛋白低，心脏供氧不足，也会引起心慌。

（3）甲亢 甲亢因为甲状腺激素大量释放入血，会使得基础代谢率大大提高，从而使得患者精力充沛，交感神经张力升高，此时的患者有好多是以心慌为表现来院诊治的，需要提高警惕。通过检测甲状腺功能、摄碘率等可以诊断。

（4）药物因素 麻黄素、咖啡因、氨茶碱、肾上腺素及一些感冒药和止痛药中均含有引起心慌心悸发作的成分。

（5）心理因素 近年来，心理疾病的发病率逐渐升高，比如焦虑症、抑郁症，这些患者的心慌往往反复检查都查不出问题来。但是他们确实有心慌的症状存在，排除器质性疾病后，可以到心理科通过量表进行评估。

二、心脏相关的检查有哪些

心慌是一种常见的症状，不具有特异性，自己很难判断病因，需要借助专业的检查来鉴别。

（1）心电图　这是最基本的心脏检查。当患者处在发作期或者出现持续性的异常心电信号时，通过普通心电图可以反映其心脏情况。因为心电图通常只记录10秒左右的心电情况，如果这段时间内没有发病，通常不能发现问题所在，可能就需要行动态心电图进一步检查。

（2）24小时心电图（Holter）　又称动态心电图，可连续记录24小时心电活动的全过程（多达10万次左右的心电信号），包括休息、活动、进餐、工作、学习和睡眠等不同情况下的心电图资料，能发现常规心电图不易发现的心律失常和心肌缺血。

（3）超声心动图　通过超声心动图可以了解患者心脏的结构、功能等有无异常，可以发现扩张型心肌病、肥厚型心肌病等。

对于首次有心慌症状的患者，建议先到医院做一些相关的检查，不管是心脏本身的原因还是心脏外的原因，都要进行排除。

三、如何判断心慌的危险性

如果只感觉到心慌，突然发生突然停止，除了心慌以外，没有其他的感觉；或是因心慌多次就诊，而各项检查正常，明确没有器质性疾病，则不必过多担心。

除了心慌以外还有其他的轻度不舒服，包括咽喉不适，头晕乏力。这种情况也不用着急，可以择期到医院去就诊。

若心慌同时伴有发热，多见于心肌炎、感染性心内膜炎等，发病前常有感冒的症状。需要及时就医。

伴有晕厥或抽搐，多见严重的心律失常，包括高度房室传导阻滞、阵发性室性心动过速、病态窦房结综合征等，常突然起病，反复发作，有时可自行缓解，但这些患者存在猝死的风险，不能因为症状暂时缓解而延误诊治。

伴有呼吸困难，常见于急性心包炎、心力衰竭、重症贫血等，需要系列的辅助检查才能明确病因。

伴有胸痛，甚至有濒死感，必须马上到医院就诊，可能是心绞痛、心肌梗死的前兆。

四、几种与心慌密切相关的疾病

1. 心房颤动与心慌

心房颤动，简称房颤，是最常见的心律失常类型。心脏可分为左心房、右心房、左心室、右心室。房颤患者的心房不能正常工作，而是快速"颤动"，心房中的血液不像正常一样快速移动，从而容易形成血栓。

房颤患者轻则没有症状，重则心慌、胸闷、气促，甚则出现呼吸困难和晕厥。根据其发作情况可分为阵发性房颤和持续性房颤。

（1）阵发性房颤　一般发作比较突然，每次发作的持续时间不定，可能只有几秒钟，也可能持续好几天甚至几个星期。有冠心病的老年人，房颤发作时心室率很快，可能会眩晕、晕厥，甚至会出现心力衰竭和休克。

（2）持续性房颤　心跳极快、呼吸困难，尤其是活动后心率明显增快，更容易发生心力衰竭。刚开始症状很明显，渐渐适应后，症状可能减轻甚至消失。

持续性房颤的人进行普通心电图检查即可发现；而阵发性房颤可能需要动态心电图检查。

房颤的人心房内容易形成血栓，血栓一旦脱落，若不慎从心脏泵到脑血管，就会引起脑血管堵塞，引起脑卒中，是俗称的"中风"。有房颤的人中风的风险随着年龄增长而增加，高血压、糖尿病会进一步增加脑卒中风险。

2. 低血糖与心慌

低血糖是指血液中葡萄糖（血糖）浓度低于正常水平。低血糖常会出现心慌、头晕、出汗、四肢无力、饥饿（包括恶心和胃痛）的症状，严重时会导致昏厥、丧失意识和癫痫发作，甚至会危及生命。

低血糖多发生在使用药物治疗的糖尿病患者中，还常见于节食过度、运动量过大、空腹酗酒等情况。由于葡萄糖是大脑的主要能量来源，严重低血糖会引起大脑功能障碍，导致意识恍惚、言行怪异、昏昏欲睡、抽搐惊厥甚至昏迷死亡。老年人低血糖还易诱发心律失常、心力衰竭、心绞痛、心肌梗死甚至猝死。

出现低血糖而引起的心慌时，可迅速进食糖块、果汁、蜂蜜等含糖食物，若仍不能缓解甚至出现昏迷情况，应及时前往医院治疗，避免出现生命危险。

3. 交感神经型颈椎病与心慌

出现心慌时，人们通常会首先考虑心脏的问题。如果从心脏找不到答案，可以从颈椎病的角度来思考。近年来，由于长期低头工作、久坐、熬夜及长时间使用电脑和手机等不良生活习惯，颈椎病的发病率极高，尤其对于中老年人来说。

颈椎病可以分为椎动脉型、神经根型、脊髓型、交感神经型、颈型、食道型和混合型等。其中交感神经型颈椎病与心慌密切相关。当颈椎椎体出现旋转、椎间盘退变等因素刺激到支配心脏的交感神经时，可出现心慌、胸闷等症状，临床上易被漏诊误诊。

交感神经型颈椎病的症状如下。

（1）头部症状　如头晕或眩晕、头痛或偏头痛。患者常主诉头脑不清，昏昏沉沉，有的甚至出现记忆力减退；有些患者还伴有恶心，少有呕吐。偶有因头晕而跌倒者。

（2）眼耳鼻喉部症状　眼胀、视力变化、视物不清；耳鸣、耳堵；鼻塞、咽部异物感、口干、声带疲劳等；味觉改变等。

（3）胃肠道症状　恶心甚至呕吐、腹胀、腹泻、消化不良、嗳气等。

（4）心血管系统症状　心悸、胸闷、心率变化、心律失常、血压变化等。

以上症状往往与颈部活动有明显关系，坐位或站立时加重，卧位时减轻或消失。劳累时明显，休息后好转。

4. 植物神经功能紊乱与心慌

植物神经功能紊乱时，也常会出现心慌，并伴有头痛、头昏、失眠、乏力、注意力不集中、记忆力减退、容易激动、焦虑、恐惧等神经衰弱的症状，有时还会出现心前区刺痛或隐痛、胸闷、呼吸不畅，体检及其他检查均无明显的异常。发病与精神因素有关，情绪激动时发作。

植物神经系统功能紊乱是综合医院临床心理科最常见的一类症状。主要表现为身体反复出现各种不适，并且多集中在自主神经控制的器官，而各种检查基本正常。植物神经紊乱的自我判断如下。

（1）容易疲倦，困乏懒惰，头脑昏沉等。

（2）不明原因的周身疼痛，如头痛、肢体痛、周身痛、肌肉痛等，紧张时加重。

第二章　静心养心效率高

（3）胸闷、心悸，经常出汗。

（4）情绪低落，对平时喜欢的事也不再有兴趣了。

（5）注意力不集中，近事遗忘，对熟悉的人的名字想不起来。

（6）食欲改变，经常没有胃口或感肠胃不适。

（7）经常坐卧不安，心情难以平静。

（8）对周围的事和人比较烦，容易激惹发怒。

（9）出现睡眠问题。

5. 焦虑与心慌

突然感觉心悸、慌张、喘不过气，这种情况也可能与焦虑障碍有关。保持一定的焦虑能促使我们调动身体的积极性，更高效地完成工作。当焦虑的程度及持续时间超过一定的范围，对人们的正常生活产生消极影响甚至使人不能进行正常生活的时候，称之为焦虑障碍。

焦虑障碍的特点是焦虑的程度没有现实基础或与环境不相称；焦虑导致个体精神痛苦和自我效率的下降；焦虑并不随着客观问题的解决而消失，往往与人格有一定的关系。这时应该引起重视，并恰当地干预。

严格来讲，焦虑症分为慢性焦虑和急性焦虑两种。

慢性焦虑表现为过度的、长久的、没有固定对象的焦虑和担心，与患者本身的性格、成长环境、爱追求完美的特质等因素有关。

急性焦虑又叫做惊恐障碍，以突发的、莫名其妙的惊恐体验伴濒死感、失控感和植物神经功能障碍为特征。心悸、胸痛、气短、窒息感、头痛、眩晕等是突出的症状，类似于心脏病发作的表现，有时可自行缓解。

面对焦虑，可主动回避引起严重焦虑的场景，必要时通过药物治疗、心理治疗来干预，配合一定的自我调节、体育锻炼等可得到改善。

五、经常心慌怎么办

1. 做好记录

出现心慌时，详细记录以下几点，提供给医师，作为诊断参考。

（1）发作的诱因及发作的时间特征。

（2）反复发作的累计时间。

（3）每次发作时症状持续的时间。

（4）发作开始及停止时的感觉及状态。

（5）发作时脉搏的次数及脉搏是否整齐。

（6）发作时除心慌外的其他伴随症状。

心悸频发的人应该随身备用医师嘱咐的急救药物。当然，如果经过检查没有发现器质性疾病，猝死的可能性就不大。

2.日常调养注意事项

（1）作息时间要规律，不要熬夜。

（2）多做一些自己感兴趣的事情，转移注意力，不要过度关注心慌的问题。

（3）饮食方面应该少吃一些刺激性的食物，比如咖啡、浓茶、辛辣食物等。

（4）保持精神乐观，情绪稳定。应避免惊恐刺激及忧思恼怒等。

（5）饮食有节，宜进食营养丰富而易消化吸收的食物，宜低脂、低盐饮食。

六、中医对心慌的认识

心慌属于中医心悸、怔忡范畴。心悸是指患者自觉心中悸动，惊慌不安，甚则不能自主。一般呈发作性，每因情绪波动或劳累过度而诱发，常伴胸闷、气短、眩晕、失眠、健忘、耳鸣等症。《伤寒论》称之为"心动悸""心下悸""心中悸"及"惊悸"等。

怔忡与心悸，有区别亦有联系。《医学正传·惊悸怔忡健忘证》言："怔忡者，心中惕惕然动摇而不得安静，无时而作者是也；惊悸者，蓦然而跳跃惊动，而有欲厥之状，有时而作者是也。"《红炉点雪·怔忡惊悸健忘》云："惊者，心卒动而不宁也；悸者，心跳动而怕惊也；怔忡者，心中躁动不安，惕惕然如人将捕之也。"一般怔忡多伴惊悸，惊悸日久可发展为怔忡。

根据辨证论治的理论，心悸可分为以下几种证型。

（1）心阳虚　以心中悸动不安、畏冷、四肢不温、喜温饮为特点，调治重点在于温心阳；若伴有腰酸腰凉，还需温补肾阳。心气虚会导致心脏功能减弱，而心阳虚是心气虚的发展，且汗为心之液，心阳虚常因出汗多就会加重病情。

（2）心阴虚　以怕热、口干舌燥、失眠多梦、大便干结为特点，调治重点在于养心阴；若伴有眩晕耳鸣，还需滋补肾阴。心阴虚是指心阴血不足，不能濡养心脏，是心慌最常见的证型。心阴虚者需要注意少劳累、少出汗、多吃养心阴之品。

（3）气郁　以心慌气短，胁肋部胀满，生气或紧张时加重为特点，调治重点在于疏肝理气。

（4）心胆气虚　以善惊易恐，坐卧不安，心中常有做贼恐被抓捕的感觉为特点，调治重点在于镇定神志、养心安神。需用生龙骨、生牡蛎等重镇安神定志之品。

（5）心血虚　心血虚主要是指心血不足，使人的脑髓及五脏失于濡养，以心慌气短、失眠多梦、头晕乏力、面色苍白为特点，调治重点在于养心血。现代人思虑过度，容易消耗心血致血虚。

七、药茶药膳安心神

1. 人参龙眼养心茶

【材料及做法】龙眼肉10克，人参3～5克，水煎代茶饮。

【功效】龙眼肉性温，味甘，益心脾，补气血。人参大补气血，安神益智。两者合用，有良好的养心安神定悸的作用，适合心阳虚的人群。

2. 龙眼莲子红枣糖水

【材料】莲子30克，红枣、龙眼肉各20克，红糖适量。

【做法】莲子去心，红枣去核后，与龙眼肉同放入砂锅内，加清水文火炖至莲子酥烂，适量红糖调味即可。

【功效】适合心血虚的引起的心慌。

3. 生脉饮

【材料及做法】人参或党参、麦冬、五味子各3克，代茶饮。

【功效】养心气和心阴。

4. 养心食材大全

（1）酸枣仁　能养心阴，益肝血，为养心安神要药。本品味酸能敛而有收敛止汗之功效，常用于治体虚自汗、盗汗。

（2）柏子仁　主入心经，具有养心安神之功效，多用于心阴不足，心血亏虚，以致心神失养之心悸怔忡、虚烦不眠、头晕健忘等。

（3）百合　入心经，性微寒，能清心除烦，宁心安神，用于神思恍惚、失眠多梦、心情抑郁、喜悲伤欲哭等病症。

（4）合欢花　善解肝郁，为悦心安神要药，适宜于情志不遂、愤怒忧郁、烦躁失眠、心神不宁等症。

八、经络养心好方法

1. 艾灸心俞

【位置】位于第5胸椎体棘突下，旁开1.5寸的位置。

【功效】心俞是心的脏腑之气输注的特殊部位，可以调控心气。艾灸此穴位，对心痛、惊悸、失眠、健忘等症有改善作用。

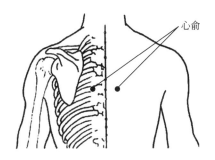

心俞

2. 拍打涌泉

【方法】时常搓或者拍打脚底的涌泉穴。

【功效】可使肾水与心火相济，宁心安神定悸。

3. 拍打肘窝

【方法】拍打时手掌放松，略微用力，有节奏地拍下去，每条胳膊连续拍打5～10分钟，先左后右，拍到皮肤微微发红就好，每周一次。

【功效】《黄帝内经》有言："肺心有邪，其气留于两肘。"肘窝部位是心经、心包经、肺经三条阴经所过之处。拍打肘窝使经络通畅，气血调达。

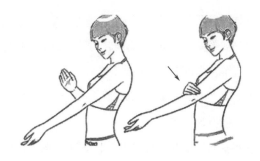

4. 按揉大陵

【位置】大陵穴位于在手掌与手臂连接处，靠近手掌的横纹，即为腕横纹，在腕横纹的中点处。

【方法】左手拇指按压右手的大陵穴，左右交换按，时间 3 ~ 5 分钟，以产生酸胀感为佳。

【功效】此穴为心包经腧穴、原穴，心包经气血在此输出，可治心痛、心悸、胃痛、呕逆、吐血、胸胁痛、癫狂、痫证、腕关节痛等病症。

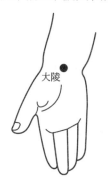

大陵

《 第三节 》

 缓解健忘好方法

有没有发现，身边的中年人经常会抱怨记忆力大不如从前了。用过的东西，发生的事情很快就忘记了。稍微严重点儿的，甚至还会担心自己是不是"老年痴呆"前兆。

人们必须要正视健忘这个问题，随着年龄的增长，出现健忘是不可避免的，这是大脑皮层逐步萎缩的结果。换言之，就是人体衰老的正常表现。但是，如果健忘表现得很明显，特别是近期记忆遗忘，对日常工作和生活能力造成了一定的影响，那必须引起重视，最好及时到医院就诊，明确健忘的原因。

一、如何判断自己的健忘是正常情况还是生病的情况

如果是正常年龄增长而出现的健忘，通常只是自己或家人抱怨记忆力有减退，但是进行测验时仍在正常范围。而且对事情只是部分忘记，经过提醒能够回想起来。这种健忘也不会加重，对正常生活不构成影响。

如果是疾病带来的健忘，有几条显著的特点。

（1）记忆力减退非常明显，对近期发生的事情容易忘。

（2）伴随着兴趣减退，对以前感兴趣的事物不再感兴趣。

（3）健忘的情况逐渐加重，慢慢地对很久以前的事情也记不清楚，甚至出现一些其他的行为异常或情绪异常。

二、为什么会出现健忘

提到能引起健忘的疾病，大家头脑中第一个闪过的念头应该就是——老年痴呆（阿尔茨海默病）。这里需要说明一下，老年痴呆并非只有老年人才得，中年人甚至年轻人也可以发生。不单是老年痴呆，其他疾病，如脑肿瘤、脑外伤、脑部动脉硬化、内分泌功能障碍、营养不良、慢性中毒等，都可能会损害大脑造成健忘。

1. 健忘与痴呆

健忘与痴呆的关系最为密切。痴呆的早期就是以记忆力进行性减退为主要表现的。他们的区别主要表现在以下几个方面。

（1）遗忘　健忘者只是遗忘事情的某一部分，经人提醒就会想起。而痴呆忘记的是发生过的整件事，即使经过反复提醒也回忆不起来，似乎此事从未发生过。

（2）认知能力　健忘者对时间、地点、人物关系和周围环境的认知能力不发生改变，而痴呆却经常分不清上下午，不知季节变化，不知身在何处，有时甚至找不到回家的路。

（3）生活能力　健忘者虽会记错日期，有时前讲后忘，但他们仍能料理自己的

生活，甚至能照顾家人；而痴呆者随着病情加重，会逐渐丧失生活自理能力。

（4）情绪变化　健忘者依然有七情六欲的波动；而痴呆者的情感世界则变得"与世无争、麻木不仁"。

（5）思维变化　健忘者对于记性变差这件事，会感到苦恼；而痴呆者则毫无烦恼，甚至不承认这回事。

（6）发展速度　正常的健忘进展缓慢，短期内不会有太大的变化。痴呆者记忆减退速度比较快。

（7）记忆内容　普通的健忘记忆减退较局限和稳定。痴呆先是近期记忆减退，总记不住刚刚发生的事情，后逐渐发展为远期记忆障碍，如忘记自己的生活经历，忘记家庭地址及亲友的姓名，甚至发展到忘记自己的姓名和年龄等。

2. 健忘与轻度认知功能障碍

轻度认知功能障碍可以说是介于正常的健忘与痴呆的中间状态，当一个人记忆力或其他认知功能有减退，但不影响日常生活能力，而且未达到痴呆的诊断标准，这时候称为轻度认知功能障碍。

国内各大医院有建立记忆门诊，如果您感觉到自己或身边的亲人记忆力下降很明显，衰退的速度超过了正常的范畴，可以到当地医院就诊。医院通过危险因素筛查和量表的评估，发现处于早期的轻度认知功能障碍患者，可以有针对性地指导其进行功能训练，预防和减缓疾病进展。

3. 健忘与糖尿病

糖尿病合并认知功能障碍（MCI）近年来发病率逐年升高，引起越来越多的关注。糖尿病随着病情的进展，也可能出现学习能力、记忆能力、计算及语言等认知功能下降的表现，或伴有神情冷漠、反应迟钝等，严重者可发展为痴呆。

4. 健忘与脑动脉硬化

如果中老年人突然出现严重的记忆力障碍并有明显的波动性，时好时坏，这多半与脑动脉硬化有关。"动脉硬化"这个词相信大家并不陌生，它经常出现在40岁以上的中年男性的体检报告上。脑动脉硬化时，脑部血液供应常因脑血管痉挛而不足，以致影响了脑的功能，使记忆力减退，积极治疗脑动脉硬化，改善脑的血液循环，记忆力即可恢复。

5. 健忘与精神因素

人到中年，正处于家庭和工作压力最沉重的时期，身心疲劳，常常因用脑过度、睡眠不足而患神经衰弱、抑郁症、焦虑症等。此类人群晚间入睡困难，多梦早醒，白天困乏疲倦，情绪焦躁不安，注意力涣散，记忆力减退。这种情况常出现在长期失眠以后。这是大脑过度疲劳的表现，是暂时性的、可逆性的。通过调整或治疗，能使睡眠得到改善，健忘也会相应好转。

6. 其他导致健忘的因素

（1）过度依赖电子产品　经常使用电子产品，造成了大脑利用率相对降低，依赖电脑使得大脑活动变少，血液的流动也相应降低，以至影响到大脑功能，造成记忆力下降。

（2）不爱运动　每天规律运动有助于帮助保持记忆力的敏锐。

（3）甲状腺功能失调　当甲状腺功能失调的时候，记忆力也会受到影响。如果您正在被健忘困扰，建议去医院明确自己的甲状腺功能是否存在异常。

三、提高记忆的食物

许多健脑食品都是生活中常见的物美价廉之物。如蛋黄、大豆、瘦肉、牛奶、鱼、动物内脏（心、脑、肝、肾）等。这些食物不仅含有丰富的卵磷脂，且容易消化。另外健脑食物还有胡萝卜、谷类等。

（1）牛奶　富含蛋白质、钙及大脑必需的维生素B_1、氨基酸。牛奶中的钙最易吸收。用脑过度或失眠时，一杯热牛奶有助入睡。

（2）鸡蛋　被营养学家称为完全蛋白质模式，人体吸收率为99.7%。正常人每天一个鸡蛋即可满足需要。记忆力衰退的人每天吃5～6个，可有效改善记忆（不适宜胆固醇高的人）。孩子从小适当吃鸡蛋，有益于发展记忆力。

（3）鱼类　可以向大脑提供优质蛋白质和钙。鱼所含的脂肪酸多为不饱和脂肪酸，能保护脑血管，对大脑细胞活动有促进作用。

（4）贝类　碳水化合物及脂肪含量非常低，几乎是纯蛋白质，可以快速供给大脑大量的酪氨酸。因此可以大大激发大脑能量、提高情绪以及提高大脑功能。以贝类作开胃菜，能最快地提高脑力。

四、改变生活方式，提高记忆力

（1）规律作息　工作、学习、运动、吃饭要有一定的规律，尤其要保证睡眠的质量和时间，深度睡眠能让大脑好好休息，能量得到充分补充。

（2）增加运动　选择一种自己喜欢的体育运动，游泳、跑步、羽毛球等均可，将其变成自己的一种生活方式。建议中年男士每周做有氧运动2～3次，每次至少30分钟。

（3）积极社交　加入一些有共同爱好的团体，多跟人交流，对放松心情有很好效果。同时尽可能记忆人名、人的长相、电话号码等，并培养手写、亲自计算的习惯。

（4）放松心情　妥善处理各种人际关系，以和睦宽松愉快的心情对待周围的人和事，才有利于预防智力和记忆力的衰退。

（5）享受音乐　古人将"听琴"当作除健忘、启心智的好方法。所谓"耳聪则智明"，现在看来，这是一种改善健忘的好方法。可以多听一些愉悦心身的乐曲。

（6）善于学习　有规律地用脑，保证足够的睡眠，让大脑得到充分的休息，用脑时应安排短暂休息和户外活动，尽量避免过度紧张焦虑和激动，防止不良情绪对脑细胞造成的强烈刺激。

（7）养成归纳整理的习惯　物品放在相对固定的位置，使用后放回原位，一些重要的事情可以用笔记录。

五、中医对健忘的认识

1. 健忘主要与心、脾、肾三脏有关

心虚致忘是中医早期的主要认识。"愁忧思虑则伤心，心伤则善忘""多忘者，心虚也""心主血脉而藏于神……心神虚损而多忘。致心阳气虚，心神失养而善忘"意思是心之气血耗损，劳伤心神导致健忘，因此治疗多从补心血、安养心神的角度出发。还有一个观点是肾虚导致健忘。清·林佩琴《类证治裁》指出："小儿善忘者，脑未满也；老人善忘者，脑渐空也。"认为肾精亏虚，脑髓得不到充养，因此容易健忘。药王孙思邈的《千金翼方》认为随着年龄增加（五十以上），人体阳气会逐渐衰退而出现健忘症状，明确将肾气不足作为喜忘病机，并提出用肾气丸进行

补肾治疗。也有医家将健忘归为脾虚："夫健忘者，常常喜忘是也。盖脾主意与思，心亦主思。思虑过度，……使人健忘。"归脾汤从调理心脾的角度治疗健忘，对后世影响非常大。

2. 中年是防治健忘的关键时期

《黄帝内经》记载："女子七岁，肾气盛，齿更发长。二七而天癸至，任脉通，太冲脉盛，月事以时下，故有子……五七，阳明脉衰，面始焦，发始堕……七七，任脉虚，太冲脉衰少，天癸竭，地道不通，故形坏而无子也。丈夫八岁，肾气实，发长齿更。二八肾气盛，天癸至，精气溢泻，阴阳和，故能有子……五八，肾气衰，发堕齿槁……八八，则齿发去。"

这段话讲述的就是人类生长发育的规律，与肾中精气密切相关。在中医理论中，"肾精"可以说是生命的本源，决定着人的生长壮老已。

肾精由盛而衰，身体各种功能渐始衰退的转折点，大概在女子35岁（五七）、男子40岁（五八）左右。对男性而言，40岁以后记忆力逐渐下降，其根源大多在于肾精亏虚，脏气不足。

3. 补肾益精是防治健忘的基本方法

人到40岁以后肾精开始衰减，就会出现各种各样的病症，其中就包括健忘。因此，保养肾精、防其虚损是防治健忘的基本方法和首要措施。中医名家朱丹溪说过一句话："惟五十然后养阴者有以加。"若不知在此期补益阴精，则"六七十后，阴不足以配阳，孤阳几欲飞越"。清代医家明确指出中年补益的重要："人至中年以后，宜常服六味地黄汤以滋阴养血。"可知，补阴养血、滋养肾精为防治健忘的基本方法。

4. 节欲保精至关重要

节欲保精对中年男性尤为重要。肾为先天之本，肾精充足的人，不仅记忆力和思考能力比较高，其五脏六腑皆旺，抗病能力强，健康长寿。明代医家张介宾云："欲不可纵，纵则精竭，精不可竭，竭则真散。益精能生气，气能生神、营卫一身，莫大于此。故善养生者，必宝其精，精盈气盛，气盛则神全，神全则身健，身健则病少。神气坚强，老而益壮，皆本乎精也。"

养生贵在摄养，节欲保精，就是指节制性欲，避免肾精的过度损耗。房事过度会损精，人的精血受到损害，就会出现两眼昏花、眼睛无神、肌肉消瘦、牙齿脱落、思维和记忆下降等症状。

5. 调理脾胃治疗健忘

中医对治健忘的方法，大多从肾论治者，其多认为脑为髓海，肾主骨生髓。而老年人年迈体弱，脏腑虚衰，精髓亏虚，因此临床常使用大量的补肾填精药对治。也有医家认为，老年人肾衰精亏是自然生命行进的大势，但却并非所有老年人皆会出现健忘，也有不足40岁就开始健忘的例子，所以肾精亏损未必是所有健忘的原因。有很多中年男士职场应酬多，吃饭不规律，饮酒和摄入滋腻食物多，很容易导致脾胃功能虚弱，在这种情况下服用大量的益肾填精药，或将使得滋腻的药物无法被转化为气血精微运至病所，甚至可能加重脾胃的负担。因此防治健忘当以调理脾胃为先，再辅佐益肾填精之法。

6. 治疗健忘的中药

《神农本草经》记载远志、石菖蒲、人参、杜仲、灵芝、龙胆、鹿茸、黄连等十多种中药可治健忘。历代中医所运用的提升记忆力、增强脑力的方剂中，频率最高的有4味药。这4味药组成了一个方子，叫做"开心散"，它对情志调节和记忆力减退的改善都有明显作用。

开心散，顾名思义，就是吃了能让人开心。它的成分是人参、远志、石菖蒲、茯苓。由于人参成本较高，具体应用时，也可以用党参或太子参代替。

六、食疗药膳

1. 核桃芡实煲猪骨汤

【材料】猪排骨500克，核桃肉100克，芡实70克，陈皮、生姜适量。

【做法】将排骨洗净；核桃去壳取肉，并清洗干净；陈皮、生姜、芡实洗净；所有材料一起入锅，加入适量清水，武火煮开后转文火煲2小时，出锅前下盐调味即可。

【功效】胡桃为滋补肝肾，强健筋骨之要药；芡实性平，味甘、涩，有益肾固涩、补脾止泻的双重功效。肾虚之人宜常服此汤。

肾精亏虚型健忘的人群常伴有失眠、头晕心悸、耳鸣眼花、精神萎靡、腰膝酸软、夜尿频多或遗尿等。常用的补肾健脑的食物还有芝麻、栗子、核桃、芡实、桑椹、山药等。

2. 山药百合排骨汤

【材料】鲜山药100克，鲜百合30克，排骨250克，生姜、红枣（去核）适量。

【做法】将排骨洗净；山药去皮，表面的黏液刺激会造成手上皮肤瘙痒，所以削皮时必须戴上一次性手套，削好后洗净，切成小块待用。在锅中放入适量清水，放入排骨，待其烧开后，将百合、山药、红枣、生姜放入，改为文火煲1.5小时，出锅前下盐调味即可。

【功效】山药有补中益气、健脾补虚、固肾益精、益心安神等作用，百合则能清心除烦，宁心安神；大枣有补中益气、养血安神之效，与滋阴润燥、益精补血的排骨配合，可增强益气养血、温中健脾、宁心安神等作用，亦为气血不足、健忘失眠者的美味佳肴。

心脾两虚型健忘的人群常伴有失眠、多梦易醒、神疲肢倦、少气懒言、头晕眼花、面色少华、心悸心慌、食少腹胀、大便溏稀等，治疗宜以益气健脾、养心安神为主。

七、穴位保健

视频6

可参见视频6：防治健忘穴位保健按摩。

1. 四神聪

【位置】正坐取穴，先定百会穴（两耳朵最高点的连线与头顶正中线的交点处，可摸到一凹陷“小坑”，即是），以百会为中心，前后左右各1寸（可以自身拇指间

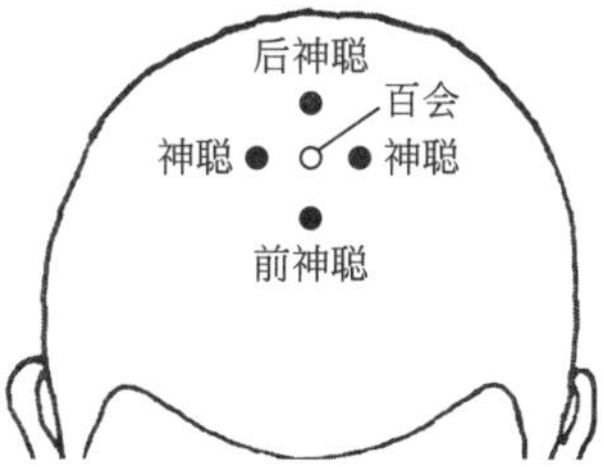

关节横纹的长度量取）共4个点，即四神聪穴。

【方法】行指揉法，可同时用双手食指、中指分别按于穴位的4个点（也可以每次按揉1个点，依次按揉），以适中力度按揉，微微酸胀感为度，每次10～15分钟，每日可行多次。

【功效】四神聪为经外奇穴，具有健脑益智、养神开窍之效。按揉头顶的四神聪穴，可以放松大脑，改善记忆力，帮助集中注意力。

2. 神庭

【位置】位于人体头部，前发际正中，直上0.5寸。

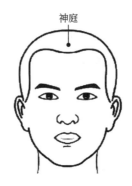

【方法】可以轻轻地拍打神庭穴，或是自己按摩。也可以拿梳子沿着神庭穴和百会穴的连线，一直往上梳。

【功效】这样做可以刺激大脑皮层，对提升大脑供血效果不错。

3.头部按摩操

视频7

可参见视频7：头部按摩操。

第一步：搓擦脑额。以掌心搓擦两眉上脑额100次。

第二步：叩头。以双手十指轻叩击整个头部100次。

第三步：揉发根。以十指稍用力揉擦整个头的发根100次。

第四步：梳头。两手十指从前发际到后发际，做梳头动作100次。

第五步：揉太阳穴。两手拇指按在两侧太阳穴，其余四指顶住头顶，用较强的力量做旋转按动，先顺时针转，再逆时针转，各20次。

第六步：干擦脸。以两手掌根从眉眼开始向下稍用力地捋擦至下颏10次。

《 第四节 》

预防高血压

高血压是最常见的慢性病，也是心脑血管病最主要的危险因素。《中国心血管报告 2017》指出，我国高血压患病人数约 2.7 亿，患病率为25.2%，且随着年龄增长明显增高。随着高血压的发病逐渐年轻化，越来越多的中年人在体检报告上收到来自血压的"健康预警"，因此，关注高血压，预防高血压刻不容缓。

一、什么是血压

血压是指人体血液在血管内流动的时候，冲击血管壁而引起的压力。当心脏收缩输出血液，血管能承受大的压力，医学上称之为"收缩压"，也就是常说的"高压"。当心脏放松的时候，血液因为血管本身具有的弹性所以仍然会继续向前流动，此时血管承受低的压力，医学上称之为"舒张压"，也就是"低压"。血压升高可以引发心、脑、肾等重要器官的损害。

1. 血压测量方法

血压的测量是高血压诊治过程中的前提和基础。目前有三种测量血压的方法：诊所血压、24小时动态血压、家庭自测血压。

诊所血压，也就是到医院由医师测量血压，这个方法容易受环境和精神紧张的影响导致血压偏高，表现为"白大衣高血压"，顾名思义，看到穿白大褂的医生，血压就升高。

24小时动态血压，可以监测24小时血压波动的情况，有助于发现夜间高血压和清晨高血压。

家庭自测血压，即在家庭自行利用血压计测量的血压。家庭血压是血压管理的重要手段，可评估一段时间内长期变化情况及降压治疗效果，而且可以避免"白大衣高血压"、监测清晨血压，具有提高高血压患者血压控制率、改善患者依从性等优点。

2. 如何测得较为准确的血压

测量血压前30分钟，不吸烟，不饮酒，不喝茶、咖啡，排尿，至少安静休息5分钟，测量时必须保持安静状态。一般采取坐位，保持上臂与心脏在同一水平上，袖带下缘应在肘弯上2.5厘米处。每次至少测量血压2遍，每次间隔1～2分钟，取其平均值记录。

二、什么是高血压

1. 高血压的定义

不同时间连续3次测血压，数值均超过正常范围，才可以诊断为高血压。对于从来没有血压升高情况，也没有什么症状的人们，一次随机的测量发现血压高于正常上限，并不能诊断为高血压。影响血压波动的因素很多，如情绪激动、紧张、劳累等。当偶然发现血压升高时，就要再在不同时间和地点，连续测量3次，如果血压都超过正常范围，才可诊断为高血压。如果多次测量血压，有时高，有时正常，建议先做24小时动态血压监测，再确定诊断。

在未使用降压药物的情况下，非同日3次测量诊室血压，收缩压≥140 mmHg和（或）舒张压≥90mmHg，可诊断为高血压。患者既往有高血压史，目前正在使用降压药物，血压即使低于140/90mmHg，仍应诊断为高血压。

2. 血压的正常范围及分级

正常血压值为高压90～140mmHg，低压为60～90mmHg。当高压≥140mmHg和（或）低压≥90mmHg就是高血压了。

医学上对高血压进行了分级：1级，高压在140～159mmHg和（或）低压在90～99mmHg；2级，高压在160～179mmHg和（或）低压在100～109mmHg；3级，高压≥180mmHg和（或）低压≥110mmHg。

3. 什么叫原发性高血压，什么叫继发性高血压

高血压可分为两类。一类是原发性高血压，是一种以血压升高为主要临床表现而病因尚未明确的独立疾病，占所有高血压患者的90%以上。另一类是继发性高血压，在这类疾病中病因明确，高血压仅是该种疾病的临床表现之一，血压可暂时性或持久性升高。肾血管狭窄导致的血压急剧波动的高血压，肾上腺肿瘤等导致部

分泌激素分泌过多产生的血压升高等都叫继发性高血压。如果继发因素得到纠正，则血压可以恢复正常，以后可以不需要服用降压药物，而找不到导致血压升高的原发性高血压可能需要长期口服降压药。

4. 高血压常见症状有哪些

高血压临床表现因人而异。早期可能无症状或症状不明显，常见的是头晕、头痛、颈项板紧、疲劳、心悸等。轻者仅仅会在劳累、精神紧张、情绪波动后发生血压升高，并在休息后恢复正常。随着病程延长，血压明显地持续升高，逐渐会出现各种症状：头痛、头晕、注意力不集中、记忆力减退、肢体麻木、夜尿增多、心悸、胸闷、乏力等。高血压的症状与血压水平有一定关联，多数症状在紧张或劳累后可加重，清晨活动后血压可迅速升高，出现清晨高血压，导致心脑血管事件多发生在清晨。

当血压突然升高到一定程度时甚至会出现剧烈头痛、呕吐、心悸、眩晕等症状，严重时会发生神志不清、抽搐，这就属于急进性高血压和高血压危重症，多会在短期内发生严重的心、脑、肾等器官的损害和病变，如中风、心肌梗死、肾衰等。

三、高血压的危害

高血压是心脑血管病最重要的危险因素。

高血压的主要直接并发症是脑血管病，尤其是脑出血。研究表明，血压越高，并发症的发生率也越高。

长期患高血压还可导致肾小动脉硬化，大大增加慢性肾脏病的危险。肾功能减退时，可引起夜尿、多尿，尿中含蛋白、管型白细胞及红细胞。

高血压因左心室负荷增加，而致左心室肥厚，易患心律失常、冠心病，是猝死的高危因素。冠心病猝死约占全部心血管病猝死的90%。

四、高血压的发病因素

（1）遗传因素　高血压不属于传统意义上的遗传性疾病，但确实有遗传倾向。大约60%的高血压患者有家族史。目前认为是多基因遗传所致，30%～50%的高血压患者有遗传背景。

（2）体重超重和肥胖或腹型肥胖　中国成人正常体重指数（BMI：kg/m^2）为

18.5～23.9，体重指数≥24为超重，≥28为肥胖。人群体重指数的差别对人群的血压水平和高血压患病率有显著影响。我国人群血压水平和高血压患病率北方高于南方，与人群体重指数差异相平行。基线体重指数每增加3，其4年内发生高血压的危险女性增加57%，男性增加50%。最理想的体重指数是22。

附：BMI计算方法

$$BMI=体重（kg）÷身高^2（m^2）$$

如体重为70kg，身高为1.8m，则BMI=70÷1.8²=21.6，在正常范围内。

身材	WHO标准	中国标准	相关疾病发病危险性
偏瘦	<18.5	<18.5	低（但其他疾病危险性加）
正常	18.5～24.9	18.5～23.9	平均水平
超重	≥25.0	≥24.0	增加
偏胖	25.0～29.9	24.0～27.9	增加
肥胖	30.0～34.9	≥28.0	中度增加
重度肥胖	35.0～39.9	≥30.0	严重增加
极重度肥胖	≥40.0	≥40.0	非常严重增加

（3）吸烟饮酒　吸烟会引起高血压。目前认为主要是烟草中所含的剧毒物质尼古丁引起的。尼古丁能刺激心脏和肾上腺，使心跳加快，血管收缩，血压升高。按每周至少饮酒一次为饮酒计算，我国中年男性人群饮酒率为30%～66%，女性为2%～7%。男性持续饮酒者比不饮酒者4年内高血压发生危险高40%。

（4）高盐膳食　我国人群食盐摄入量高于西方国家。北方人群食盐摄入量每人每天约12～18克，南方为7～8克。膳食钠摄入量与血压水平呈显著相关性，北方人群血压水平高于南方。人群平均每人每天摄入食盐增加2克，则收缩压和舒张压分别升高2.0mmHg及1.2mmHg。

（5）精神紧张　精神紧张是造成高血压的一大因素。现代人的压力越来越大，精神紧张是高血压非常重要的原因。

五、关于高血压的常见疑问

1.高血压没有不适症状是否需要治疗

高血压虽然没有不适的症状，但高血压对血管及心、脑、肾等靶器官的损伤时刻都没有停止，所以降血压就是要减少高血压对血管及靶器官的损伤，预防并发症的发生。

2. 高血压还需要做哪些检查

除了监测血压外，还需要做以下检查。

（1）化验检查 血常规、尿常规、血电解质、血脂、血糖、肾功能、同型半胱氨酸、醛固酮、皮质醇等。

（2）物理器械检查 心电图、胸部X片、心脏B超、颈动脉B超、动脉硬化检查、眼底检查等。

系统地检查有助于评估身体其他器官受损害的情况。

3. 血压控制到什么水平算达标

一般高血压主张将血压控制在140/90mmHg以下，若能耐受可进一步降至130/80mmHg以下。糖尿病、慢性肾脏病、心力衰竭、病情稳定的冠心病合并高血压的情况下，血压应控制在130/80mmHg以下。

4. 降压药是必需的吗

如果血压只是轻度升高，在没有出现并发症的情况下，初次发现血压升高，血压在150/100mmHg以下，可以先通过改善生活方式，观察1～3个月；如果血压能降至140/90mmHg以下，可以暂时不吃降压药物。但是如果血压仍高于150/100mmHg，或者已经出现了心、脑、肾及血管并发症，必须马上开始口服降压药物。

一般高血压2级及以上患者、高血压合并糖尿病或靶器官损害者、血压持续升高改善生活方式不能控制者应该使用降压药物治疗。对偏高血压及1级高血压者，一般先采取非药物治疗，就是生活方式的干预，这种方式也适用于所有高血压患者。

5. 血压是降得越低越好吗

血压降得过快过低，会使人感到头晕乏力。合并高血压的脑卒中患者应该根据不同病情采用不同的降压策略。比如，脑梗死急性期应该保持血压在较高水平，急性期后缓慢降压，逐步达标。一般来说，单纯高血压患者应将血压控制在低于140/90mmHg，合并糖尿病和肾脏病的患者降压目标一般低于130/80mmHg为宜。但对于合并脑血管狭窄的高血压患者，为保持充足的脑部供血，血压控制不宜过低，脑血管狭窄程度较重者，如果将血压降得过低，会使本来处于缺血状态的大脑进一步加重缺血，发生脑梗死。所以，对于高血压的治疗应根据患者实际情况将血压控制在合理水平。

六、健康的生活方式，有助于预防高血压

1. 按时吃药

合理选择、长期坚持、规律服用治疗高血压药物，是持续平稳有效降压的基本保证，一般患者的降压目标为140/90mmHg以下。自行增减药量，导致血压波动剧烈，可能诱发脑出血。

2. 增加运动，劳逸结合

平时注意多锻炼身体，但是要避免劳累，可以散散步、打打太极拳等。中年以后要保证睡眠，减少熬夜，保证每天有8小时睡眠与适当午休；适度节制房事，避免过度损耗肾精，保持精力充沛、身体健康。

3. 保持良好的心态

注意调节情志，保持心情开朗乐观，避免长时间的精神紧张。调节情志一要消除过分的奢望，恬淡虚无，遇事谦让，悲怒不生，自然精神愉快；二要减少思虑，放松紧张的情绪，保持精神舒畅。

4. 减少钠盐摄入

食盐的摄入量与高血压、脑卒中等心脑血管疾病存在剂量－效应关系。所以减少食盐摄入量一直被视为防治高血压与其他心血管病的重要措施之一。在限制钠盐摄入方面，不仅要降低"显性食盐"（即做菜用的盐）的摄入，也要降低"隐形盐"（包括味精、酱油、腌制食物等）的摄入。减少"隐形盐"的摄入是降低人均钠盐摄入量的关键措施之一。习惯重口味是导致高血压的常见原因。不过，对于饮食量较小、体质较弱的老年人，过于严格地控制食盐可能会导致低钠血症。

5. 减轻并控制体重

体重增加时，心脏必须更加用力地工作，因为增加的体重对血管有压迫作用。长此以往，可能会引发心脏问题。随着年龄的增长，血管变得僵硬。而如果体重不增加，血压保持平稳，进而避免更为严重的后果。因此，减轻体重意味着降低血压。控制体重，体重指数（BMI）小于24，男性腰围应小于90cm。

6. 自行监测血压

可自备血压计及学会自测血压，定期测量血压，1 ～ 2周应至少测量一次。老年人降压不能操之过急，血压控制在140 ～ 159/90 ～ 100mmHg为宜，可减少心脑血管并发症的发生。

7. 戒烟戒酒

吸烟会导致高血压。研究证明，吸一支烟后心率每分钟增加5 ～ 20次，收缩压增加10 ～ 25mmHg。尼古丁还会刺激血管内的化学感受器，反射性地引起血压升高。

七、高血压患者的生活注意事项

1. 不宜趴着看书

身体长时间呈趴伏状态，压迫腹部肌肉，影响人的深呼吸，再加上腹部受压和腹肌收缩，容易导致血压骤升而发生意外。

2. 不宜下蹲即起

对高血压患者来说，适宜的运动有益于降低和稳定血压，促进身体的康复，但有些运动是不宜的。下蹲起立、快速摇头或跳跃等动作有引起脑血管意外的危险。高血压患者以散步、体操、太极拳等低强度运动为宜，运动的时间也不宜过长，以在运动中和运动后无明显疲劳不适感为宜。

3. 不宜紧扣衣领

高领紧扣，长时间压迫颈静脉，造成脑血管供血不足，使脑细胞缺血缺氧，容易引起脑动脉硬化患者发生意外。因此，高血压患者要尽量少穿高领衣衫和紧扣衣领，以利于大脑的血液循环。

4. 不宜听快节奏音乐

音乐节奏过快、声音过大，就会形成一种噪声，强烈地刺激人体的感官，引起精神紧张，内分泌功能失调，血管收缩，微血管循环障碍，从而引起血压骤升，有导致心脑血管病突发的危险。因此，高血压患者应尽量避免去环境嘈杂的地方。

5. 不宜用力排便

患有高血压的人用力排便是绝对有害、极其危险的。因为当高血压患者用力排便时，腹压会增大，而使血压骤升，易发生脑血管意外。有便秘习惯的高血压患者可以多食粗纤维含量高的蔬菜和水果，排便困难的可以使用开塞露等缓泻剂等。

6. 不宜起床过猛

高血压患者无论是夜间下床解手，还是清晨起床，动作都不能过快。因为刚刚醒来时，人体的血液较黏稠，体位突然变化会导致脑部急性缺氧、缺血，容易发生晕厥等意外。

7. 不宜快速进餐

快速进餐与暴饮暴食对健康是极为不利的。高血压患者进餐宜定时定量，细嚼慢咽，千万不可狼吞虎咽或暴饮暴食，还要戒烟限酒，尤其要限制饮烈性酒。

8. 不宜冷水洗澡

水温过高与过低都会使血压上升。温水洗澡有助于降低血压。但在享受温水浴时，应注意洗澡时间不宜过长。酒后或疲劳过度时不宜洗澡。饭后不宜立即洗温水浴。因饭后，大量的血液流向胃，而大脑和心脏的供血减少，这时马上入浴，会发生心、脑血管意外。不宜到公共浴室去洗澡，因公共浴室的水温通常都较高，通风设备较差，会让人觉得闷热，呼吸不畅。在这种环境下，血压会明显上升，甚至造成不良后果。

八、中医对高血压的防治

原发性高血压属于中医"眩晕"范畴，眩是指眼前发花、发黑，晕是指头晕较重或自我感觉外界事物转圈，二者常同时并称"眩晕"。对于新发现的轻度高血压，或有家族史的高血压前期患者，或更年期高血压，血管硬化尚不明显，在改善生活方式基础上，可配合中药代茶饮、药膳、运动、疏通经络等方法，发挥"治未病"的作用，将血压控制在正常范围，延缓病情进展。

1. 中医的辨证分型

（1）肝阳上亢型　这些患者常伴有头晕胀痛、面红目赤、烦躁易怒等症状，调理应以平肝潜阳为原则。

（2）痰湿内阻型　这些患者常因不良的饮食习惯，工作过劳，常有身体困重、乏力、肥胖等表现，调理时当以利湿泻浊为原则。

（3）肝肾阴虚型　这些患者常伴有头晕、视力减退、两目干涩、少寐健忘、腰膝酸软等症状，调理应以补益肝肾为原则。

2. 降压茶饮与药膳

（1）菊楂茶

【材料】菊花8克，生山楂15克，石决明（捣碎）30克，乌龙茶3克。

【做法】将石决明入锅中，加适量水煎20分钟后，加入菊花、山楂、乌龙茶煎取汁，每日3次代茶饮。

【功效】菊花清肝明目，山楂消食导滞，降脂化浊，石决明平肝清热，明目去翳。本茶最适合肝阳上亢型的高血压，可以长期服用。

（2）三花降压茶

【材料】三七花5克，玫瑰花5克，杭菊花8克，龙井茶5克。

【做法】沏水代茶饮。

【功效】三七活血化瘀降血脂，菊花清肝明目，玫瑰花疏肝解郁。本茶适用于活血降压，降低胆固醇，防止动脉硬化。

（3）海带冬瓜薏苡仁汤

【材料】海带30克，冬瓜100克，薏苡仁10克，调料少许。

【做法】将冬瓜去皮，洗净，切成块。海带洗净，切成丝，入锅中，加适量水先煮20分钟后再放入冬瓜、薏苡仁，共煮成汤，用调料调味即可。吃物喝汤，每日1次。

【功效】海带在中药中也叫"昆布"，归肝、胃、肾经，有软坚散结、消痰、利水之功能。薏苡仁，性凉，味甘、淡，入脾、肺、肾经，具有利水、健脾、除痹、清热排脓的功效。冬瓜是常见药食同源材料，其味甘，性微寒，可利小便，止渴。这三物同煮，具有清热解暑、健脾利湿、降血压、降血脂的功效。甲状腺功能异常的人不能使用这一食疗方。本汤适合痰湿内阻型的高血压。

（4）生熟地炖脊骨

【材料】猪脊骨200克，生地黄10克，熟地黄20克，陈皮1瓣，红枣3个，食盐适量。

【做法】将材料洗净，猪脊骨焯水；将材料放入炖盅内，加入适量温开水，隔水清炖1.5小时，调味即可。

【功效】生地黄味甘、苦，性微寒，具有清热凉血、养阴生津的功效。熟地黄味甘，性温，具有滋阴补血、益精填髓的作用。搭配陈皮行气理气，红枣益气养血，使整个汤膳补而不滋腻，甘甜清香，特别适合肝肾阴虚所致的头晕心悸、耳鸣耳聋、心烦失眠等症状的人群食用。

（5）枸杞炒青笋

【材料】枸杞子100克、青笋150克，瘦猪肉150克，白糖1克，精盐3克，味精2克，淀粉4克，酒10克、芝麻油少许。

【做法】将瘦猪肉洗净、切丝，加精盐、淀粉粉拌匀，青笋洗净、切丝，枸杞子择洗干净。锅中放适量植物油烧热后，下肉丝滑散，烹入青笋丝、料酒，加白糖、精盐、味精，炒匀勾芡，再下枸杞翻炒数次，淋入芝麻油，炒熟起锅即成。

【功效】这道菜亮点在于枸杞子，枸杞子早在《神农本草经》中就被列为上品，称其为"久服轻身不老，耐寒暑"；有延缓衰老的功效，又名"却老子"。适合所有人食用，尤其是用眼过度者。但若毫无节制，进食过多会令人上火。故与性寒的猪肉、青笋同炒，鲜香可口，又可以补益肝肾。适用于高血压、高血脂、冠心病、脑血管病、消化不良、营养不良等人群食用。

（6）其他养生食材

肝阳上亢型，代茶饮可以菊花、桑叶、决明子等具有平肝潜阳之功效的药材为主。如菊花茶，即白菊花、绿茶，开水冲泡饮服；苦丁桑叶茶，即苦丁茶、菊花、桑叶、钩藤各适量，开水冲泡饮服；菊楂决明饮，即菊花、生山楂片、草决明子各适量，开水冲泡饮服；菊槐茶，菊花、槐花、绿茶各3克冲泡饮用。

食疗推荐鸭肉、瘦猪肉、芹菜、绿豆、绿豆芽、西红柿、菊花、山楂、茄子、西瓜、黄瓜、苦瓜、胡萝卜、紫菜等。

少吃温燥辛辣的食物，如羊肉、韭菜、茴香、辣椒、葱、蒜、酒、咖啡、浓茶，以及荔枝、龙眼肉、樱桃、杏、大枣、核桃、栗子等。

痰湿内阻型食疗主要以山楂、荷叶等具有利湿泻浊功效的药材为主。如降脂茶，即荷叶、绿茶、山楂、丹参、菊花各适量，开水冲泡饮服；陈山乌龙茶，即陈皮、山楂、乌龙茶各适量，开水冲泡饮服。食物以健脾化湿为主，如冬瓜、白萝卜、薏苡仁、赤小豆、荷叶、山楂、生姜、扁豆、蚕豆、紫菜、竹笋等。少吃生涩、寒凉、冰冻食物，如乌梅、柿子、石榴、苦瓜；少食高脂肪、高胆固醇食物，如蛋黄、猪脑、奶酪等。

肝肾阴虚型食疗以枸杞子、菊花等具有滋补肝肾功效的药材为主。如枸杞菊花茶。

九、经络穴位降压法

视频8

可参见视频8：经络穴位降压法。

（1）按揉太阳穴　顺时针旋转一周为一次，约做32次。此法可清脑明目，止头痛。

（2）按摩百会穴　用手掌紧贴百会穴旋转，一周为一次，共做32次。此法可降血压，宁神清脑。

（3）按揉风池穴　用双手拇指按揉双侧风池穴，顺时针旋转，共做32次。

（4）摩头清脑　两手五指自然分开，用小鱼际从前额向耳后按摩，从前至后弧线行走一次为一拍，约做32拍。此法疏经通络，平肝息风，降血压，清脑。

（5）揉曲池穴　屈肘成直角时，曲池位于肘横纹外端与肱骨外上髁连线的中点。按揉肘关节处曲池穴，先用右手再换左手，旋转一周为一次，共做32次。此法可清热，降压。曲池穴除能平肝潜阳外，还有清热祛风、凉血理血的功效。

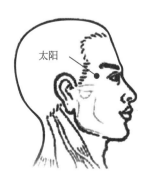

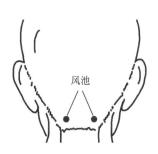

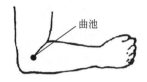

曲池

（6）按揉太冲　太冲穴是足厥阴肝经之原穴，是脏腑元气经过和留止的部位，有疏肝理气、平肝潜阳、定眩降压之功效，为降压要穴。

（7）按揉内关穴　用大拇指按揉内关穴，先揉左手后揉右手，顺时针方向按揉1周为1次，共32次。功效为舒心开胸。

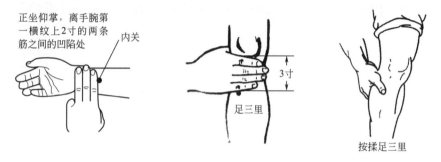

正坐仰掌，离手腕第一横纹上2寸的两条筋之间的凹陷处　内关

3寸

足三里

按揉足三里

（8）按揉足三里　分别用左右手拇指按揉左右小腿的足三里穴，共做32次。此法可健脾和胃、引血下行。

（9）按揉三阴交　三阴交为足三阴经的交会穴，位于小腿内侧，踝关节上三寸。统治肝、脾、肾三经所主病证，现代研究证实针刺三阴交可兴奋心血管副交感神经和交感舒血管神经，使心率减慢，外周阻力下降，从而降低血压。日常按揉也可起到类似的作用。

十、降压药枕

用洁净布缝制枕袋，内装菊花、夏枯草、决明子、桑叶、蒲公英和薄荷各等份，每味药用量为150克，当作枕头，对患高血压，有头昏目眩、夜眠烦躁不安现象的人，极为适宜。药效持续时间约为2～3个月，需定期更换枕芯。

高血压的人还需要注意，保持居住环境安静，晚上睡觉的枕头不宜过高，防止打鼾加重。避免熬夜及在高温酷暑下工作，不宜洗桑拿、泡温泉；节制房事、勿吸烟。情志上加强自我修养，培养自己的耐性，尽量减少与人争吵、动怒，不宜参加竞争胜负的活动，可以在安静、优雅的环境中练习书法、绘画等。有条件者可选环境清新凉爽的海边、山林旅游休假。适宜欣赏曲调轻柔、舒缓的音乐。

中年男人食疗养生与穴位按摩

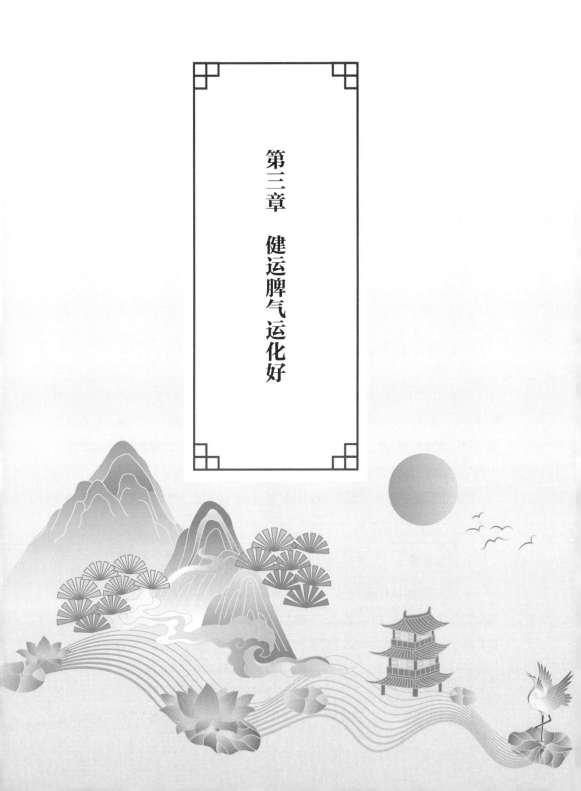

第三章　健运脾气 运化好

《 第一节 》

宰相肚里能撑船，腹大腰圆要注意

"民以食为天"，饮食文化在中国文化中占据很大板块，随着我国经济水平的上升，物质生活水平也相应得到极大的发展，饮食结构和生活方式发生着翻天覆地的变化，随处可见吃货的打卡地。生活在当下，很多人逃不过饮食的诱惑，最终腰越来越圆，腹越来越大。

男士步入中年，人体的代谢日益减慢，诸多昔日球场上肆意挥洒汗水的青春少年郎也逐渐变得臃肿油腻，行动迟缓，随之而来的还有心态上的焦虑，脂肪肝、高血压、糖尿病等其他问题。

一、为什么会长胖

肥胖的直接原因，在于摄入的能量多于消耗的能量，导致多余的能量以脂肪形式储存。人体每天从食物中摄取碳水化合物、蛋白质、脂肪等营养素，转化成能量，用于维持生命活动、日常工作和活动以及生长发育等。如果摄入的能量长期少于消耗的能量，则会消瘦；相反，就会发生肥胖。

肥胖的根本原因非常复杂，涉及遗传、代谢、生活习惯、疾病、药物等诸多因素。

1.遗传因素

单纯性肥胖是具有遗传性的，遗传因素能够影响体重指数、皮下脂肪厚度以及内脏脂肪组织，特别是对内脏脂肪的影响尤为显著。除此之外，遗传因素还能够影响个体的基础代谢率、食物的热效应和运动的热效应，即能量消耗受遗传因素的影响。

2.食物摄入过多

经常食用能量密度高的食物，可以导致摄入的量过剩，在体内多余的能量则以

中年男人食疗养生与穴位按摩

脂肪的形式储存于脂肪组织，导致体内脂肪增加。而"吃太多"也不是单纯的食欲旺盛那么简单，还可能与大脑中食欲调节中枢、体内激素水平、精神情绪等因素相关。尤其是当人处于心理紧张的状态时，即使不饿，也常常以进食来掩饰或者缓解内心的焦虑和不安。

3. 不良的饮食习惯

最需要引起注意的就是不吃早餐。不吃早餐，实际上就是二餐制，往往导致人体在上午没有充足的能量，大脑缺氧缺能量而无法正常工作，中午就吃得多，摄入过多就变成脂肪聚集下来。而且长期不吃早餐的人还容易产生胆石症和过早衰老，血中胆固醇的水平也要高35%左右。正常情况下，进食以后，胆汁排入胃肠道而发挥消化作用。大概需要4～5小时胆汁就会被排空，所以三餐间隔时间一般为4～5小时最好。如果不吃早餐，前一天晚饭距离第二天午餐达十几个小时，这期间胆囊基本上不运动，久而久之使胆汁郁积在胆囊内，不断浓缩，日积月累就形成了结石。另外还应该杜绝以下生活习惯：进食过快、睡前进食、边看电视边吃零食、经常在外就餐、经常吃油炸食品、经常吃快餐等。

4. 身体活动不足

运动能够消耗机体多余的能量，所以需要"吃-动"平衡才能维持健康的体重。而大多数肥胖者由于体育锻炼少，静态时间过长（如看电视、使用电脑、看书、看报纸等），乘车较多而很少步行或骑车，体力活动不足，久而久之就会导致肥胖。

5. 肠道菌群紊乱

肥胖与肠道菌群密切相关。肠道是体内细菌定植的主要场所，这些数量巨大、复杂多样的细菌就形成了肠道菌群。肠道菌群的紊乱容易影响消化吸收，进一步导致肥胖的发生。

二、了解人体的营养物质

整天吃吃喝喝，却不知道每天吃了什么，需要吃什么，按照什么比例吃最合适。接下来带您简单认识人体的几大营养素。

1. 热量供能源——碳水化合物

食物中的碳水化合物可分成两类：可以被人类消化吸收的有效碳水化合物，如单糖、双糖、多糖（如葡萄糖、蔗糖、淀粉等）；不能被人类消化利用的无效碳水化合物，如膳食纤维等。人体摄入的碳水化合物在体内大多数经消化变成葡萄糖参与新陈代谢。

碳水化合物的供能比控制在总能量的50%～65%较为合适。

利于减肥的碳水化合物主要指的是那些纤维丰富的蔬菜、豆类、低血糖生成指数（GI）的水果及全谷类食物。

对减肥不利的碳水化合物食物主要是指精制、加工、纤维含量少且碳水化合物含量高的食物，如各种糖果、蜂蜜、烘焙的糕点、饼干、白面包、白米饭等。但如能配合粗粮或者高膳食纤维的杂豆等混合食用则有利于减少摄入总量。

2. 长肥不只我的错——脂肪

脂肪根据其饱和高低程度分为饱和脂肪、单不饱和脂肪和多不饱和脂肪。化学结构不同，导致它们对身体健康的作用差异甚大，有的作用甚至是截然相反的。

对于减肥来说，食用油的选择非常重要。植物油富含人体必需的脂肪酸，也就是含有大量的不饱和酸，不含胆固醇，且富含维生素E，对预防动脉硬化、高血压、心血管疾病非常重要。一般不提倡使用动物性食用油进行烹调。另外，常见的人造奶油、氢化食物油、奶酪都是植物油，都经过了氢化处理，油中所含的不饱和脂肪酸已经转化为饱和脂肪酸，过多食用也是不利于健康的。

植物脂肪或植物油中含多不饱和脂肪酸高，并且不含胆固醇，但可可黄油、棕榈油、椰子油例外，这几种油含较高的饱和脂肪。动物食品中海洋动物和鱼类含有一些不饱和脂肪，也有个别含饱和脂肪。

3. 人体基本框架——蛋白质

蛋白质是组成人体的重要成分之一，人体一切细胞都由蛋白质组成，蛋白质占人体全部重量的18%。此外蛋白质还参与组织细胞的新陈代谢，调节渗透压等。

根据蛋白质的来源，可分为植物蛋白和动物蛋白。动物性蛋白的氨基酸组成比较合理，在体内也容易消化吸收，生物利用率较高，而植物性蛋白（除豆类以外）的氨基酸组成往往缺少赖氨酸、蛋氨酸、苏氨酸和色氨酸等必需氨基酸，营养价值稍低。考虑到动物性食物中虽然富含优质蛋白，但同时还含有大量的动物性脂肪，所以在选择动物性蛋白的同时还要注意避免过多的脂肪摄入。因此，动物蛋白最优质的来源是鱼类，植物蛋白质最好的来源是豆类。

4. 活性小精灵——益生菌、益生元

益生菌是一类对宿主有益的活性微生物，是定植于人体肠道、生殖系统内，能产生确切健康功效的活性有益微生物的总称。人体、动物体内有益的细菌或真菌主要有：乳酸菌、放线菌、酵母菌等。

益生元可以刺激益生菌的生长和活性，可以说是益生菌的"粮食"，是让益生菌茁壮成长的养料。重要的是，补充的益生元在经过消化道时，大部分不被人体消化，而是能被肠道菌群吸收。而且益生元只增殖对人体有益的益生菌，而不增殖对人体有潜在致病性或腐败活性的有害菌。市面上应用比较广泛的益生元有异麦芽低聚糖（低聚异麦芽糖）、低聚果糖、低聚木糖等，它们都属于膳食纤维的范畴。

补充益生菌或益生元可以调节肠道菌群的平衡，有利于改善能量与营养素的代谢，防治肥胖。

5. "微"言大义——维生素与微量元素

维生素，顾名思义就是维持生命的营养素，在人体内不能合成或合成的数量不能满足人体的需要，必须从食物中获得。虽然人体对维生素的需要量很小，但是维生素对人体的生理功能具有非常重要的作用。维生素可分为脂溶性维生素和水溶性维生素。前者有维生素A、维生素D、维生素E和维生素K，它们不溶于水而溶于脂肪以及有机溶剂，后者主要包括B族维生素和维生素C。

（1）维生素A　维生素A又名视黄醇，主要与人体的视觉有关。严重缺乏时，会出现夜盲症。富含维生素A的食物主要有动物的肝脏、鱼肝油、鱼卵、全奶、奶粉、奶油、蛋类。在许多植物性食物中含有类胡萝卜素，在体内可以转化维生素A。富含胡萝卜素的食物有绿色或红黄色蔬菜，如菠菜、韭菜、油菜、胡萝卜、小白菜、空心菜、香菜、荠菜、金花菜、辣椒、豌豆苗等以及水果中的杏和柿子等。

（2）B族维生素　维生素B_1又称硫胺素，在维护神经、消化、循环等系统的正常功能中起着非常重要的作用，影响心肌、骨骼肌等组织的能量代谢。当维生素B_1缺乏时，首先影响神经组织的能量供应，易出现手足麻木、四肢无力等多发性周

围神经炎的症状，严重者引起心跳加快、心脏扩大和心力衰竭等，称为"脚气病"。维生素B_1主要存在于一些植物和动物组织中，其中以酵母和谷物的果皮和胚中含量较高。干果、硬果以及动物性食品如牛肉、羊肉、猪肉、家禽肉、肝脏、肾脏、脑、蛋类等都含有维生素B_1。维生素B_2又称核黄素，在碱性溶液中很容易被破坏，对紫外线敏感，在强紫外线下，可被破坏。维生素B_2对于维持皮肤和黏膜的完整性非常重要。当缺乏时，其病变多表现为口、眼和外生殖器部位的炎症，如口角炎、唇炎、舌炎、眼结膜炎和阴囊炎等。体内维生素B_2的储存是很有限的，因此每天都要由饮食提供，其主要来源以动物肝、肾和心为最高，其次为奶油、蛋类。许多绿色蔬菜和豆类中也含有维生素B_2，但是谷类一般含量较少。

（3）维生素C　维生素C又称抗坏血酸，具有强大的还原作用，对缺铁性贫血、巨红细胞性贫血均有治疗作用，主要存在于新鲜蔬菜、水果中。只要经常能吃到足够的蔬菜和水果，并注意蔬菜的合理烹调方法，一般来说，不会发生维生素C缺乏病。

（4）维生素D　维生素D是体内维生素中唯一能发挥激素作用的物质，主要分维生素D_2和维生素D_3。前者是植物中的麦角固醇经阳光照射而合成的，后者可由人体皮肤和脂肪组织中的7-脱氢胆固醇经阳光照射而合成。维生素D与钙、磷代谢关系密切，其主要作用是促进小肠对钙、磷的吸收；通过促进骨对矿物质的吸收，它也直接作用于骨钙化的过程；在肾脏，维生素D促进对磷的排泄。维生素D在自然界的分布并不广泛，主要存在于鱼肝油和内脏中。

（5）维生素E　维生素E是生育酚和三烯生育酚的总称。它能维持生殖器官正常功能，对机体的代谢有良好的影响。目前认为，它的特长是具有很强的抗氧化作用，可保护细胞上的多不饱和脂肪酸免受自由基的攻击，维持细胞膜的完整性，并防止维生素A、硒（Se）和维生素C等被氧化攻击失去作用，延缓衰老等。目前广泛应用于药品、保健品等产品中，但由于其脂溶性，易在体内存积，过量服用也有很多危害。维生素E广泛存在于动植物食品中，植物油（橄榄油、椰子油除外）中维生素E含量较多。另外，大豆、牛奶及奶制品和蛋黄中也含有维生素E。

（6）微量元素铁　铁在体内的含量有很大差异，总量有3～5克，是体内含量最多的微量元素。其中78%以血红蛋白等化合物形式存在，它对人的生命和健康具有更直接、更敏感的影响。缺铁性贫血是世界上死亡率最高的疾病之一。缺铁除导致贫血外，还使运动能力低下、体温调节不全、智能障碍、免疫力下降等。铁最丰富的来源是动物内脏（肝和肾）、蛋黄、干豆类等，这些食物中的铁不仅含量丰富而且吸收率很高。铁含量中等的食品有瘦肉、鱼和禽类、坚果等。而含铁量低的食品有奶及奶制品、白糖、白面粉、精白米、土豆和大多数新鲜水果。

（7）微量元素碘　碘是最先被确认是人体所必需的微量元素，对人体营养极为重要，其生物学重要性在于它是甲状腺素的组成成分。成人缺碘会患"大脖子病"——甲状腺肿。海盐和海产品含碘丰富，是碘的良好来源。补碘的方法很多，如常吃海带、紫菜等海产品。但是最方便、经济安全、有效的办法是食用碘盐。

（8）微量元素锌　锌是动植物和人类的必需微量元素，是很多重要代谢过程中酶的组成成分。锌与人类遗传和生命活动有密切关系，有人把锌誉为"生命的火花"，可见其作用之重要。锌的来源广泛，普遍存在于各种食物。动物性食物如肉类、肝、蛋类、海产品是高可利用性锌的主要来源，其中牡蛎、鲱鱼每千克的食用部分含锌量都在1000毫克以上，肉类、肝脏、蛋类则在20～50毫克。

三、减肥计划之调整饮食三步走

1. 第一步：放弃甜食

单份食物中超过10克以上的糖分，就应该毫不犹豫地放弃它，乳制品例外。尽量选择富含纤维的水果等复合碳水化合物，以代替饼干、面包、精米饭等精制碳水化合物；选择新鲜水果、蔬菜、坚果、糙米或燕麦等粗粮以及去皮的鸡胸肉、鱼、低脂奶或无糖豆奶、亚麻子油、橄榄油等。再者，还需要选择合适的脂肪。挑选橄榄油、三文鱼、牛油果等含有不饱和脂肪酸的食物，注意一天摄取的脂肪量不能超过能量总量的30%。

2. 第二步：吃饭有序

（1）少食多餐　胃排空的时间根据食物成分算一般需要1～4小时。如果一次吃得太多，人体会产生大量的胰岛素，胰岛素的作用会使得体内脂肪堆积；而且大吃暴吃会胀大胃部，使人终日有吃不饱的感觉，如果改为每天多吃几餐，每次食量很小，胃就不会被撑大；此外，将每天的用餐数增加到4～6次，会减少大脑接收到饥饿信息的频率，也就不会引发饥饿的感觉进而大吃大喝，这样有助于控制能量的摄入。少食多餐还可以缓解肠胃压力，给身体足够的时间去消化吸收吃进去的东西。

（2）饭前喝汤　在饭前喝碗清淡的汤比一般人要少摄取大约100卡（1卡＝

4.18焦）的能量，这是因为汤中大量的水分能使人以较低的能量获得较快的饱胀感。如果汤中富含纤维素如含蔬菜、豆类、不去皮的谷物等，则是更好的减肥方式。

（3）以粥代替米面 粥能帮助人们控制膳食能量，有利于控制体重。一碗米饭通常可以煮出4碗粥，甚至更多。与干饭相比，粥体积大而能量密度低，也就是说"干货"比较少。因为有能量的只是粮食中的淀粉和蛋白质，水分并不含能量。粥的饱腹感比米饭要强，在让人感觉到"饱满"的同时还可以预防能量过剩。如果不是吃白米粥而是吃杂粮豆粥，饱腹感就更强了。所以，对于要减肥的人来说，以杂粮豆粥为食，就可以在不感觉饥饿、不减少营养摄入的前提下，有效减少主食中的能量。

3. 第三步：饮食有数

形成一个良好的饮食记录，自己吃的能量就会一目了然，从而找到更有效并具针对性的饮食控制方案。有些人觉得，减肥就是减脂肪，不吃肉就可以减肥，其实大错特错，因为人一天吃的总量差不多是固定的，不吃肉就必须摄入更多的主食，而过多的主食使血糖水平提升更高，多余的葡萄糖又会以脂肪的形式存储起来。实际上，在控制脂肪比例的前提下，适当提高优质蛋白质食物的量，减少精白米面和甜食甜饮的比例，有利于减肥。尽量做到不要挑食，饮食种类丰富，适量而止。另外，无脂食物并不意味着不含能量，低脂或无脂的食物，碳水化合物的比重增加，吃多了反而会合成脂肪。

四、运动是减肥的不二法门

随着人们健康意识的增强，越来越多的人加入锻炼身体、运动减重的队伍中。人们常常认为，只要运动了，就肯定会有健身的作用。殊不知，有些人由于对运动性质、自身生理阶段和安全锻炼缺乏了解，或对运动存在错误的认识，长期坚持错误的运动习惯和动作，不仅达不到预期效果，反而伤害了身体。常见的关于运动的误解主要是以下几个方面。

1. 出汗越多，减重效果越好

锻炼时出不出汗与是否消耗脂肪没有关系，出不出汗不能用来衡量运动是否有效。汗腺可分为活跃型和保守型两种。有人是前者，有人是后者，这取决于遗传。对于"汗水是脂肪的眼泪，出汗越多减重越快"的说法，专家表示，出汗是散发能量和降低体温的方式之一，流汗所消耗的是体内的水分、盐分和矿物质，而不是脂肪。也许有些人要说了，"我自己有经验，锻炼出汗后体重确实有所减轻。"其实这只是体内水分丢失造成的暂时现象，一旦在运动后科学补水，体重也会随之恢复。

2. 运动强度越大，运动越剧烈，运动时间越长，减肥效果越好

我们提倡运动减肥、绿色减肥，并不意味着运动量越大，强度越大，运动时间越长的减肥效果就会越好。事实上，随着运动强度的增大，脂肪消耗的比例反而相应减小。当运动接近最大强度时，脂肪供能比例只占15%。而且，如果强度超过了人可以承受的范围，还会引起各种副作用，如对心脏产生影响，对肢体关节产生损害等等。

3. 负重锻炼效果更好

许多锻炼者喜欢训练时，在手、脚上戴着一定分量的负重物，以便消耗更多的脂肪。但是应该注意的是，过量的负重可能会造成肌肉和关节的损伤以及肢体的畸形。

4. 偶尔锻炼一次就要有效果

健身的效果主要是锻炼痕迹不断积累的结果。所谓锻炼痕迹，就是运动后留在健身者机体上的良性刺激。若健身时间间隔过长，在锻炼痕迹消失后才又进行锻炼，每一次锻炼都等于从头开始。偶尔的运动无异于身体的暴饮暴食。所以，运动贵在坚持。

5. 只要多运动，不用控制饮食，便可达到减肥的目的

这种做法只能做到能量出入平衡或不增加肥胖。如果不控制饮食，而常喝甜饮料、吃糕点、干果，尤其是能榨油的干果和能量高的食品，就能将您辛辛苦苦的运动成果化为乌有。因此，想获得持久的减肥效果，除了运动外，合理的饮食是必不可少的。

6. 体重代表一切

体重只是个宏观数据，只有脂肪百分比降低，身体肌肉比例上升，才说明体质改善了。

7. 有氧运动是减重的唯一方法

有氧运动并不是最好的燃脂方式，但对心脏和增强耐力有益。事实上有氧运动

能达到消耗能量的目的，但却不能长时间地提高新陈代谢率。力量训练可以增加肌肉的总量从而使新陈代谢率得到提高。因此，有氧运动与力量训练结合进行才是将体脂控制在理想水平的最好办法。

8. 运动要连续，带病也要坚持锻炼

这是一种很危险的想法。身体如果不舒服就应暂时停止运动或减少运动量，否则会加重病情，延长病期。如果出现眩晕、胸闷、胸痛、气短等症状，应立即停止一切活动，必要时及时呼叫急救车，切忌强撑。

9. 适合别人的运动也适合自己

选择适合自己的健身方式，使得整个运动过程充满愉悦。有利于很好地坚持下去，这样才能达到减重的目的。否则只能事与愿违，事倍功半。因此，必须在专业人员的指导下循序渐进地科学锻炼。

10. 运动停止体重会"反弹"

运动锻炼所消耗的脂肪主要由两部分组成，以前囤积的脂肪和训练同期摄入多余能量囤积的脂肪。体重反弹是停止训练后不注意自身饮食的科学调配，摄入过量的食物，造成多余能量重新转化为脂肪积在体内的结果。

11. 运动不用有具体目标

制定一个具体的目标，比如以"每天跑步40分钟"代替"每天多运动"，总之要想减肥必须健康减重，科学减脂。每个人，由于年龄不同、性别不同、身体素质不同，在锻炼时就应有所区别。因此应该拥有属于个人的运动处方，有目的、有选择、有节制地进行锻炼。要摒弃错误观念，避开运动误区，健康科学有效地进行体育锻炼，减肥就不再是难题！

五、与减肥有关的常识

（1）吃饭时不要喝饮料　无论是甜味饮料还是酒精饮料，都含有大量的能量，而且会迅速被吸收，快速升高血糖。所以如果非要吃饭时喝点什么，建议喝茶。

（2）吃面食时可以加点醋　这样可以避免血糖过快上升，对于糖尿病患者和中老年人颇有益处。

（3）早餐选择燕麦粥　燕麦是经典的低血糖生成指数食物，不仅营养丰富，富含赖氨酸、B族维生素、钙、铁等，而且膳食纤维丰富，食后有饱腹感。而白面包升糖快，且吃完后很快就有饥饿感。

（4）选择各类杂粮　粗粮制品较精白面粉、精白米的血糖生成指数低，建议多吃粗粮、杂粮、豆类，或者可以在面粉中掺入豆类、粗粮等。

（5）控制蜂蜜摄入　白糖血糖生成指数高而蜂蜜血糖生成指数低，但是蜂蜜数量必须严格控制，因其含有果糖，果糖虽升糖很慢，却能在肝脏中促进肝糖原和脂肪的合成。

（6）适当喝奶　奶类不仅营养丰富，还能抑制血糖的上升，即使加入糖的酸奶，血糖生成指数仍然远低于面包、饼干之类甜食，爱吃甜食的人不妨在饥饿的时候选择酸奶，而且酸奶有饱腹感。

（7）选择新鲜水果　水果罐头和水果汁的血糖生成指数高于鲜水果，因为制作水果罐头时加入大量的白糖，而压榨的果汁细胞结构被破坏，损失膳食纤维，使糖分吸收速度大大增加。相较而言，鲜水果是最好的选择。

六、中医对肥胖的认识

我国古代医书中，把肥胖的人进行分类，如"膏人、脂人、肉人"。中医学认为多种病因会导致人体阴阳失调，脏腑功能失司，阳气虚损，痰湿内生。肥胖一般有虚有实，或者虚实夹杂，虚主要表现为脾肾气虚，实则主要表现为痰湿壅盛。总的来说不外乎脾虚、痰湿。因为暴饮暴食、熬夜、不运动或者过于劳累，导致脾受伤，脾的运化功能受伤，不能够很好地运化水湿，痰湿就会在体内积聚，日久就会形成肥胖。现代研究也表明，超重和肥胖者多属于痰湿质、气虚质或阳虚质。所以根据中医理论，减肥需要补气与祛痰湿同时进行。

七、减肥与美食可以兼得

其实减肥并不是说不能吃美食，只要吃得科学，吃得合理，可以做到减肥与美食兼得。下面推荐几款美食，其还可以起到补气或者祛湿的功效。

1. 海带减肥粥

【材料】海带100克，绿豆50克，籼米100克。

【做法】取水发海带100克，切丝；绿豆50克，籼米100克同放锅内，加水1000毫升，烧开用文火熬煮至烂即可。每次服200毫升，每日服2次。

【功效】此方还可用于治疗冠心病和高血压等。

2. 冬瓜粥

【材料】新鲜连皮冬瓜80～100克，粳米30克。

【做法】将冬瓜洗净，切成小块，与粳米同煮成粥。每天早晚各1次。

【功效】此粥利尿消肿，清热止渴，粥内不要放盐以免影响疗效。

3. 茯苓饼

【材料】茯苓粉、米粉各等量，白糖、素油各适量。

【做法】将二粉、白糖加水适量调成糊状，用小火在平锅内烙成薄饼即可食，可作主食。

【功效】益胃补气，健脾消肿。

4. 青鸭汤

【材料】青头鸭1只，草果1个，赤小豆250克，精盐、葱各适量。

【做法】将鸭宰杀去毛及肠杂后洗净备用；赤小豆与草果放入鸭腹内；加水适量，用小火炖至鸭熟烂时，加葱适量，盐少许即可。空腹吃肉喝汤，亦可佐餐。

【功效】此药膳健脾开胃，利尿，消肿；但不宜与木耳、胡桃、豆豉同时食用。

5. 薏苡仁西红柿粥

【材料】薏苡仁50克，西红柿2个，白糖适量。

【做法】将薏苡仁淘洗净，加水500毫升，用砂锅盛好，置武火上烧沸，后用文火熬烂；西红柿洗净晾干，用果汁机榨汁备用，薏苡仁熟烂后，入西红柿汁及白糖，搅拌均匀，随意取服。

【功效】薏苡仁性温，味甘、淡，入脾、胃经，西红柿味甘、酸，入肝经，调和肝脾，且富含维生素，共奏健脾祛湿之功，适用于脾虚痰湿型肥胖患者食用，无副作用，可久服食。

视频9

八、自我按摩取穴

可参见视频9：减肥自我按摩取穴。

"肥人多痰湿"，体型肥胖者多由于脾失健运、水谷不输、痰湿留于体内而成。故治疗肥胖病应从祛痰湿、健运脾胃着手。

1. 丰隆

【位置】在小腿前外侧，当外踝尖上8寸。

【方法】点按、推揉，力度以稍微感觉酸痛为宜，每次10分钟，一日3～4次。

【功效】丰隆既可化有形之痰，又可消无形之痰，还可调理脾胃，促进运化。此穴适合痰湿肥胖者。

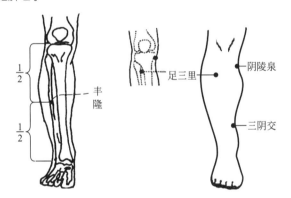

2. 阴陵泉

【位置】正坐屈膝或仰卧位，在胫骨内侧髁后下方约胫骨粗隆下缘平齐处。

【方法】点按、推揉，力度以稍微感觉酸痛为宜，每次10分钟，一日3～4次。

【功效】阴陵泉为足太阴脾经之合穴，主治各种水湿泛滥之症，如水肿、腹胀、泄泻等。此穴适合痰湿肥胖者。

3. 关元

【位置】在下腹部前正中线上，肚脐下3寸（约四指宽）。

【方法】点按、推揉，力度以稍微感觉酸痛为宜，每次10分钟，一日3～4次。

【功效】关元属任脉，是足三阴经与任脉的交汇处，具有调补阴阳之效。脾肾阳虚之人可以选用，以补益脾肾，鼓舞人体之阳气。艾灸效果更好。适合阳虚肥胖者。

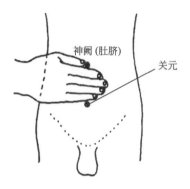

神阙（肚脐）

关元

4. 气海

【位置】在下腹部，前正中线上，当脐下1.5寸（即肚脐与关元穴连线的中点）。

【方法】点按、推揉，力度以稍微感觉酸痛为宜，每次10分钟，一日3～4次。

【功效】气海属任脉，为肓之原穴，有培元、固肾等功效。《铜人腧穴针灸图经》云："气海者，是男子生气之海也。"患者脾肾之气健，脾胃运化功能则健，则可化水湿，助运化。艾灸效果更好。适合阳虚肥胖者。

《 第二节 》

 鸡鸣泻，您有吗

有些中年男性朋友，每天早上起床叫醒他的不是闹钟，而是"鸡鸣泻"，也称五更泻。之所以叫五更泻，是因为排便时间特别有规律，每天都在五更这个时候泄泻。

人们经常说"三更半夜"，三更对应半夜，而五更，在古时对应寅时，就是现代的凌晨3～5点，又称黎明、日旦等，即夜与日的交替之际，中医认为此时人体阴气极盛，阳气萌发，因体内阴寒内盛，命门之火不能上温脾土，脾阳不升而水谷下趋，故令五更泄泻。其根本原因在于肾阳虚。有一个著名的方剂，专治此类疾病，就是四神丸。

一、腹泻

泄泻在西医上称为腹泻，判断是不是腹泻包括看大便的三种情况：便量、次数、质地。

第一种情况是粪便量明显增加，其含水量超过200毫升。

第二种情况是排便次数增多，每日超过3次。

第三种情况是粪质稀糊或水样，含有黏液、脓血或大量脂肪颗粒和未消化食物。

健康人每天摄入含有各种营养素的食物，通过胃肠道的消化和分解，有用的精华部分被吸收利用，无用的食物残渣成粪便排出体外。

正常情况下，每日从饮食中摄入的水分大约2升，包括喝进的水和食物中本身所含的水分。胃肠道分泌的消化液约有8升，这其中包括唾液、胃液、胆汁、胰液和肠液。这些液体大部分被肠道吸收，由粪便排出的水量很少。其中空肠吸收水分3～5升，回肠2～4升，进入结肠的水分只剩1～2升，这些水分又大部分被结肠所吸收，最终由粪便排出的水分只有100～150毫升。

由于肠道吸收水分的潜力很大，所以正常人粪便的含水量是基本稳定的，不会因饮水量的多少而增减。正常人每日排便1次。有的人每日排便2～3次，如果粪便成形，总量不多或稍多，不应视为腹泻。平时便秘患者服用泻药或用开塞露后，排便次数增加，也不应称为腹泻。

二、腹泻的发病原因

腹泻是临床消化系统常见病症。引起腹泻的原因很多，细菌或病毒感染、食物中毒、药物反应等因素都可引起腹泻。如果是顽固性腹泻，还要注意排除结肠癌或直肠癌因素。腹泻的主要发病原因有以下几种。

食物中毒、肠道感染、肠道非感染性炎症、肿瘤、消化不良等。

三、腹泻对健康的危害

1. 脱水

轻度脱水时，人会感到口舌干燥，口渴，想喝水，烦躁易激动；重度脱水时，患者眼窝深陷，皮肤弹性差，捏起后回缩很慢，虽口渴却不能大量饮水，尿量极少或无尿，精神萎靡，表情淡漠，甚至嗜睡昏迷。

此外，腹泻时因为水分大量丢失，人体处于脱水状态，这时，血容量减少，血液浓缩，黏稠度增加，血流缓慢，容易形成血栓并堵塞血管。这对本身就有心、脑血管疾病的患者来说，更是诱发或加重原有疾病的危险因素。

2. 电解质紊乱

腹泻时伴随水分丢失的，还有大量对机体功能活动有着重要意义的电解质，如钠、钾、钙、镁等。

低钾时，可出现全身软弱无力、呼吸困难、呼吸肌麻痹、腱反射减弱或消失、心律失常（如期前收缩、阵发性心动过速）、心力衰竭，甚至心跳停止。低钠时，表现为软弱无力、血压下降，严重者神志不清。

3. 酸碱平衡紊乱

腹泻时还可出现酸中毒。正常时，体内代谢产生的二氧化碳通过呼吸排出，其余的废物经过水的转运，通过肾脏由尿排出体外。脱水时，尿量减少，甚至无尿，体内代谢产生的废物排出减少，这些废物在体内蓄积，使机体发生中毒症状，即酸中毒。发生酸中毒时，患者精神极度萎靡，昏睡或昏迷，呼吸深长，严重的发生抽搐，如不及时抢救，就会发生生命危险。

4. 营养不良

胃肠道是人体消化吸收营养物质的唯一途径。通过饮食摄入的各种营养物质在胃肠道消化和分解后，有用的部分被吸收，无用的残渣成为粪便排出。腹泻时，人体对营养物质的吸收能力严重降低，能量供给不足，患者会感到头晕眼花，四肢无力，心慌气短。长期慢性腹泻时，即使排便次不太多，也常有营养不良的表现。

5. 贫血

腹泻时，由于消化吸收的障碍，蛋白质及其他造血原料来源缺乏，可引起贫血，出现指甲、皮肤、口唇、睑结膜等处颜色苍白，头晕乏力，注意力不集中等症状，严重者可出现营养不良性水肿。

6. 抗病能力降低

腹泻引起的脱水、营养不良、贫血，可使人体对各种感染的抵抗能力减弱。表现为易遭受各种致病微生物的感染而引起感染性疾病，或使原有的感染不易控制，甚至扩散蔓延。还可使组织修复能力下降，受到外伤后伤口不易愈合。

四、中医对泄泻的认识

中医认为，此病主要病机是脾虚与湿盛导致肠道功能失司而泄泻。古人常说"无湿不成泄"，湿邪是泄泻形成的重要原因。人们都知道，在夏天泄泻的发病率会高很多，除了和夏季的食物容易变质有关外，还有一个很重要的原因就是夏季湿邪比较盛。另外湿邪常夹寒、夹热、夹滞，使得泄泻加重。

开篇讲的五更泻是因为病久渐虚，脾病损肾，出现脾肾阳虚，肾阳不足，命门火衰，不能蒸化所致。黎明之前，阴气盛，阳气未复，脾肾阳虚，胃关不固，隐痛而作，肠鸣即泻，泻后腑气通则安，此症多见于由炎夏转入秋凉时期，男性多于女性，多见于中老年。

五、中医对泄泻的分型

（1）寒湿内盛　这种证型的特点是泄泻清稀，甚则如水样便，食少，腹痛肠鸣，或兼有外感风寒，表现出恶寒、发热、头痛、肢体酸痛，舌苔白或白腻，脉濡缓。

（2）湿热伤脾　这种证型的特点是泄泻腹痛，泻下急迫，或泻而不爽，粪色黄褐，气味臭秽，肛门灼热，烦热口渴，小便短黄，舌质红，苔黄腻，脉滑数或濡数。

（3）食滞肠胃　这种证型的特点是腹痛肠鸣，泻下粪便臭如败卵，泻后痛减，脘腹胀满，嗳腐酸臭，不思饮食，舌苔垢浊或厚腻，脉滑。

（4）脾胃虚弱　这种证型的特点是大便时溏时泻，迁延反复，食少，食后脘闷不舒，稍进油腻食物则大便次数明显增加，面色萎黄，神疲倦怠，舌质淡，苔白，脉细弱。

（5）肾阳虚衰　肾阳虚衰是五更泻的主要原因，属于比较严重的腹泻。特点是黎明之前脐腹作痛，肠鸣即泻，完谷不化，腹部喜暖，泻后则安，常伴有形寒肢冷，腰膝酸软，舌淡苔白，脉沉细。

（6）肝气乘脾　这种证型的特点是常有胸胁胀闷，嗳气食少，抑郁恼怒或情绪紧张之时发生腹痛泄泻，腹中雷鸣，攻窜作痛，矢气频作，舌淡红，脉弦。

六、腹泻患者的日常调护

总的来说，患腹泻时，无论其发病原因如何，脾胃处于比较脆弱的状态，都不可避免地存在胃肠道消化吸收功能紊乱，所以选择合适的饮食至关重要。应选用清淡、容易消化、含水分多、对胃肠道没有刺激性的同时又富营养的食物，要避免油腻的、辛辣刺激性强的食物和生冷食物。同时应注意少食多餐。

急性腹泻患者可将稀粥、面片汤等作为主要饮食。慢性腹泻时，为了使患者早日康复，必须保证必要的营养供应，所以可以选择高热能、高蛋白、富含维生素的饮食，如鸡蛋羹、肉泥、肝泥、鱼松、蔬菜汁、新鲜菜叶等。含纤维素多的食物（如芹菜、韭菜等）可增加胃肠蠕动，应尽量避免食用；某些人对牛奶、面筋等不耐受，宜禁食之。

此外，还应该注意居处冷暖适宜，注重腹部保暖，避免感受外邪，保持心情舒畅。泄泻痊愈后还应注意饮食调养、精神调养和体育锻炼，防止复发。

七、常用止泻食物

1. 米粥

米粥是人们日常饮食中最普通的食物。米粥制作简单、经济实惠而又营养丰富。古人的食谱中，粥的品种非常多。

粳米具有补中益气、健脾和胃、除烦渴、止泻痢的功效。《本草纲目》中说"粳米甘凉，和胃补中""粥能畅胃气，生津液"。

世界卫生组织推荐用粳米粥治疗腹泻，认为服用粳米粥补充体液、预防和纠正腹泻引起的脱水比口服补液盐更为有效。这是因为食用粳米粥可补充葡萄糖、水和腹泻所丢失的其他营养。腹泻时，肠道对营养素的消化吸收发生障碍，但对葡萄糖的吸收尚好，而粥内的淀粉能分解成葡萄糖。葡萄糖与钠有共同的载体，二者可协同运转，也就是说，补充葡萄糖能促进钠的吸收。

除粳米粥外，小米粥也是腹泻患者的理想食物。小米粥不仅气味香、口感好，而且易于消化。中医学认为，小米具有健脾和胃、补虚益肾、除热解毒的功效。米粥上面浮着的一层细腻的黏稠物，形如油膏，俗称"米油"，营养非常丰富，可以代参汤。

2. 大蒜

现代研究表明，大蒜有抗菌、健脑、降压、降脂、抗动脉粥样硬化等作用。大蒜中含有数十种含硫成分，如大蒜辣素、大蒜新素等。这些物质是具有抑制细菌生长和繁殖作用的生物活性物质。中医学认为，大蒜味辛，性温，归肺、脾、胃经，具有解毒杀虫、行滞健胃、消肿止痛的功效。

吃大蒜时最好将蒜捣烂后再吃，因为大蒜的鳞茎含有蒜氨酸和蒜酶，这两种成分在鳞茎中各自存在，互不相干，只有把鳞茎捣烂后，才能使它们相互接触，蒜氨酸才能在蒜酶的作用下分解，生成有抗菌作用的大蒜辣素。

夏季做凉拌菜时，加点大蒜，既可增进食欲，又能预防肠道感染。

3. 生姜

现代医学研究证实，生姜有抗衰老、抗凝、抗菌、止痛的功效。生姜能防止含脂肪食物的氧化变质，也就是说，能减慢食物变酸、变臭的速度。在烹饪时放些生姜，除了调味，还能防止食物变质。

生姜中的姜醇、姜烯、姜油酮和姜辣素等成分有消炎镇痛和抑菌作用。生姜对伤寒杆菌、霍乱弧菌、沙门菌的抑制作用最为明显。对于细菌感染所致的腹泻，服用生姜可以增强抗生素的效用，减少抗生素的用量。生姜性温，切片晒干后的干姜大辛大热，因而适用于寒证。素体阴虚内热及目疾、痔疮、痈疽患者不宜食用。

 《 第三节 》

远离便秘

步入中年的男性朋友，面对职场上的应酬，胡吃海喝，三餐不规律，工作加班，作息失常，精神长期处于紧绷状态，长此以往，一个困扰许多中年男性的问题——便秘就来了。

一、什么是便秘

怎么来判断一个人是否便秘呢？便秘主要体现在三个方面：大便干、大便次数少、排便困难。

（1）大便干　由于某些原因，粪便变得干燥坚硬，因而会排出困难，并且常因排便努挣，导致肛裂、便血，日久引起痔疮等；有时也伴有肛门坠胀、疼痛，或腹胀、腹痛、排气多、食欲不振等症状。

（2）大便次数少　正常的排便规律被打乱，排便次数减少，间隔时间延长，常三五日、七八日甚则更长时间排便1次；多数质干硬，排出困难，严重者排出的大便羊屎样，呈小球形颗粒状，可伴有腹胀、腹痛、头胀、头晕、嗳气、食少、心烦失眠等。

（3）排便困难　粪质并不干硬，也有便意，但排便不畅，排出无力，排便时间延长，常出现出汗、乏力、气短、心悸头晕等症状，这种情况多见于年纪较大、体质较弱的人。

二、小小便秘危害大

排便是人体非常重要的排毒通路，便秘使大便滞留，代谢毒素无法及时排出，甚则被人体吸收，日积月累，疾病接踵而来，轻则引起腹胀、腹痛，长期便秘导致痔疮，重者甚至恶化成肿瘤，长期便秘可导致以下疾病。

（1）腹痛　粪便长期滞留在肠道，可出现腹痛。疼痛常为钝痛或隐痛，如果合并粪块嵌塞或者引起肠梗阻，往往会出现难以忍受的绞痛，同时伴见恶心、呕吐等症状。

（2）食欲不振　粪便长期滞留易发酵腐败，产生二氧化碳、硫化氢等气体，这些气体积聚于肠腔膨胀，静脉血液回流受阻，导致消化功能受到影响，引起食欲不振。

（3）肛肠疾病　结肠痉挛外加粪便在大肠内停留时间过长，水分消失，排出的粪便多呈羊粪样，排便时不自觉地用力，用力过度，出现肛门疼痛、肛裂，甚至诱发痔疮和肛门乳头炎。

（4）假性泄泻　粪球卡在直肠内壁难以排出时，有时甚至会有少量粪质绕过粪块自肛门流出，形成假性腹泻（中医称之为"热结旁流"）。

（5）口臭　令便秘患者头疼的还有口臭，尤其在社交时，口臭让你与人不能近距离说话，甚是尴尬。便秘患者出现口臭的主要原因为粪便在体内长期滞留，发酵腐败、气体积聚，由胃内向口腔散发。

（6）皮肤症状　粪便长期滞留肠道，产生有毒物质通过肠道吸收进入血液，作用于全身，这些毒素一部分可通过皮肤排出，使皮肤老化粗糙，肠内的氮类物质还可能引发荨麻疹；另外便秘粪便滞留，使肠内细菌移位至小肠，影响小肠吸收功能，皮肤末梢营养不足，引起痤疮、雀斑等。

（7）神经精神症状　粪便停留体内，腹胀满、隐痛则卧不能安，日久则头疼、头胀，注意力不集中，导致工作效率下降。外加粪便产生的小分子毒素经肠道吸收入血，通过血脑屏障到达神经系统，可引起或加重神经精神症状。

（8）结肠癌　现代人摄取过多的精细食物和肉类、高油高盐的烹饪方式、膳食纤维摄取不足，以及无意间摄取的许多有害物质。若因便秘使毒素滞留体内，不断刺激肠黏膜，日久可诱发结肠癌。

（9）肝病　毒素滞留体内，经过肝脏，造成肝脏负担，使肝病发生率提高，或使肝病患者病情恶化。

（10）心血管疾病　因便秘使毒素滞留体内，有害细菌数量越来越多，导致血液污浊，心血管疾病的概率也相对升高。高血压患者若因排便困难而过于用力，容易造成脑卒中（中风）。

三、哪些人容易患便秘

（1）吃饭过于精细的人　食物加工过细、粗粮进食太少都会造成肠道内食物纤维残渣较少，粪便减少，同时肠道有效刺激太少，肠蠕动减缓，粪便在肠道内停留时间太长，其中的水分被肠道过度吸收，而致大便干燥秘结。如果蔬菜、水果等富含食物纤维、维生素、矿物质的食物摄入不足，会使体内缺乏这些必要的营养物质，大肠缺乏有效的蠕动，也会形成便秘。

（2）嗜食辛辣的人　辛辣的食物，如辣椒、葱、蒜等有助火作用，而火旺了，会耗损津液，容易使肠道内津液缺乏而形成便秘。

（3）饮水不足的人　许多人没有定时饮水习惯，导致体内津液不足，肠道中大便的水分被过度吸收，就会大便干燥。

（4）工作繁忙的人 由于工作、生活节奏快，有时即使有了便意也因不方便去而忍着，经过几次这样的经历以后，有的人会逐渐感到大便困难、干燥，就形成了习惯性便秘。

（5）缺乏运动的人 很多坐在办公室工作的人，由于运动量不足，导致肠动减慢，产生便秘。

（6）精神压力大的人 心情长期处于紧张压抑状态，可使自主神经功能紊乱，也会引起肠蠕动抑制。

（7）长期依赖泻药的人 经常服用泻药或习惯洗肠的人，直肠敏感性不高，反应迟钝，就会积粪过久，从而产生便秘。

四、知未病，先预防

1. 饮食适量

控制饮食量，均衡饮食。饮食太少，形成粪便的成分不足，排便量会偏少，肠道得不到适度的充盈，蠕动功能减弱，容易引起便秘。饮食太多，导致消化道压力增大，一些食物难以被消化，摄水量不足以使肠壁细胞运作，从而便量堆积越来越多，最后导致便秘。因此每天进食适量的食物，便于粪便的形成。

2. 规律运动

固定而规律的运动习惯，能锻炼肌肉，强健身体，刺激消化器官，有效预防便秘；中年男人往往因为工作忙而忽略运动，每天不妨利用碎片时间，进行轻缓的运动，如步行去单位、带宠物散步、爬楼梯而不乘坐电梯等简单的日常活动。

3. 补充水分

起床时，空腹喝杯温开水会唤醒肠胃，可帮助排便；每天补充水分2000毫升左右，少量多次饮用。当然这个饮水量和季节、运动强度有关。多饮水，水分充足则可以滋润肠道，还可参与粪便的形成，软化粪便，利于排出。

4. 多摄取高纤食物

粪便来自食物中不易被消化吸收的食物残渣，越精细的饮食，产生的食物残渣越少，不利于形成粪便，而富含纤维的食物不易被吸收而形成粪便。富含膳食纤维的植物包括芹菜、白菜、红薯、玉米等。

5. 适量食用产气食物

适量使用易产气食物，如土豆、洋葱、白萝卜、瓜类、柚子、黄豆等，可帮助产生气体，促进肠蠕动，有利于排便。

6. 忌食不易消化的食物

忌食不易消化的食物，如糯米粽子、糯米汤圆等；忌饮用碳酸饮料，如可乐、雪碧等；忌食辛辣刺激性食物，如辣椒、芥末、咖喱、大葱。这些可能会加重便秘，要注意节制；偏食或嗜肉者，要注意蔬果的摄取量和种类的均衡。

7. 适量摄取脂肪

脂肪可润滑肠道，促进排便，应注意日常饮食中脂肪的摄取量，以免因过少而引起便秘，过多则易导致肥胖；适量摄取芝麻、核桃等食物补充脂肪。适当进食油脂类食品。

8. 调节情绪

避免情绪过度起伏或精神紧张，适当缓解压力；放慢生活节奏，减少内心的焦虑。

9. 其他习惯

尽量每天固定时间排便，早餐后是练习排便的好时机。凌晨 1 ～ 3 点是结肠的排毒时间，此时处于睡眠状态有助于排便。此外，可在睡前双手相叠，手掌心对准肚脐，顺时针方向按揉，每次按约 5 分钟。

不自行乱服西药、清肠药、减肥药等促进排便，因长期服用会破坏正常的排便功能，导致无法自然排便。

五、走出便秘认识误区

1. 排便次数不少，就不属于便秘

排便次数减少并不是便秘唯一或必需的表现，有的人便秘可以突出地表现为排便困难，如每日有 1 次甚至数次排便，但排便困难，时间过长，又粗又硬且量很少，这种情况也属于典型便秘。所以不能单纯凭排便次数来判断是否患有便秘。

2. 得了便秘，一定要多吃蔬菜水果

很多人认为水果含水分多，便秘时多食水果有益。实则未必，要看便秘属于哪种情况。水果大多性寒，如果您的便秘正好属于脾胃虚弱，那多食水果反而会加重便秘。

3. 得了便秘，要多摄入纤维

和多吃水果一样，多摄入纤维不一定能对症。低纤维饮食不是便秘的唯一原因。虽然纤维素确实能提高排便的数量和排便频率，但研究表明，只有20%的患者能够通过摄取纤维素（如芹菜）受益，还有人会因为增加纤维素的摄入而导致病情恶化。这是因为膳食纤维虽然可以缓解便秘，同时也会引起胀气和轻微腹痛，脾胃虚弱者多食反而对胃肠道造成刺激。所以也要辨证施治，因人而异。

4. 便秘不是病，不用在意

便秘属于消化系统的一种常见症状，慢性便秘或者习惯性便秘提示身体已经处于亚健康状态，有时可能是身体功能性衰退或者是某些疾病的早期症状或是伴随症状。如果反复或持续发生诸如粪便干结、排便费劲等，应当及时就医，寻找原因，尽快治疗。

5. 得了便秘，就得用泻药

临床实验观察发现，大多泻药具有依赖性，长期依赖泻药缓解便秘，效果越来越不明显，患者需要不断加大剂量，所以长期使用泻药不但不能解除便秘，反而会加重便秘症状。

6. 长期便秘，就要洗肠

对于一般的便秘患者，不提倡洗肠。洗肠作为一种治疗手段，仅适用于部分顽固性便秘患者，且必须在医生的指导下在正规的医院或诊所进行；更不宜长期洗肠，长期洗肠，会使肠子的自我蠕动功能减弱，长久会形成依赖性。甚至出现"大肠黑化症"。

7. 多吃香蕉能通便

很多人认为，香蕉是润肠的，所以会建议便秘的人群吃香蕉。但您有没有发现，很多人吃了香蕉，不仅不能够通便，反而会加重便秘。其实只有熟透的香蕉才能有此功能。没有熟透的香蕉含较多鞣酸，对消化道有收敛作用，会抑制胃肠蠕

动。那么生在北方，很难吃到熟透了的香蕉，但可以将香蕉放在透风处存放至表皮有黑斑，内里质地并未改变时食用。

8. 多吃萝卜能通便

白萝卜有消食解气的作用，胀气性便秘食用确实管用。但是如上文所述，便秘分型众多，如果是其他类型的便秘，如肠道燥热导致的热秘、脾肾亏虚和津液亏虚导致的虚秘等则未必管用。另外，在中老年人中，虚性便秘占的比例非常高。虚性便秘属于胃肠蠕动减弱，需要增加胃肠动力。

9. 喝茶能通便

有些人认为茶叶可以清热通便，实则茶叶富含鞣质，多喝反而加重便秘。

很多人因为觉得便秘是羞于启齿的事情，而自行购买清肠药，或置之不理，使便秘越来越严重。其实通过改变生活和饮食习惯，可以使便秘的情况得到改善，肠道健康，是健康的前提和保障，正所谓"大便通畅，全身轻松"。

六、正确看待纤维素

纤维被称之为"第七大营养素"，就营养成分而言，膳食纤维微乎其微，但它却拥有别的营养素无法替代的作用。纤维经过消化道时，无法消化的部分成为大便的重要组成，因为粪便只有达到一定的重量，才会刺激肠道，使肠道蠕动增加，粪便才能进一步往下传送。而且纤维有吸水保水能力，这才使得粪便能足够湿润。

在饮食成分缺少膳食纤维的西方，结肠癌患者特别多。因为缺少纤维的大便，不足以使肠蠕动正常，毒素在肠道积存成为发生肠癌的一个重要因素。膳食纤维，还使人们食后维持饱腹感，这一点也深受减肥人士的喜爱。

膳食纤维分为水溶性和非水溶性。水溶性，一般来源于小麦、新鲜蔬果等，主要功能包括：降低胆固醇，减慢碳水化合物的吸收速度，防止血糖升幅过大。水溶性纤维被吸收入肠后，形成啫喱状物质，有助于减慢糖类和胆固醇进入血液，从而帮助平衡血糖和胆固醇，对高脂血症和糖尿病患者有益。非水溶性纤维包括纤维素、木质素和一些半纤维以及来自食物中的小麦糠、玉米糠、芹菜、果皮和根茎蔬菜。非水溶性纤维可降低患肠癌的风险，同时能够吸收食物中的有毒物质，预防便秘并弱化消化道中细菌排出的毒素。

在人们日常生活中有很多食物都含较高的膳食纤维，如糙米、燕麦、大麦、麸皮等，所以建议减肥的朋友少吃精米精面，多吃粗粮，还有马铃薯、南瓜、芋头、玉米等根茎类，黄豆、红豆、绿豆、蚕豆、毛豆、黑豆等干豆类，以及根茎类蔬菜、叶类蔬菜和香蕉、苹果、草莓、柑橘等水果。但一定要注意的是膳食纤维其实并不适合所有类型的便秘者。若是有大便，但是肠道虚弱无力，无力运粪出肠，此时需要增加肠道的动力；若是饮食物减少，粪便重力小，此时需要增加饮食，提高产粪率；若是大肠过于干燥，运粪不畅，此时需要润滑肠道，可以适量饮食含油脂的食物，润肠通便。

七、中医对便秘的认识

根据便秘的症状特点和发病机制的不同，可以归纳为实秘和虚秘两大类。实秘有肠胃积热（热秘）、气机郁滞（气秘）、阴寒积滞（冷秘）三种基本证型，虚秘中则有气虚秘、血虚秘、阴虚秘以及阳虚秘。

（1）实秘之热秘　大便干结，酸胀酸痛，伴有口干口臭，面红心烦，有时出现身体发热，小便颜色深黄，甚至小便时热痛，舌红。这一类型的便秘属于肠道燥热，津伤液亏。需要清泻肠热，润肠通便。

（2）实秘之气秘　大便干结，或不甚干结，欲便不得出，或便而不爽，肠鸣排气，腹中胀痛，嗳气频作，饮食减少，身体两侧疼痛胀满，舌苔薄腻，脉弦。这一类型的便秘属于肝脾气滞，需要顺气导滞。

（3）实秘之冷秘　大便艰涩，腹部冷痛，胀满拒按，胁下偏痛，手脚冰凉，呃逆呕吐，舌苔白腻，脉弦紧。这一类型属阴寒内盛，凝滞胃肠，需温里散寒，通便止痛。

（4）虚秘之气虚秘　大便并不干硬，虽有便意，但排便困难，用力努挣则汗出短气，便后乏力，面白神疲，肢倦懒言，舌淡苔白，脉弱。这一类型的便秘属于肺脾气虚，传送无力，此时不能用大量泻药，而应益气润肠。

（5）虚秘之血虚秘　大便干结，面色无华，头晕目眩，心悸气短，健忘，口唇色淡，舌淡苔白，脉细。这一类型的便秘属于血液亏虚，肠道失荣，需要养血滋阴，润肠通便。

（6）虚秘之阴虚秘　大便干结，如羊屎状，形体消瘦，头晕耳鸣，两颧红赤，心烦少眠，潮热盗汗，腰膝酸软，舌红少苔，脉细数。这一类型的便秘属于阴津不足，肠道失润。

（7）虚秘之阳虚秘　大便干或不干，排出困难，小便色白，量多，面色白，四肢不温，腹中冷痛，或腰膝酸冷，舌淡苔白，脉沉迟。这一类型的便秘属于阳气虚衰，阴寒凝结，需要温阳通便。

八、便秘的食疗药膳

1. 番泻叶粥

【材料】带叶柄的鲜嫩番泻叶3克，粳米50克，白糖适量。

【做法】将番泻叶洗净后，放入锅中，加水800毫升，煮沸10分钟后，去叶取水，加入洗净的米煮粥，待粥熟时，加入适量白糖调味。成人首次温服500～600毫升，儿童应酌情减量，8小时后未解大便者可重服1次。

【功效】番泻叶具有泄热通便的功效，本粥适合肠胃积热的便秘者。

2. 番泻叶苦瓜粥

【材料】苦瓜100克，嫩番泻叶3克，粳米30克，白糖适量。

【做法】将苦瓜洗净、切片，下锅煮开，倒入粳米煮粥，粥熟后加番泻叶稍煮片刻，加入适量白糖即可。

【功效】本粥适合肠胃积热的便秘者，且通便力较强，初次服用宜少量，视排便情况而定。

3. 番泻叶蛋花汤

【材料】番泻叶3克，鸡蛋1个，盐、味精各少许。

【做法】将番泻叶洗净，备用；鸡蛋打碎，放入煮沸的汤锅中，用大火煮至沸，加入番泻叶，改用小火煮30分钟，加入盐、味精各少许，拌和均匀即可。

【功效】本粥适合肠胃积热的便秘者。

4. 枳实荠菜玉米粥

【材料】枳实3克，鲜荠菜150克，玉米粉50克，粳米100克。

【做法】将枳实洗净、烘干研末。将鲜荠菜拣去杂质、洗净，连根、茎切碎，剁成荠菜细末泥，备用，将粳米淘洗干净，放入砂锅，加水适量，大火煮沸后，改用小火煨煮30分钟，调入荠菜细末泥、枳实粉及玉米粉，拌和均匀，继续用小火煨煮至粳米酥烂为止。

【功效】荠菜可健脾消食，且能助枳实行气通便。本粥健胃消食，化积滞，适合气秘者。

5. 肉苁蓉羹

【材料】鸭肉100克，肉苁蓉200克，甘薯50克，盐少许。

【做法】将肉苁蓉刮去鳞，用酒洗去黑汁，切成薄片；甘薯、鸭肉洗净后切成块；共放入锅中，加入水适量，先用武火煮沸，再用文火煎煮35分钟，放入盐调味即成。

【功效】肉苁蓉味甘、咸，性温，归肾、大肠经，可补肾阳、益精润肠。本羹适合阴寒内盛之冷秘。

6. 生姜红糖煲甘薯

【材料】生姜2片，甘薯600克，红糖适量。

【做法】将甘薯削皮，洗净，切块；甘薯连姜放入白锅炒至微熟透；转入煲，煲至熟但不烂，加适量红糖即可。

【功效】甘薯容易产气，增加排气，一定程度上增加肠道的蠕动，有很好的通便作用。

7. 鲜菇瘦肉汤

【材料】鲜菇16克，瘦肉80克，淀粉、盐、油、姜各适量。

【做法】将鲜菇洗净，用滚水氽，去黏液；瘦肉洗净，切片，用少许生粉拌匀；烧热水10碗，下姜片及少许油盐。放入鲜菇滚约30分钟，最后下肉片，全翻滚，调味即可。

【功效】蘑菇味甘，性平，归肠、胃、肺经。具有健脾开胃、平肝提神之功效，可用于饮食不消，食欲不佳者。脾胃为气血生化之源，脾胃健则气血充盈。本品适合脾胃虚弱，进食少引起的便秘者。

8. 黄芪当归猪肉汤

【材料】黄芪30克，大枣5枚，当归10克，枸杞子10克，猪瘦肉100克，料酒5克，盐适量。

【做法】将猪瘦肉洗净，切片，放料酒腌制10分钟；黄芪、当归、枸杞子、大枣洗净，大枣去核。将所有原料放入锅中，加入适量清水，大火烧开后转小火煮35分钟左右关火，拣去黄芪、当归，加盐调味即可。

【功效】补气养血，润肠通便。黄芪可补益脾肺之气，当归可补血活血、润燥滑肠，中医认为气血同源，气盛则血足，且气为血之帅，气足则血行畅达。二者合用，适合气虚排便无力，又阴血不足，肠道失养的便秘者。

9. 百合桑椹炒鳝丝

【材料】鲜百合15克，桑椹10克，芹菜100克，黄鳝100克，植物油20克，料酒15毫升，盐少许。

【做法】将百合掰成瓣洗净；桑椹洗净去梗；黄鳝去骨、内脏及头、尾，切成丝；芹菜洗净，撕去老筋，切成4厘米长的段。炒锅置火上烧热，加入植物油烧至六成热，加入鳝丝、芹菜段、料酒翻炒2分钟，再放入百合、桑椹、盐，继续翻炒5分钟即可。

【功效】百合滋阴润肺安神，桑椹滋阴补血生津，本品适合阴虚便秘者。

10. 牛乳白菜

【材料】白菜500克，鲜牛奶100克，植物油15克，火腿末、水发海米、淀粉各15克，香油5克，味精、盐各少许。

【做法】把大白菜去叶切成1.5厘米宽、5厘米长的块；锅加热放植物油，油温达七成热时，将白菜块下锅炒1分钟左右，倒入牛奶、海米、盐、味精，用文火收汁，待汁少许时放火腿末，用淀粉勾芡，芡熟后翻锅加香油即可。

【功效】牛乳味甘，性微寒，归心、肺、胃经，可补虚损，益肺胃，养血生津润燥。本品适合阴虚便秘者。

11. 芝麻蜂蜜膏

【材料】黑芝麻120克，蜂蜜适量。

【做法】将黑芝麻洗净，沥干，用白锅炒香，入搅拌器捣烂，存放备用；食前取芝麻泥1茶匙，加入适量蜂蜜，冲入开水服用。

【功效】芝麻富含油脂，具有润肠通便的功效。需要注意的是芝麻有黑白赤三色，入药以黑者效果最好。本品适合血虚肠燥的便秘者。

12. 核桃白饮粥

【材料】核桃肉150克，粳米少许，白糖适量。

【做法】将核桃肉洗净；粳米洗净，水浸软；将核桃肉、粳米捣烂成泥，加水数碗至成浆状，以文火煮熟，加白糖调味，每日食用。

【功效】粳米可补脾和胃，益精强志，核桃有补肾温肺、定喘润肠功效，白糖可助脾润肺，生津止渴。本品适合脾胃虚弱的便秘者。

《 第四节 》

怎么吃最养胃

一、此"脾胃"非彼"脾胃"

中医里五脏六腑皆有属于自己的"官位"，脾胃称为"仓廪之官"，即主管粮草仓库的长官。中医上脾胃的功能相当于西医部分消化系统、部分内分泌系统功能的结合，是负责运化水谷精微的功能系统。脾主运化其实包括两方面的内容，一部分是运化水谷，一部分是运化水液。

在五脏六腑中，脾为脏，胃为腑。脾与胃，一阴一阳，互为表里。脾与胃在经络上相互络属；在功能上，脾主运化、胃主受纳，相互依赖、相互制约，共同完成饮食物的消化吸收。脾位于腹中，与胃以膜相连。二者相互照应，无论脾胃哪一方有疾，都会影响到另一方。

中医上讲究"先天"和"后天"。"先天"是肾的相关功能，现代医学基因层面的遗传因素、体质禀赋等，这些由父母传予，无可改变。"后天"是指脾胃的功能，若某人"先天"羸弱，则无可改变，但是可以通过增强"后天"来改善体质。如某些小孩先天不足，生下来身子孱弱，可以通过后天合理的喂养，强壮体格，改变体质。

脾的运化水谷精微功能旺盛，才能为化生精、气、血、津液提供足够原料，从而使脏腑、经络、四肢百骸以及筋肉、皮毛等组织得到充分的营养。所以当脾气健运时人的消化功能就好，表现为肌肉丰满、精力充沛。生活中，生活作息不规律，饮食不节，脾胃受损，常常导致各类胃病的发生。

二、三分治，七分养

很多中年男人拼搏于职场，经常废寝忘食，缺乏运动，让原本健康强壮的身体一步步滑落为亚健康状态甚至病态。常言道："三分治，七分养。"很多疾病都是如此，而消化系统疾病尤为如此。健康的生活方式和饮食习惯，尤为重要。

消化道对环境和压力非常敏感，考前紧张上洗手间就是最好的例子。对于健康人群，合理的生活方式和饮食习惯，可以让人们保持愉悦的心情和良好的胃肠功能；对于亚健康人群，这样的努力也会使他们逐渐有所改善。对于已经患病的人群，例如消化性溃疡患者，除了定期按时服药以外，健康的生活方式和良好的生活习惯可以让他们取得更好的疗效，一定程度上而言，健康的生活方式和习惯是疗效的基石。

1. 好吃也不要贪嘴

"胃为水谷之海"，人们吃进去的所有东西都经过脾胃的转化，变成营养身体的气血。

脾胃的功能是有限度的，长期过劳负荷会增加脾胃的负担。暴饮暴食的时候，超出了脾胃应有的腐熟运化能力，食物在胃肠内长久停滞，就会损伤胃肠的消化传导功能，出现胀满不适、不想进食，甚至恶心、呕吐。充满智慧的先辈们早在几千年前就认识到了这个道理，《黄帝内经》说"饮食自倍，肠胃乃伤"，强调过饱会损伤肠胃功能。

人体胃黏膜上皮细胞寿命较短，每2～3天就修复一次。如果上顿还未消化，下顿又填满胃部，胃始终处于待命状态，极易受损。《养生四要·卷一》说："凡有喜食之物，不可纵口，常念病从口入，惕然自省。如上古之人，饥则求食，饱则弃余可也。"即使是非常喜欢吃的食物，也不可放纵口欲，贪多不满足，否则会导致脾胃气虚，稍进食生冷、寒凉油腻、坚硬食物，就会出现消化不良、胃痛、腹泻、腹胀倦怠、乏力等症状。饥饿的时候寻求食物是所有生命体的本能，吃饱时就应该放弃多余的食物。

2. 饮酒要适量

少量饮用葡萄酒，有一定的保健功效，但如果大量饮酒，特别是饮用烈酒，对身体伤害很大，除了头晕、恶心、呕吐、说胡话等醉酒表现外，腹痛也是常见的不适之一。其原因主要包括两个。其一是酒精对胃黏膜造成刺激和损伤，特别是存在慢性胃炎的患者，可出现急性上腹部或剑突下疼痛，严重患者可出现胃黏膜出血等严重并发症。其二是酒精对胰腺的刺激，可能造成急性胰腺炎发作，多表现为中上腹持续剧烈腹痛，可放射至后背。急性胰腺炎为临床急重症，病情进展迅速，需及时就诊治疗。当然，治疗是抗洪抢险，预防是植树造林，不管是从经济效益还是临床影响，预防更为重要，建议大家爱护脾胃，切勿过度饮酒。

3. 减少刺激性食物

有些人吃太辣、太酸或生冷的东西就会出现腹痛、腹泻，其主要原因是这些刺激性的食物会使肠蠕动加快，诱发肠痉挛，导致腹痛。这种情况若是偶尔出现，及时避免，对健康影响不大；若是经常出现，需警惕肠易激综合征等疾病。

有慢性肠炎的患者，进食刺激性食物后最容易导致疾病复发，出现腹痛。刺激性食物损伤肠黏膜，往往大便的颜色和性状也会出现改变。如果症状出现频繁，需及时就诊。

4. 保持良好的情绪

消化系统与心情的关系相当密切，不少人有这样的经历，紧张或生气时就会感觉肚子疼。这是为什么呢？情绪与腹痛貌似没有直接的联系，但实际上情绪会影响消化液的分泌和胃肠的蠕动，导致腹痛、消化不良、腹胀等不适。因胃肠道症状而就诊的消化科患者中，有将近一半的人并没有真正的器官损害，而是器官的调节功能紊乱，临床上称之为功能性胃肠病。

其中，表现为上消化道症状者，如打嗝、早饱、上腹痛、腹胀、恶心、呕吐等，通常称之为功能性消化不良；表现为下消化道症状者，如腹痛、腹胀、腹泻、便秘等，称之为肠易激综合征。

需要提醒大家，对于健康人，保持开朗、积极向上的心情很重要，可促进胃肠蠕动和消化吸收。对于功能性胃肠病患者，正面情绪更为重要，负面情绪和负性生活事件对功能性胃肠病有着明显影响，可诱发或加重病情。

治疗方面，药物治疗也并非主导，强调包括心理治疗在内的综合治疗。功能性胃肠病患者更要调整好自己的生活节奏，保持轻松愉悦的心情，积极应对生活中发生的各种事情。

5. 养成健康的饮食习惯

肠胃不好很大程度上是饮食习惯不合理造成的，健康的饮食习惯需注意按时吃饭、营养均衡，进餐时充分咀嚼，避免狼吞虎咽，注意补充维生素，少吃腌制食物，少吃油炸食物，少吃生冷刺激食物，尤其需戒除酗酒、嗜烟、暴饮暴食、饮食不节、晚餐过饱等不良习惯。

对于三高食物要控制好量，不能过多摄入，要做到平衡搭配，合理膳食。三高饮食是指富含高蛋白、高糖、高脂肪的食物。高蛋白食物包括鱼肉类、豆类、奶制品；高糖食物包括糖果、果酱、蜂蜜等；高脂肪食物如动物内脏、肥肉、油炸食品、坚果、奶油等。这些食物不仅不容易消化，增加消化道负担，引起消化不良，高脂饮食甚至可以诱发胰腺炎，长期食用可以诱发多种慢性疾病，如心血管疾病、慢性肾脏病甚至肿瘤等。

6. 腌制食物少吃为宜

腌制类食品有很多危害，如引起高血压、增加肾脏负担、增加鼻咽癌的风险、影响胃肠道黏膜、容易得溃疡等。蔬菜经过腌制后，其所含的维生素损失较多，维生素C几乎全部损失；腌制的酸菜中含有较多的草酸和钙，极易沉积在泌尿系统形成结石。在腌制过程中，食物常被微生物污染，如果加入食盐量小于15%，菜中的硝酸盐可被微生物还原成亚硝酸盐，人若进食了含有亚硝酸盐的腌制品后，会引起中毒。亚硝酸盐在人体内可生成致癌物质亚硝胺。所以，腌制品不是人们的理想食品，少吃为宜。

7. 避免高脂油炸食物

随着生活水平的提高，吃鱼吃肉不再是一年一回的事情，很多家庭都是顿顿有鱼，餐餐有肉。而且不少人经常下馆子吃饭，油炸食物的美味也令人沉迷。但也有人一吃油炸食物就会腹痛，这种情况主要见于有胰腺和胆囊疾病的人，特别是慢性胆囊炎、胆囊结石和慢性胰腺炎患者。进食高脂食物后会刺激消化液的分泌，诱发疾病，有胰腺和胆囊疾病的患者应清淡低脂饮食。

煎炒烹炸在我国传承了几千年，都是以油为传导介质来烹饪食物的方法。食物中营养素的利用和保存率与加工烹调方法，以及烹制过程中火候、温度、时间的长短有着密切关系。由于油温上升快，原料在锅里很快就能熟，因此，用油来烹饪食物的方法能最大限度地保存营养物质。但是，食物煎炒烹炸过程中，油温过高（＞220℃）且时间过长时也会产生少量反式脂肪。

因此，由于高脂肪饮食的危害，人们需要严格控制每日油的摄入量，在煎炒烹炸过程中不要因贪恋美味而放入过多的油，从而导致过多摄入油脂，引起肥胖、脂肪肝、胆囊炎等疾病。

三、胃肠不适，调养很关键

饮食不仅要美味可口、健康，还要搭配科学。一般混合食物在胃里停留的时间大约是4～5小时，所以两餐的间隔以4～5小时比较合适。一日三餐吃什么，如何调配，如何烹调都是有讲究的，并且因人、因体质而异。一般来说，主食和副食应该粗细搭配，动物食品和植物食品要有一定的比例，最好每天进食豆类、薯类和新鲜蔬菜。按食量分配，泛泛来说，早、中、晚三餐的比例为3∶4∶3比较合适。比如说，一个人每天吃500克主食，那么早晚各应该吃150克，中午吃200克比较合适。

身体健康的时候尚且需要合理饮食来保证营养，那么在脾胃出现不适的时候，更应该格外注意。

1. 泛酸烧心的时候

有些食物会对胃黏膜造成刺激，导致胃酸向食管内反流的现象更加严重，加重烧心的症状，因此烧心时应避免食用。例如，过热的食物，刚出锅的滚烫的食物会损伤食管和胃黏膜，造成胃部烧灼感加重。过酸的食物，如酸梨、柠檬、杨梅、青梅、李子等含酸较高的水果，浓醋等酸性制品，这些会增加胃内的酸性环境，导致烧心泛酸加重。辛辣刺激的食物，如辣椒、生葱、生蒜、烈酒等，在出现烧心时尤其应避免食用。油腻食物及甜食，油炸食品会促进小肠黏膜释放胆囊收缩素，导致胃肠内容物反流，因此反流性食管炎患者应注意低脂饮食。甜食，包括巧克力、冰淇淋等，可促进胃酸的分泌，导致泛酸烧心加重，也应尽量避免。咖啡、浓茶及黏性较大的食物，如糯米、粽子等，均可能导致泛酸加重，应尽量避免服用。

在平时的生活中，进食后采取站立位，可以适当减轻进食后出现的烧心症状。平躺会使得胃酸反流加重，烧心更加明显。夜间睡眠时，将床头抬高至一定角度，也可有效减轻夜间烧心。

当出现烧心时，适当活动有助于帮助食物消化，加速胃肠蠕动，避免胃酸潴留。但应该注意的是，剧烈活动反而会加重烧心。

此外，碱性食物可以起到中和过多的胃酸的作用，从而减轻烧心症状，适当喝一些苏打水、吃一些苏打饼干等也有所帮助。需要注意的是，当心慌严重、反复出现时，则需及时就医，加用抑制胃酸分泌的药物、促动力药或者胃黏膜保护剂治疗。

2. 腹胀的时候

食物进入消化系统后，在肠道机械性运动和各种消化酶的作用下，约90%在小肠被消化吸收。其他无法被小肠吸收的部分，进入大肠后被细菌分解利用。细菌分解食物时会产生气体，如果产生气体过多或无法及时排出，就会出现腹胀，俗称"肠胀气"。

常见的引起腹胀的食物包括高淀粉食物、豆制品和奶制品，具体如下。

高淀粉食物：如土豆、萝卜、红薯、芋头等。

豆类和豆制品：豆类及豆制品中的碳水化合物主要为寡聚糖，此类物质不能被人体消化吸收，但能被大肠中的细菌酵解，产生大量气体。

奶制品：对乳糖不耐受的人群进食奶制品后会出现"肠胀气"或腹泻症状。

高蛋白食物：如鸡蛋等，过多的蛋白摄入会导致消化不良，部分人表现为腹胀不适。

因此，出现腹胀时应该尽量避免上述食物。

3. 腹泻的时候

总的说来，腹泻时候的饮食要能保证水和营养的摄入，但是不要进一步加重腹泻的症状，更不能加重胃肠道病变部位的损伤。

首先要注意的是补充水分，腹泻的时候大量失水，最好饮用含适当盐分的水溶液，也可以加一点糖。药店中出售的补液盐是按照定比例配好的，回家冲服不失为一个快捷之选。现在大家都知道要补充电解质，其实补液盐就可以满足，市售运动饮料中糖分的浓度过高，在肠道中反而会加重腹泻的情况。

腹泻发作的时候最好选择清淡流质饮食，例如米汤、藕粉等，稍微缓解一些之后，可以吃些少油的肉汤、粥、蛋花汤、水蒸蛋、蔬菜汁，再逐渐过渡到半流质饮食。细软、少油腻、易消化是腹泻患者饮食的要点。

有些人认为腹泻时不能大鱼大肉，应当多吃蔬菜。其实蔬菜中的植物纤维具有加快肠道蠕动、润滑食物的作用，平时有益，腹泻时反而会成为腹泻的帮凶。不过萝卜泥、土豆泥等要好一些，症状稍缓解之后可以一试。

四、养脾胃就是养元气

元气是生命之本，是生命之源，元气充足则健康，元气受损则生病，元气耗尽则死亡。人的健康长寿与元气的盛衰有紧密的关系，而元气的盛衰取决于先天禀赋和后天脾胃运化的水谷精微，也就是说，脾胃健康才能保证元气不断地得到充养。

中医认为"养脾胃就是养元气"。金元四大家之一的李东垣在长期医疗实践中总结出"脾胃乃人体诸气之源"的观点。

脾胃伤，五脏损。脾胃居中焦，是脏腑的中心，脾胃和其他脏腑有着非常密切的关系，脾胃一旦受伤很容易影响其他脏腑。脾胃运化功能健旺，则气血充盈，营养五脏，脏腑功能才能强盛；脾胃受损，则气血生化之源匮乏，导致五脏失养，气机失调，变生各种疾病。可见，脾胃健运是人们健康长寿的基础，脾胃健康是决定人寿命长短的重要因素。

明代医学家张介宾说："善治脾者，能调五脏，即所以治脾胃也。能治脾胃，而使食进胃强，即所以安五脏也。"可以说，把脾胃调理好，五脏皆能安养。

《 第五节 》

烧心泛酸

日常生活中，不少中年男人经常出现咽喉不适、口中泛苦，尤其是每天早上起来时或者午饭过后，偶尔还有烧心、泛酸、胸骨后不舒服的感觉。这种情况经常被医院诊断为"胃食管反流病"。从解剖结构上来看，胃与食管相连，在距离心脏很近的位置。患有"胃食管反流病"的患者，很多人描述不清楚这种不适的感觉到底是来自心脏还是来自胃部，有时会误以为是心脏的毛病，而前去心内科就诊，耽误治疗。

一、烧心泛酸是什么原因引起的

在正常情况下，食物的消化是经由食管入胃，在胃中被消化后进入十二指肠的一个向下的过程。但由于各种原因导致食管与胃相衔接处的括约肌松弛，十二指肠、胃内容物反流到食管，夹带着胃酸等消化液侵蚀到食管黏膜，久而久之，造成食管黏膜糜烂、溃疡，继而引发一系列症状。

简而言之，胃十二指肠内容物反流入食管，引起烧心等症状，西医称为胃食管反流病（GERD），可导致食管炎以及咽喉、气道等食管以外的组织损害。其典型症状就是烧心和泛酸。少见或不典型症状包括胸痛、上腹痛、上腹不适、嗳气、腹

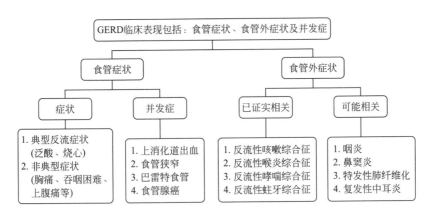

GERD临床表现包括：食管症状、食管外症状及并发症

食管症状
　食管外症状

症状 | 并发症 | 已证实相关 | 可能相关

症状：
1. 典型反流症状（泛酸、烧心）
2. 非典型症状（胸痛、吞咽困难、上腹痛等）

并发症：
1. 上消化道出血
2. 食管狭窄
3. 巴雷特食管
4. 食管腺癌

已证实相关：
1. 反流性咳嗽综合征
2. 反流性喉炎综合征
3. 反流性哮喘综合征
4. 反流性蛀牙综合征

可能相关：
1. 咽炎
2. 鼻窦炎
3. 特发性肺纤维化
4. 复发性中耳炎

第三章 健运脾气运化好

131

胀、咽部异物感、吞咽痛、吞咽困难，甚至是哮喘、慢性咳嗽、牙腐蚀等，部分患者常因此就诊于其他相关科室。

临床资料表明，自1995年以来，胃食管反流病患病率逐年升高。2013年更新的系统评价显示，北美地区GERD患病率最高，达到18.1%～27.8%，欧洲地区为8.8%～25.9%，是医院消化科门诊就诊者中最常见的疾病；东亚地区为2.5%～7.8%，且患病率呈上升趋势。

二、哪些人容易发生胃食管反流病

胃食管反流病与年龄、肥胖、饮食、不良生活习惯、工作压力大、感染幽门螺旋杆菌等有关，其中饮酒、常食油腻、常食甜食、常饮浓茶为发病排在前位的危险因素。饮食过量和体重增加是最主要的原因。

现代医学研究表明，进食高脂肪、高蛋白、高糖的食物越多，就越容易引发胃食管反流病；而多食用蔬菜的人群，胃食管反流病的发病率较低。所以适当合理的进餐可以减少甚至防止该病的发生。此外，肥胖者（特别是腹型肥胖），长期处于神经高度紧张、抑郁、焦虑等状态者，易得胃食管反流病；吸烟、饮酒、进食辛辣刺激食物，也会出现反流症状。

三、有哪些健康指导

有数据表明，约20%的患者可单纯通过调整生活方式来改善症状。

生活起居方面，应注意胃区保暖，避免受凉。餐后宜取直立位或进行散步，以身体微汗出、不疲劳为宜。由于反流易发生在夜间，睡眠时应抬高床头30度。睡前不进食，晚餐与入睡的间隔≥3小时。

饮食方面，应该注意饮食宜清淡，定时定量进食，特别是晚餐不宜饱食。忌食生冷，少食甜、酸之品，戒烟酒、浓茶、浓咖啡、韭菜、茴香等，不宜过饱、过量饮水；胸骨后灼痛的患者忌食过热、过烫的食物以免损伤食道黏膜，忌食辛辣、肥甘、煎炸之品；胃胀满的患者宜少食多餐，控制饮食摄入量，进食少量清淡、易消化的流食。食物应切细煮软，烹调以烧、蒸、煮等软性烹调为主，忌煎、炸、熏、烤及腌制食品。

注重情绪管理很重要。注意发现并克服不良心理、不良情绪，保持愉快心情。从中医理论来讲，在五行生克关系中，肝木克脾土，当肝气郁滞、失于调达时，便会克犯脾土，影响脾胃运化，更严重时，则会影响脾升胃降的气机运行，进而表现为胃内容物上反，症见烧心、泛酸。要学会自我解压，找到适合自己的方式，如听音乐、阅读等。

四、穴位按摩

可参见视频10：穴位按摩治疗胃食管反流病。

穴位按摩是治疗胃食管反流病的有效非药物疗法之一。

视频10

1. 内关

【位置】位于手腕内侧，上2寸（自己手指，食指、中指、无名指三指并拢即为同身2寸）。

【功效】有句口诀"内关公孙胃心胸"，指内关穴善于治疗胃部、心胸等相关的疾病。

2. 膻中

【位置】位于两乳头连线中点处。

【功效】具有宽胸理气的作用。

3. 中脘

【位置】位于人体上腹部，前正中线上，当脐中上4寸。也是肚脐和胸骨下端中点处。

【功效】中脘是任脉上的主要穴道之一，可治疗恶心、烧心、嗳气及慢性胃炎、胃痛等。

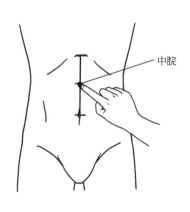

中脘

4. 天枢

【位置】位于腹部，神阙（肚脐眼）旁开2寸，当腹直肌及其鞘处。

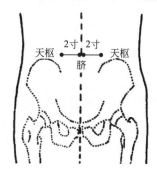

【功效】该穴属于足阳明胃经，临床以治疗肠胃疾病为主。

5. 足三里

【位置】在小腿前外侧，当犊鼻下3寸，距胫骨前缘一横指。

【功效】强壮身心的大穴，按摩足三里有调节机体免疫力、增强抗病能力、调理脾胃的作用。

6. 三阴交

【位置】位于小腿内侧，踝关节上3寸（四个手指并排的宽度）。

【功效】此穴为足太阴脾经、足少阴肾经、足厥阴肝经交会之处，可健脾益血，治疗脾胃不适的疾病。

7. 腹部按摩

仰卧位双腿屈曲，用双手的掌心在腹部按顺时针方向做绕圈按摩，也可从上腹往下腹缓缓按摩，每天进行3 ~ 4次，每次5 ~ 10分钟。如果有腹泻情况可以以逆时针方式环绕，加强大肠吸水能力，缓解腹泻症状。

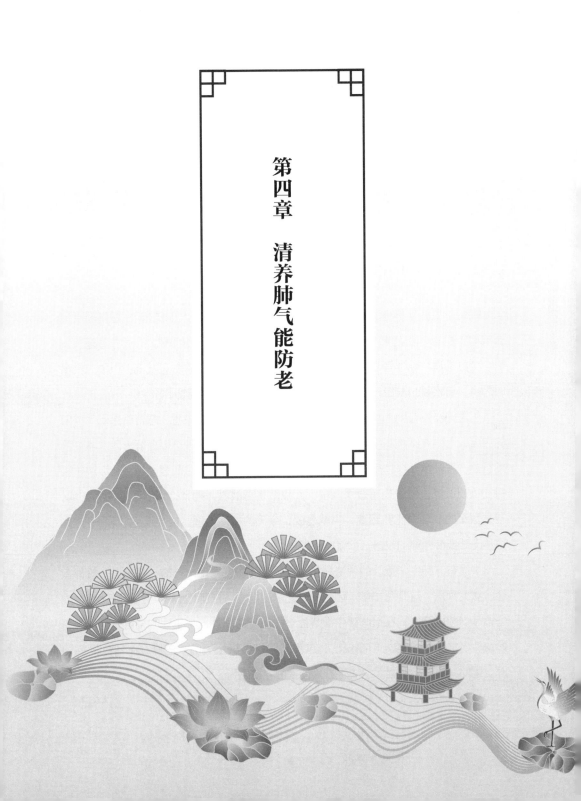

第四章 清养肺气能防老

反复感冒怎么办

虽说感冒听起来是小病，但如果没完全根治，容易造成机体的损坏，加上饮食不节，生活作息不良，工作压力大等，会间接导致病情恶化，所以感冒这件事，不可轻视怠慢。

一、中医对感冒的认识

感冒，中医又称作"冒风""冒寒""伤风""重伤风""小伤寒"，是指感受风邪或时行病毒，引起肺胃功能失调，出现鼻塞、流涕、打喷嚏、头痛、恶寒、发热、全身不适、脉浮等临床表现的一种外感病症。一年四季都可发病，以季节交替时为多，与咳嗽的发生、发展及慢性咳喘的急性发作关系密切。

感冒的发生与肺的功能失常关系密切。以中医的角度来看，感冒就是受了外邪的侵害，而机体不具有足够的正气以抵御外邪。这里的正气可以理解为西医常说的抵抗力，就好像在身体里面，驻扎着不同形式的军队，而军队强大与否，取决于平时的操演锻炼。假设现有敌军入侵，而我军是否战胜，那就得看我军的军力如何，若是敌军的战斗力比我军高，也就是说，今天的机体太弱，或是遭遇较强的外邪，身体无法抵御外邪的攻击，那就容易感冒。

中医有"肺为华盖"的说法，华盖是什么？古代皇帝出行时，辇车上一般都有个伞状的顶盖，这就是华盖。因为把心比喻成君主，那肺比心还高，所以就比喻成华盖了。肺居胸中，在诸脏腑中像华盖一样居于最高处。从生理的位置来看，肺为娇脏，邪必先伤。肺处于高位，透过鼻子呼吸，将空气吸入进肺，肺首先抵御外邪。因此，肺功能的强弱也决定着人体是否容易感冒。

二、感冒可分为哪几种类型

依照中医理论，感冒可以分成时行感冒、风寒感冒、风热感冒、暑湿感冒等。

1. 时行感冒

时行感冒就是人们通常所说的流行性感冒，是感受时行病毒所引起的急性呼吸道传染性疾病。全身症状明显，临床以突然恶寒、发热、头痛、全身酸痛为主要特征。发热，一般体温比较高；一年四季均可发生，冬春两季较为多见。常见于年老体弱者。起病急骤，传播迅速，传染性强，常可引起大流行。

2. 风寒感冒

风寒型感冒是吹风受凉，感受风寒邪气，肺气不宣所致的感冒，秋冬发生较多。这种感冒与患者感受风寒有关，病后浑身酸痛、鼻塞流涕、咳嗽有痰，怕寒冷、少发热、无汗、头颈疼痛、四肢酸痛、鼻塞、声重、打喷嚏、流涕、咳嗽，口不渴，或口渴时喜热饮，苔薄白，脉浮紧。四季皆可发病，以冬、春两季为多。

3. 风热感冒

风热感冒是感受风热之邪所致的表证。《诸病源候论·风热候》："风热病者，风热之气，先从皮毛入于肺也。"主要表现为不怕冷或微怕风，发热较重，头胀痛、面赤，咽喉红肿疼痛，鼻塞、打喷嚏、流涕，涕稠、咳嗽痰稠，口干欲饮，舌边尖红，苔薄黄，脉浮数。四季皆可发病，以春秋两季为多。以年老体弱者多见。

4. 暑湿感冒

暑湿感冒多发生在夏季伏天，因天气炎热，人们往往怕热贪凉，如在露天通风处睡觉，在空调房间待太久，或过食生冷等，稍不注意就会感暑湿之邪而患感冒。若寒邪直中胃肠，还会导致严重的腹泻。主要表现为发热、微恶风、汗少、汗出热不退、鼻塞流浊涕、头昏重、头胀痛、胸闷腹胀、恶心、心烦口渴、排尿短赤、渴不多饮、苔薄黄腻等，以梅雨季节较多。

三、感冒时的调护

（1）多喝水　每天应摄入2500～5000毫升的液体，有助于退热发汗。可饮用温开水以及新鲜的果汁。发热期间体力消耗较大，同时吸收功能也受到影响，因此应多饮茶水或糖水。

（2）饮食清淡　因为感冒时可能伴有腹胀、腹泻等胃肠功能失调症状。饮食应素净、清淡，多吃富含维生素的水果和蔬菜。

（3）勤洗手　保持双手干净，并用正确方法洗手，双手被呼吸系统分泌物污染后应立即洗手，打喷嚏或咳嗽时应掩口鼻，并妥善清理口鼻分泌物。可参见视频11：七步洗手法。

视频11

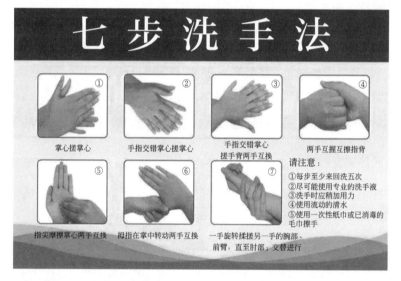

（4）多休息，少运动　感冒后要适当休息，减少户外活动。室内要保持清洁，多通风，使空气清新。如果是流行性感冒，应与他人隔离，卧床休息。

（5）起居适宜　保证睡眠，居室环境要安静，空气要清新。少去人多的公共场所，抵抗力弱者平时少与感冒咳嗽患者接触。平时要注意锻炼身体，提高抗病能力。

四、感冒时的饮食宜忌

时行感冒者，可以主要选择具有抗炎、抗病毒功效的食物，辅以清热、生津作用的食物，如花菜、香菇、李子、柚子、苹果、草莓、黄瓜、木耳。避免辛辣刺激、油腻、燥热助火的食物，如桂圆、荔枝、狗肉、羊肉、胡椒、花椒等。

风寒感冒者，适合具有发散风寒、辛温解表作用的食物，如醋、胡椒、花椒、肉桂。慎食螃蟹、鸭肉、鸡肉、猪肉等。多喝水，有助于退热发汗。风寒之邪可通过出汗排出体外，出汗以后感冒症状可得到缓解。注意，出汗后及时用毛巾擦干，切勿当风受凉。

风热感冒者，有发热身痛者应卧床休息，口渴可以温开水或清凉饮料补充津液。体温过高时可以温水擦浴，保持室内通风凉爽。可食用多汁水果，如西瓜、葡萄等，或具有清热利咽、辛凉解表作用的食物，如苹果、柿子、枇杷等。慎食燥热助火的食物，如桂圆、荔枝等。

暑湿感冒者，宜多饮开水，保持充足的睡眠。宜食具有清暑、祛温、解表作用的食物，如扁豆、冬瓜、山药、玉竹、麦冬、葛根、西瓜、丝瓜。慎食辛辣燥热的食物，如桂圆、荔枝、狗肉、羊肉、胡椒、花椒。不要饮食过饱，过饱会加重肠胃负担，不利于身体康复。应少食多餐，要吃易于消化、富含营养的食物，以增强抗病能力。

五、对抗感冒的食疗方

感冒后，有很多"药食同源"的食疗方可以帮助您快速康复。

1. 板蓝根绿茶汤

【材料】板蓝根20克，绿茶5克，冰糖15克。

【做法】将板蓝根捣碎，倒入砂锅。加水500毫升煮至只剩250毫升，再加入茶叶煮5分钟。倒入冰糖拌匀即可。

【功效】清热解毒，凉血利咽。适合感冒伴有咽痛者。

2. 祛风散寒姜糖茶

【材料】生姜片10片，黑砂糖15克。

【做法】先将黑砂糖加水煮沸后加入生姜片，以小火煲10分钟即可饮用。应该趁热喝下，喝完后立刻躺在被窝，以利发汗。

【功效】此饮有助于发汗解表、祛风散寒，加快痊愈。适合风寒感冒者，如伴有喉咙痛则不宜饮用。

3. 降火酱拌油菜

【材料】油菜250克，油豆腐2片，蒜头1粒，酱油一大匙。

【做法】将油菜去老叶、洗净，入少盐沸水中烫熟、捞起，轻轻拧干水分，切段。油豆腐烫过、拍裂、切碎，炒锅加油，下蒜末用中火爆香，淋入酱油即熄火。将处理过的油菜和油豆腐拌匀，取酱料淋上即成。

【功效】清肠解毒，健脾开胃。适合风热感冒者。

4. 木耳炒百合

【材料】黄瓜100克，水发木耳45克，百合、白果、熟红豆各20克，盐、醋、香油适量。

【做法】将黄瓜洗净，切段，木耳、百合、白果均洗净，与黄瓜同入开水中焯水后，捞出沥干水分。油锅烧热，下黄瓜、木耳、百合、白果、红豆翻炒，放入盐、醋炒匀，起锅装盘，淋上香油即可。

【功效】适合风热感冒者。

5. 荷叶冬瓜粥

【材料】粳米100克，荷叶1张，冬瓜500克。盐3克，味精1克，麻油3毫升。

【做法】将冬瓜去皮，洗净，切块，米淘洗干净，同放于砂锅中。注入清水1000毫升，大火烧开，再将荷叶洗净，切碎放入。转用小火慢熬至粥成时，下盐、味精，淋麻油调匀。

【功效】清暑热，祛暑湿。适合暑湿感冒者。

6. 葱白味噌汤

【材料】海带、味噌、北豆腐、柴鱼、葱各适量。

【做法】首先将适量的水中加入刨柴鱼片，烧出鲜味后，滤去刨柴鱼，汤水留用；豆腐切小丁，将豆腐或者油豆腐放进柴鱼汤水里煮滚，随之加入嫩海带，尝试汤水的咸淡度，关火；用开水将适量味噌充分溶解后加入汤中，搅拌均匀，撒葱白即可。

【功效】此汤尤其适合感冒伴有鼻塞者。葱白，味辛性温。具有发汗解表、通达阳气的功效，主要用于外感风寒，虽然味道独特刺鼻，却有强大的抗菌、杀菌作用，可散风寒，通鼻窍，利于痰的排出，还加速血液循环，改善手脚冰冷，温暖全身。葱白中含有的大蒜素可以帮助味噌中维生素 B_1 的吸收，消除疲劳，提升因感冒而低下的体力。

7. 杏仁止咳汤

【材料】杏仁20克，萝卜500克，盐适量。

【做法】将杏仁浸泡去皮，萝卜切块后与杏仁一起放入碗中，移入蒸锅中，隔水炖。待萝卜炖熟后加入盐即可食用。

【功效】适合感冒伴有咳嗽者。

六、自我按摩，防治感冒

视频12

可参见视频12：自我按摩，防治感冒。

1. 风池

【位置】后颈部两条大筋外缘陷窝中，相当于耳垂齐平。

【功效】风池穴主治头痛，可缓解头重脚轻、眼睛疲劳、颈部酸痛、失眠、宿醉等。适合感冒伴有头痛者。

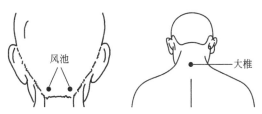

2. 大椎

【位置】低头时，颈部中线第一个凸起处的下方的凹陷处。

【功效】能帮助退烧，快速缓解感冒的各种症状。适合感冒发热者。

3. 迎香

【位置】鼻翼外缘的法令纹处（大约是鼻翼旁沟纹的中点处）。

【功效】可通鼻窍，适合感冒、鼻炎、鼻窦炎、过敏性鼻炎等出现鼻塞不通者。

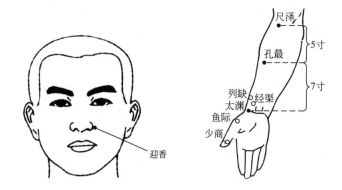

4. 太渊

【位置】位于手腕的横纹上，手心向上，靠近外侧处。

【功效】主治咳嗽、支气管炎、气喘、胸痛、咽喉肿痛。适合感冒伴有咳嗽者。

5. 孔最

【位置】位于尺泽穴和太渊穴的连线，距离太渊穴7寸，距离尺泽穴5寸处。

【功效】主治咳嗽、声音嘶哑、咽喉痛、支气管炎、肺炎、扁桃体炎、肋间神经痛。

6. 尺泽

【位置】位于手肘内侧横纹上，手心向上，外侧往内1指宽处。

【功效】主治感冒伴有喉咙疼痛者。

七、刮痧

可参见视频13：刮痧祛感冒。

视频13

刮痧是日常防治感冒非常有效的方法之一，如想尽早解决感冒症状，如咳嗽、鼻涕及痰多难止等，可适度刮痧。

刮时先刮左右肩膀，后再从颈后风池穴（后颈发际末端，颈根与两耳间之凹陷处）至两旁肩膀，然后再由上而下，刮背脊骨正中左右旁约1.5至3寸的位置，直至刮出微微带紫红色的痧点为止。

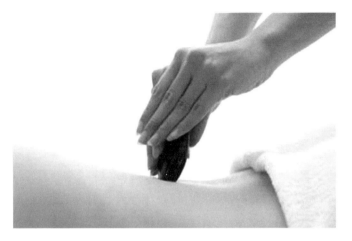

刮后可疏通穴位气血、调和内脏气血及引出风邪，减轻感冒不适症状。

注意，刮痧前最好先咨询医师意见，确定皮肤和身体健康状况是否适合使用。操作时可在皮肤上涂上驱风油等作为润滑之用，如没专用的刮痧板，改用瓷汤匙也可。力度不应过猛，以防皮肤受损而感染。如有强烈疼痛及不适，则不宜进行。

八、药浴保安康

中药不光可做成汤药服用，可做成美食服用，还可以用作药浴，通过外治的手段依然可以起到治病祛邪的作用。感冒者可辨证选用下列泡澡或者泡脚方。

风寒感冒方1：荆芥、防风、羌活、独活、生姜各9克，白芷、柴胡、前胡各20克。

风寒感冒方2：生姜、大蒜各50克，桂枝、白芍、甘草各25克，杏仁15克，大枣30枚。

风热感冒方1：金银花、连翘、荆芥、薄荷、牛蒡子、淡豆豉、桔梗、桑叶、菊花、前胡、杏仁、板蓝根、甘草各20克。

风热感冒方2：桑叶、金银花各100克，菊花、薄荷、芦根、竹叶、牛蒡子、杏仁、柴胡、黄芩、连翘各20克，甘草、桔梗各15克。

风热感冒方3：板蓝根、大青叶、蒲公英各30克。

暑湿感冒方1：香薷、苏叶、厚朴、藿香各40克，羌活、淡豆豉各10克。

暑湿感冒方2：香薷、藿香、扁豆、金银花、连翘各40克，木棉花、丝瓜络各40g，厚朴、甘草各10克。

方法如下。

将全部药材加水煮30分钟，全身泡浴，沐浴的同时可以饮用热水，加强排汗，还可以不断吸入蒸汽，加强治疗效果。40分钟后浸泡双足30 ~ 40分钟。

《 第二节 》

固肺调气畅开怀

古往今来，娇滴滴的美女总是惹人怜爱，说起"娇弱"一词，不得不想起它的代表人物林妹妹。《红楼梦》中对她的描述是："两弯似蹙非蹙胃烟眉，一双似泣非泣含露目。态生两靥之愁，娇袭一身之病。泪光点点，娇喘微微。闲静时如姣花照水，行动处似弱柳扶风。心较比干多一窍，病如西子胜三分。"曹先生的手笔，描绘人物栩栩如生，读完眼前已出现黛玉妹妹的身姿。

在五脏中，只有肺能配得起"娇"的形容，古人称肺为娇脏。何以有此说法？

如《素问·阴阳应象大论》所云："天气通于肺。"呼吸是人体最基础的生理功能，肺是气体交换的场所。在中医理论中，肺主气，司呼吸，吐故纳新，人体才能维持正常生命活动。肺脏本质娇嫩，不能容外邪及异物，在五脏之中，最易受到外邪侵扰，产生呼吸急促、咳嗽、胸闷等症状。相对于其他脏腑来说，肺确实是较为"娇气"一点。

除了呼吸道疾病外，肺受外邪侵袭时，也会引发与皮肤相关的疾病。

一、咳嗽

咳嗽是呼吸道常见症状，一般由于气管、支气管黏膜受到物理或化学刺激引起，对呼吸道具有清除异物的保护作用。

下面简介如何区分中医证型及对应的保健方法。

1. 风寒犯肺

咳嗽一般发生在着凉后，起初易伴有咽痒，后则出现咳痰、鼻塞流涕等症。舌象一般表现为舌苔薄白。

代茶饮方：麻黄3克，杏仁3克，生甘草5克，生姜3片。

2. 风热犯肺

咳嗽时常伴有痰，且痰黄质黏稠，咽痛口渴，流浓黄涕，舌苔薄黄，甚至有呼吸急促、喘息、脉搏稍快的表现。

代茶饮方：桑叶3克，菊花5克，杏仁3克，桔梗5克，甘草6克，薄荷3克。

3. 风燥伤肺

表现为干咳，咽干咽痒，口干，鼻唇干燥，无痰或少痰，痰不易咳出，舌体呈深红色少津，舌苔薄黄。

代茶饮方：桑叶3克，杏仁3克，沙参3克，梨半个。

4. 湿痰阻肺

咳嗽反复，痰多，痰出而缓解，痰质黏腻稠厚，白色或灰白色，晨起时或是进食后加重，尤其进食甜腻食物后，或伴胸闷、恶心、头晕、乏力、大便溏或黏，舌苔白腻有齿痕。

代茶饮方：陈皮3克，紫苏子6克，白芥子6克，莱菔子6克，甘草3克，茯苓5克，生姜3片。

5. 痰热蕴肺

咳嗽时喉中有痰鸣声，呼吸急促，痰多质黏稠或血痰，时有痰腥味，伴随症状为面赤身热，口干口渴，胸胁胀满，舌质红，舌苔黄厚腻。

代茶饮方：桑白皮8克，茯苓5克，麦冬6克，橘红6克，瓜蒌子6克，桔梗6克，甘草3克。

6. 肝火犯肺

咽干口苦，胸中气逆，咳嗽阵作，痰滞咽喉难咳出，质黏，咳时面红气粗，胁肋胀痛，情绪影响症状，舌红或舌边尖红，舌苔薄黄。

代茶饮方：桑白皮5克，甘草3克，陈皮5克，青皮3克，五味子5克，白芍6克，茯苓5克，柴胡5克。

7. 肺阴亏损

干咳，少痰或无痰，痰白黏腻，可见血丝，口干咽燥，或有午后潮热，颧红，神疲乏力，舌红少苔。

代茶饮方：沙参6克，玉竹3克，麦冬6克，桑叶4克，扁豆3克，甘草3克。

二、喘证

有些中年人一动就气喘吁吁的，上气不接下气，双手扶梯，上个楼梯老费劲了，不像年轻的小伙子们，怎么活动都不觉得累。

大家可能都觉得是肺出问题了，但其实跟肾也有很大的关系，在这里澄清一下，中医所说的五脏不是依照西医所说的解剖概念，西医学的肺是呼吸器官，而中医学的肺脏不仅主气，司呼吸，还主宣发肃降，通调水道。

喘又得分实喘、虚喘，怎么分辨呢？简单来说，实喘就是感受外邪，气失宣降，虚喘则因元气虚，精气不足，肺肾出纳失常，也就是身体体力下降。

常见的喘证有以下几种证型。

1. 风寒壅肺证

喘气，咳嗽，呼吸急促，胸部胀闷，痰多薄稀且带泡沫，色白质黏，常在着凉之后，伴有头痛，恶寒或发热，舌苔薄白。

代茶饮方：麻黄3克，紫苏叶10克，陈皮5克，紫菀1克，生姜3片。

2. 表寒肺热证

喘气，口渴，胸胀或胸痛，呼吸音粗大，鼻翼煽动，咳嗽咳痰，痰质黏，伴怕冷但身体感觉发热，心烦，无心做事，舌边红舌苔黄。

代茶饮方：麻黄3克，杏仁3克，绿豆5克，甘草3克，紫苏子5克，款冬花6克。

3. 痰热郁肺证

喘气伴咳嗽，胸部胀痛，痰多色黄质黏，伴胸中烦闷，身体发热，喜冷饮，面赤，咽干，小便红，大便干，舌红苔黄。

代茶饮方：桑白皮10克，知母2克，贝母2克，黄芩1克，瓜蒌皮2克，绿豆2克，射干2克。

4. 痰浊阻肺证

喘气而觉胸中堵，严重的欲仰头呼吸，咳嗽，痰多黏腻，色白，不容易咳出，兼有恶心，食欲差，嘴巴黏，舌苔白腻。

代茶饮方：陈皮5克，茯苓3克，乌梅1枚，生姜2克，莱菔子2克，白芥子2克，紫苏子2克。

5. 肺气郁闭证

遇到情志的刺激才诱发，发作时突然呼吸短促，息粗气憋，胸闷胸痛，有咽喉窒息感。

代茶饮方：沉香1克，木香1克，厚朴花1克，枳壳1克，紫苏子1克，金沸草2克，柴胡2克，郁金3克。

6. 肺气虚耗证

喘促短气，讲话有气无力，喉咙有鼾声，怕风，觉得烦，口渴，嗓子不舒服，两颧骨泛红，舌红苔剥。

代茶饮方：党参5克，冬虫夏草1克，五味子3克，炙甘草3克。

7. 肾虚不纳证

喘促日久，只要一动就喘得厉害，呼多吸少，感觉吸不到空气似的，面露疲惫，脚肿，爱流汗，四肢冷，面色青，嘴唇紫，舌淡苔白润滑。

代茶饮方：肉桂3克，山茱萸3克，冬虫夏草1克，胡桃肉2克，熟地黄2克，当归2克，人参2克。

8. 正虚喘脱证

喘得厉害，张口抬肩，鼻翼煽动，端坐不能平卧，稍微动一下，就喘得不行，面色青，汗出如珠，肢体冷。

代茶饮方：人参3克，黄芪10克，炙甘草3克，山茱萸3克，冬虫夏草1克，五味子2克，干姜3克。

三、食疗止咳

萝卜蜂蜜饮

【做法】将白萝卜切成1厘米长、1厘米宽大小的块放入密闭容器，注入蜂蜜后盖上盖子冷藏2～3小时，制成蜜渍萝卜。

【功效】缓解咳嗽，治疗喉咙痛。

萝卜具有清热生津、凉血止血、下气宽中、消食化滞、开胃健脾等功效。现代医学研究，萝卜含丰富的维生素C和微量元素锌，有助于增强机体的免疫功能，提高抗病能力。此外，萝卜中的芥子油能促进胃肠蠕动，增加食欲，帮助消化。本方对咽喉部有良好的湿润和物理治疗作用，有利于局部炎症治愈，并能解除局部痒感，从而阻断咳嗽反射。

四、补肺纳气，艾灸关元

【位置】脐下3寸，约为4横指的距离。

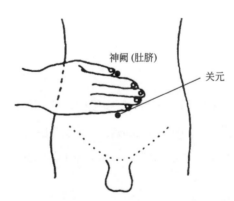

神阙（肚脐）

关元

【方法】选择5年以上的陈年艾，为方便操作，可直接取适当的长度，丢入艾灸盒，将艾灸盒置于关元穴上，灸至皮肤潮红为度。

【功效】补肺纳气，扶阳固脱，镇摄肾气。适合所有虚喘。

《 第三节 》

保持清爽，不当油腻大叔

世世有百花，代代出佳人，古往今来，史书上记载的美人多如繁花，锦绣满中华，而忽略了百花丛中的一抹绿彩。

一、"油腻"是中年男性的痛点

现代社会的发展与进步，渐渐促进了男女平等的共识。女性在选择伴侣时，有更多的主动权。有人说这是个看脸的时代，双方交往的第一印象中，"颜值"占了大部分分数比值。女性往往对面容干净得体的男士更有好感，因此，护肤保养已经不是女人专属的行为，现代男性更应注重这方面的问题，为自己的第一印象加分。

大多数男性都不太注重皮肤管理的问题，专家分析，80%以上的男性皆为油性皮肤，有不小一部分人甚至有毛孔粗大，伴有粉刺、痤疮等问题，除了自身激素分泌的因素外，还有抽烟、喝酒等的不良习惯因素。因此，广大的男性同胞们，一定要重视皮肤管理问题，用心呵护您的"颜"，不能放任自己变成"油腻大叔"！

2016年开展的一项关于男性群体的皮肤状况及其社会心理影响的研究调查，以问卷形式了解了125例男性受试者的皮肤类型、常见皮肤问题以及皮肤问题造成的社会心理压力。运用皮脂计测试受试者面部清洁后4小时额头和脸颊的皮脂量。结果显示：男性群体的皮肤问题更多集中在皮脂和汗腺分泌相关的问题上。

自评油性皮肤的受试者具有更高的皮脂量、油性皮肤问题发生率和社会心理压力。皮脂量与社会心理压力间没有明显相关性，而油性相关皮肤问题的发生率增加却导致受试者社会心理压力明显上升。

这说明，造成社会心理压力的是油性相关皮肤问题的发生，而非分泌的皮脂量，因此通过适当的皮肤护理降低油性相关皮肤问题的发生率，可以缓解皮肤问题造成的社会心理压力，提升生活质量。

第四章 清养肺气 能防老

149

二、肺主皮毛，护肤先养肺

《黄帝内经》云："肺者，气之本……其华在毛，其充在皮。"

因此，肺的生理功能正常，则皮肤润泽。养肺也是养皮毛。

那么身体出现什么症状时该养肺呢？

首先是与肺直接相关的呼吸系统疾病，如胸闷、咳痰喘嗽、讲话气息微弱等；另外还有和皮肤相关的如疹、癣、皮下红血丝、毛孔粗大出油、皮肤过敏等症状。这些都是身体亮起了警示灯，提醒人们要好好固肺养肺了。

外在养皮肤，内在养肺，中年男性朋友们，赶紧把方法学起来。

三、以食养肺

五色中，对应着肺的是白色，因此可以多食用白色食物固肺，白色食物能让肺强健起来，并减轻皮肤敏感。人们常说"润肺"，养肺的秘诀往往在于一个"润"字。

1. 冰糖炖雪梨

【材料】冰糖8~10颗，雪梨1个，枸杞子3克，大枣1个，雪梨洗净（不削皮）。

【做法】在雪梨顶部切掉一块，约梨身四分之一；用小勺将内核挖掉，留出装冰糖和枸杞子的空间；在梨壳内放入冰糖、枸杞子、大枣和少许的水，水量约内部四分之一。将雪梨的顶端放回，放入蒸锅中，加热水蒸半个小时即可。梨壳内不宜填充太满。

【功效】此为秋季养阴润肺食疗佳品。冰糖味甘，性平，无毒，入脾、肺二经，补中益气，和胃润肺，止咳嗽，化痰涎。雪梨味甘，性寒，果肉白如雪，嫩如霜。据《本草纲目》记载："梨者，利也，其性下行流利。"雪梨除了能养阴生津外，还有清心、降火、止咳化痰等功效。对秋日里的咽干咽痒、干咳、声音嘶哑有较好疗效。

另外梨可以降血压，适合高血压、肝炎等患者适量食用。做法上既可以生吃，也可以蒸、炖。但注意脾胃虚寒患者不可多食。

2. 莲子百合粥

【材料】大米100克（或小米50克），莲子20克，百合30克，枸杞子3克。

【做法】将大米洗净用冷水浸泡，夏季15分钟，冬季半小时；莲子洗净，同枸杞子于温水浸泡15分钟；百合洗净备用；电锅中倒入适量水，依次放入大米、百合、莲子，蒸煮45分钟，最后放入冰糖、枸杞子，焖煮10分钟即可。注意大米要提前浸泡，莲子要用温水泡软。

【功效】莲子味甘、涩，性平，归脾、肾、心经，补脾止泻，止带，益肾涩精，养心安神，用于脾虚泄泻，带下，遗精，心悸失眠。百合性味甘，性寒，归心、肺经，能养阴润肺，清心安神，临床上常用于阴虚燥咳、心神失养、肺痨咳血、虚烦失眠等症。

百合莲子粥可益脾气，养肺阴，对秋季干燥引起的肺病、皮肤病有很好的疗养作用。

3. 银耳汤

【材料】银耳1/4朵，枸杞子3克，冰糖适量。

【做法】摘取鲜银耳1/4朵，温水浸泡半小时，洗净后除去木质部分；电锅内倒入适量饮用水，将银耳去蒂洗净放入，煮30分钟；放入枸杞子，再焖煮10分钟。加入适量冰糖，待糖溶解后盛出食用，或放入冰箱中冷却后食用。

【功效】银耳又称作白木耳、雪耳、银耳子等，有"菌中之冠"的美称。味甘、淡，性平，无毒，既有补脾开胃的功效，又有益气补肺、滋阴润肺、健脾清肠的作用。现代医学提示其可增强人体免疫力，并增强肿瘤患者对放、化疗的耐受力。

银耳富有天然植物性胶质，其具有滋阴的作用，长期适量服用可美容养颜，有润肤之效。银耳的黏稠度跟熬煮的时间是成正比的，熬的时间越长，汤就越黏稠。

银耳汤是常见的一道甜品，口感顺滑，香甜濡润，有极高的营养价值及美容保健功效。由于地域的不同常有不同做法，常见的有冰糖银耳汤、大枣银耳羹等。需注意的是，银耳汤甜腻滋补，对于脾虚湿盛、痰湿体质的患者不宜过多服用，糖尿病患者慎服。

4. 白菜豆腐汤

【材料】白菜叶200克，嫩豆腐一盒，姜丝、葱花少许，盐适量。

【做法】将白菜洗净，豆腐切块；豆腐经开水焯煮后捞出；在锅中烧开水，放入白菜、豆腐、姜丝，至白菜煮熟后放入盐调味，最后撒上葱花。如果用高汤替代白开水，汤的味道会更鲜香。

【功效】老百姓说："百菜不如白菜。"白菜性平，味甘，具有养胃生津、除烦解渴、利尿通便、清热解毒等功能，不仅能补充营养，还具有疏通肠胃、预防疾病、促进新陈代谢的功能。白菜中富含维生素C，可增加机体对感染的抵抗力，而白菜中含有的纤维素，可增强肠胃的蠕动，减少粪便在体内的存留时间，帮助消化和排泄，促进胃肠道消化功能，临床上药用价值极高。豆腐相传公元前164年，由汉高祖刘邦之孙淮南王刘安所发明，到宋代豆腐方才成为重要的食品。豆腐味甘、咸，性寒，无毒，主理气宽中，健脾和胃，消胀除满，通大肠浊气，养阴清热，生津止渴。豆腐营养价值高。白菜豆腐汤为饭桌上再简单不过的菜品，味道鲜美，含有丰富的蛋白质和维生素，民间素有"鱼生火，肉生痰，白菜豆腐保平安"之说。

5. 秋梨膏

【材料】梨6个，大枣60克，百合50克，老姜30克，冰糖100克，蜂蜜50克。

【做法】将秋梨去皮去核，切成块，用料理机打碎成梨汁和梨泥，也可以刨成梨丝；大枣洗净，切块去核；百合洗净，用温水泡15分钟后沥干；老姜洗净切丝。将打碎的梨汁和梨泥一起倒入陶瓷锅煮，大火烧开，把洗净切好的大枣、老姜，还有冰糖一起放入锅里，加水适量没过食材，小火熬煮2～3小时，等到汁液剩一半时，放入洗好的百合，再熬15～20分钟。将汤汁倒出，用滤网过滤后放凉，加入蜂蜜拌匀，将罐密封保存。家里自制的秋梨膏较难熬到浓稠的程度，但精华已在汤汁里，用蜂蜜拌匀即可，需存放在阴凉处。

【功效】秋梨味酸甜，性寒凉，能生津止渴，润肺，清心，利肠解毒，对热病疗效佳，用于肺燥咳嗽、大便秘结等症。秋梨膏在古代是宫廷内专用的药品，直到清朝由御医传出宫廷，才在民间流传。后来广泛使用北京郊区的秋梨调制，并在京城售卖，所以成了北京城的传统特产。

四、益肺食材集锦

（1）山药　味甘、平，性凉而润。可补气阴，益脾、肺、肾三脏。有补中益气、健脾和中、生津止渴、补肺固肾、益肾填精等作用。主治脾虚泄泻或食少、虚烦燥热、久痢、虚劳咳嗽、消渴、遗精、尿频等症。

（2）莲藕　生品味甘，性寒，入心、脾、胃经，具有清热生津、凉血散瘀、补脾开胃的功效，主治热病烦渴、吐血、衄血、热淋等症。熟品性温，味甘，具有益胃健脾、养血补益、生肌的功效，主治肺热咳嗽、烦躁口渴、脾虚泄泻、食欲不振等症。

（3）白萝卜　味甘、辛，性凉，入肝、胃、肺、大肠经；具有清热生津、开胃消食、顺气化痰的功效。主治食积腹胀、消化不良、胃纳欠佳、恶心呕吐、泛吐酸水、慢性痢疾、便秘等症，增强肠胃蠕动功能。现代养生中，更有抗癌、抗衰老、清肠排毒之妙效。

（4）荸荠　味甘，性平。归肺、胃经。又名马蹄、乌芋、地栗、地梨。清热止渴，利湿化痰，养阴生津。临床常用于热病伤津烦渴、咽喉肿痛、口腔炎、湿热黄疸、小便不利、痔疮出血、高血压等患者，可适量捣汁服。但虚寒及血虚者慎服。

五、护肤小课堂

毛孔和肺一样，是会"呼吸"的，只有毛孔排泄畅通，保持干净，才不会导致粉刺、痤疮肆意生长。而肺的宣发肃降功能正常，津液才能被输布到毛孔，滋养肌肤，让皮肤"水嫩嫩"有光泽，这是肌肤含水量充盈的表现，而皮肤若是缺水则容易使人感觉干燥，甚至加速衰老和皱纹的产生。

男性护肤主要有3个步骤。

1. 清洁

清洁即人们常说的洁面，挑选产品时应根据自己的肤质选择，以天然型弱酸性洗面奶为宜。如生活在空气污染较严重的城市，一些偏碱性、洁净力好的洁面品也不妨一试。而易长粉刺或痘痘的肌肤，则需避免选用界面活性剂刺激性大或有致粉刺性的洁面品。

2. 保湿

清洁后，轻轻拍上爽肤水，为肌肤补充水分，让毛孔喝饱水，有利于促进脸部新陈代谢，收敛毛孔。

3. 舒缓保养

在上完爽肤水之后，使用乳液或面霜有助于肌肤锁水，留住养分，在滋润肌肤的同时形成抵御外界的保护膜，保持皮肤弹性，持久润泽，产品以弱油或无油配方、使用时感觉不黏为佳。

肺癌高发，生活习惯要注意

原发性支气管肺癌简称为肺癌，是临床常见的恶性肿瘤之一。在发达的国家，肺癌占癌症死因的第一位，尽管各相关单位有包括禁止吸烟在内的各种管控措施，肺癌的死亡率还是逐年上升。近20年我国的肺癌发病率以每年11%的速度递增，总患病率已占男性恶性肿瘤首位，预计到2025年，每年将有90万人死于肺癌。

肺癌主要和吸烟及过食辛辣等多种因素有关。

一、一人吸烟，全家"吸烟"

随着现代社会的高速发展，人们的压力与日俱增，不进步就要被淘汰，无论是青少年还是中老年人，都有负面情绪的积压。为了释放压力，不少人染上了烟瘾。饭局当前，难以拒绝，且遵从中国"敬"的文化，那更是无法推脱。酒桌上难免有人递烟，盛情难却，由不得你，久而久之习惯成自然，烟盒上的标语"吸烟有害健康"显得尤为讽刺。

吸烟造成的危害更是众所周知，长期吸烟者得肺癌的概率是非吸烟者的10 ~ 20倍，但除了自己吸烟（一手烟）外，更需注意二手烟甚至是三手烟，二手烟简单来说，如果您闻到旁人抽烟，您就抽到了二手烟，二手烟带来的危害比一手烟还强，因为二手烟通常是经过不完全燃烧产生的，而且没有经过滤嘴过滤。因此，很多吸烟者也厌恶二手烟，甚至因此坚持在通风处吸烟。

而什么是三手烟呢？所谓"三手烟"，是指烟熄灭后在环境中残留的污染物。烟品燃烧后会释放出潜在的毒性化合物，即使烟味散去，这些肉眼看不到的毒性微粒，依旧会存在于吸烟的环境中，附着于衣服、食物、头发、地毯、窗帘，甚至是孩童的玩具等各种物体的表面，一旦不小心经由接触进入人体，会带来可怕的致癌风险！即使关窗、关门、打开电风扇等，也没有办法杜绝这些有毒物质！有报告指出，烟雾中的微粒，对成年人的影响是会提高罹患肺癌的概率；对幼儿的影响是能造成认知能力出现缺陷。长期暴露在这环境中成长，孩子的认知、阅读能力会越来越差，并会引发呼吸系统问题，增加哮喘概率，使体质下降，也增加中耳炎的风险。调查显示同吸烟者长期共同生活的人，患肺癌的概率会提高25%。

美国加州劳伦斯柏克莱国家实验室在美国《国家科学院院刊》发表研究指，尼古丁还可与空气污染物亚硝酸（常见的污染物，在一般室内都可以找到，主要来自燃气家电，另也常见于汽车废气中）产生反应，形成烟草特有的致癌物质亚硝胺。亚硝胺主要是经鼻腔吸入，又或透过皮肤接触进入人体，因此特别能影响到四处跑来跑去的幼童。大部分成年人都明白二手烟是会危害健康的，但是对三手烟的认识并不多。有大部分吸烟者会为了保护非吸烟者而开窗、开风扇以驱散烟味，或到户外吸烟，或等自己身上的烟味消散后再回家。但他们却不知道烟草的有害物质已残留在衣服上了。

二、厨房的油烟也是罪恶的根源

炒菜时散发出的油烟是油和食物在高温下产生的大量油烟废气。当食用油温度达到170℃时，即为发烟点，随着温度继续升高，分解速度加快。当温度达250℃时，会出现大量油烟，由油气、油滴和油雾组成，伴有刺鼻性气味，油烟粒度在0.01～0.3微米，有颗粒和挥发性气态两种形态。当油烟的温度达到300℃以上时，形成大量的自由基和脂质过氧化物，且脂溶性高，容易进入血液循环，会在机体内诱导形成自由基，即致癌的基础物质。

对普通居民家庭经常煎炸食物的油烟样品进行收集、采样、分析，测出220多种化学物质，其中，多环芳香烃是直接导致肺癌、膀胱癌的物质之一，而苯并芘则使人体组织发生癌变。长期接触油烟的40～60岁女性，患肺癌、乳腺癌的危险性可增加2～3倍。而油烟中的丙烯醛会刺激眼、鼻、咽喉黏膜，可引起慢性角膜炎、鼻炎、咽喉炎、气管炎等疾病。对于老年人来说，油烟中的脂肪氧化物会引发心血管、脑血管疾病。

油烟属于空气污染物，能对人体呼吸系统造成损害，并具有很强的黏附性和渗透性，能与空气中的微小物质混合，附着于墙面，影响人们的生活。医学上说的油烟综合征，指的就是油烟侵害人体呼吸系统后引发的食欲减退、心烦、精神不振、嗜睡、疲乏无力等症状。通过开窗通风可散去油烟，然而吸附在橱柜、厨具上的油烟却需要进行清理。一般建议每天清理炉灶，橱柜上的油烟一旦积厚了，就很难处理掉了，因此还需要定期清理维护橱柜，重点是清洁抽油烟机。

三、嗜食辛辣的罪恶

在当今的日常生活中，许多人都喜欢吃辣，琳琅满目的餐馆中，重庆火锅、串串香、麻辣小龙虾应有尽有。虽然辣椒对人体有一定的好处，但现代人吃辣时常超出正常辣度的范围，嗜食辛辣已经成为普遍现象，这种饮食方式会带来一定危害，不容忽视。

吃辣容易上火是基本常识，辣椒性热，味辛，损耗津液，因此阴虚的人食辣后常常会出现咽干咽痒、口苦、烦躁等症状，严重者则会导致炎症、过敏和出血，甚至出现疮痈感染。

辣椒从肠道吸收转而进入血液中后，随血流可运输到肝脏储藏，成为有益的抗癌物质。但是如果过食辛辣，过量的辣椒素会在肝脏破坏肝细胞，打乱细胞内原有的生化过程，变为吸收游离基的成分，而部分游离基正是致癌的原因。

辣椒既是食材，也属于中药材，具有杀菌、防腐、祛寒等功效，在日常菜谱中放入一点辣椒，对身体也有益处。每百克辣椒含198毫克维生素C，居蔬菜之首，其中B族维生素、胡萝卜素及钙、铁等矿物质含量亦较丰富。辣椒味辛，性热，归脾、胃经，主治气滞寒凝，腹胀腹痛，呕吐泄泻，冻疮初起，风湿痛痹。能温中散寒，消食下气，增强食欲，并抗菌杀虫，促进局部血液循环。

四、练肺防病小妙招

1. 选择合适的运动

运动和体力活动，都能增大肺活量，但由于运动项目的特点不同，对人体各器官影响程度也不一样，采用腹式呼吸能增大肺活量，减轻肺部压力。选择长跑、游泳、武术等运动项目，对呼吸器官功能的锻炼效果较明显，而重量训练等运动对呼吸功能的疗效就较小。

日常简易的锻炼可以以爬楼梯或是爬坡为主，无需器械，操作简单，但进行时需按照自身的频率运动，切记不可贪快，要明确是以锻炼呼吸为目的，并最大限度保护双膝。

另外，唱歌、吹奏乐器时需要做大量的呼吸运动，也可以使肺活量增大，比如吹长笛、唢呐、萨克斯等。

2. 深呼吸

深呼吸是简易的锻炼肺的方法，但要做到位也是不容易的。首先缓慢均匀地由鼻吸气，吸气过程中，腹部会慢慢鼓起，然后再慢慢深吸气，这时肋骨部分也会向上抬，胸腔扩大，在吸到最大限度后，屏住呼吸5秒。然后再慢慢吐气，胸部、腹部渐渐回收，至呼气末尾，停顿3秒，此为一个循环，而后再做下一次练习。练习一段时间后，可以将屏气时间逐渐增加。

3. 按摩迎香

迎香在鼻翼两侧，经常按摩揉搓有助于缓解感冒症状，如鼻塞、流涕、打喷嚏等，对过敏性鼻炎也有很好的效果。只需用两手食指放置在穴位上，轻轻按揉2分钟，再上下摩擦50次左右，或是摩擦到皮肤发热为止。本手法简单，适用于各类人群。

4. 情志养生不可忘

根据五行理论的对应关系，心志为喜，肝志为怒，脾志为思，肺志为忧，肾志为恐。大家都知道《红楼梦》中的林黛玉性格内向，思虑多，也常积压悲伤的情绪，最终染上肺痨香消玉殒。有些老中医常劝人每日要大笑三声，这样做可以抒发心中所郁，调畅气机。

5. 补肺防护操

可参见视频14：补肺防护操。

除了在穴位上的保健之外，中医也有自己的一些功法专门锻

视频14

炼肺部，例如八段锦中的"左右开弓似射雕"就是锻炼肺部的基础练习。这里介绍简单的功法如下。

（1）双手平举向前，呼气时左手向外侧打开，吸气回收。换右边再一次，左右交替为一组，每次做30组。操作时配合呼吸，以及注意自己的胸廓是否拉伸开。

（2）双手向上延伸，脊柱随之升起，注意肩部下沉，深呼吸3～5次后发出"嘶"的声音，尽量延长声音来锻炼肺气。

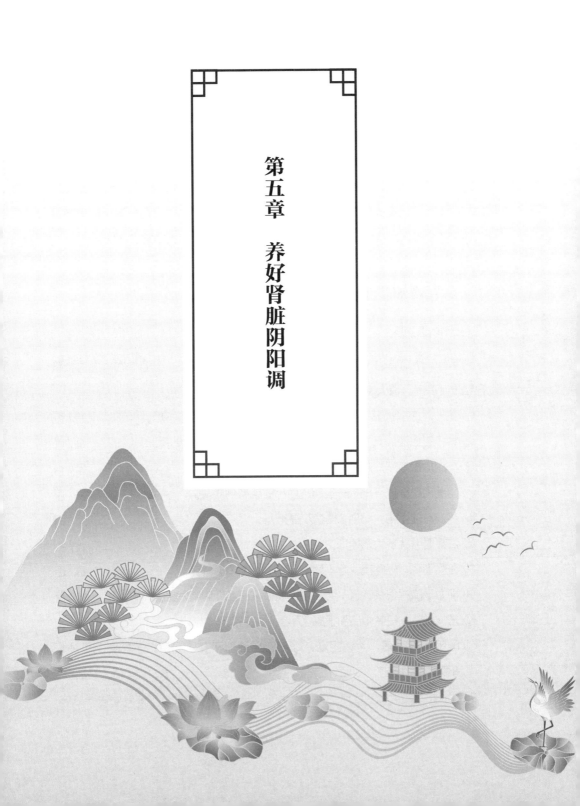

第五章　养好肾脏阴阳调

《 第一节 》

健腰强身补肾法

古人云"肾乃先天之本"。

到了中年，您是否感到腰酸、耳鸣、出虚汗越来越多呢？是否常常出现尿频、尿急、尿不尽，甚至夫妻生活出现问题呢？在中年人眼里，"肾虚"这个词想必是令人谈之色变的，尤其是在中年男人眼中，这个词语有着更为丰富的含义。

一、肾虚知多少

1. 您肾虚了吗

这里有一个简单的小测试，可以帮助大家自我判断一下，看看您在肾虚这条路上已经走了多远。请大家按照实际情况进行作答。

① 在一般饮水状况下，夜尿3次以上，小便有力，滴答不尽。　　是/否

② 将少量尿液滴入一杯清水中，水变得混浊或有油质漂浮。　　是/否

③ 在厨房做饭站立超过1小时，就双腿发软。　　是/否

④ 坐着用电脑或开车，一旦超越两小时就感到腰酸。　　是/否

⑤ 手没有提重物，爬到3楼就双腿无力。　　是/否

⑥ 洗头时，头发大量掉落。　　是/否

⑦ 体质下降，一熬夜就吃不消。　　是/否

⑧ 视力下降得很快，看一会儿电视或书报，就会眼睛发胀。　　是/否

⑨ 常常做梦，在梦中感到很累，早上起来有疲倦感。　　是/否

⑩ 睡眠质量不高，入睡困难，好不容易睡着了又容易醒，常常到三更还很
　　清醒。　　是/否

如果您在上述情况中选择了三个以上的"是"，那么可能就需要开始保养身体，尤其要注重补肾、养肾了。

中年男人食疗养生与穴位按摩

2. 如何区分肾阴虚和肾阳虚

在当前有一种错误趋向，即保健品中以补虚为主，补虚以补肾为主，补肾又以补肾阳为主，导致补肾壮阳之品被滥用。严格来讲，肾虚的种类有很多，有肾阴虚、肾阳虚、肾精不足、肾气虚的不同，应辨证之后，分别对应滋肾阴、补肾阳、填肾精、益肾气等进行不同的用药和调理。学会自我分辨肾阴虚和肾阳虚至关重要。

总体来说，"阴虚则热""阳虚则寒"。肾阴虚的症状"热"，主要有腰酸、燥热、盗汗、虚汗、头晕、耳鸣等；肾阳虚的症状为"寒"，表现为腰酸、四肢发冷、畏寒，甚至还有水肿、性功能不好等。可以从以下几个角度具体来理解。

（1）看寒热　肾阴虚多表现为怕热、五心（两手心、两脚心、心胸）烦热、骨蒸潮热；肾阳虚多表现为畏寒怕冷、手脚冰凉。

（2）看出汗　肾阴虚多表现为盗汗（睡觉时出汗）；肾阳虚多表现为自汗（不因劳累、不因天热及穿衣过多而出汗），劳累后加重或稍微运动一下出好多汗（虚汗）。

（3）看津液　肾阴虚多表现为形体消瘦，口干舌燥，咽干颧红，喝水不解渴，皮肤干燥，舌红少津；肾阳虚多表现为体形肥胖，水肿，腰以下为甚，腹部胀满，全身肿胀，舌淡胖。

（4）看精神　肾阴虚多表现为烦躁不安、急躁易怒、易发火；肾阳虚多表现为没有精神、易疲惫乏力、气短、不想说话或语声低微，抑郁不欢。

（5）看舌象　肾阴虚多表现为舌质红、舌形瘦、苔薄、苔少或无苔；肾阳虚多表现为舌质淡嫩、舌形胖、舌苔白、舌苔厚。

（6）看面色　肾阴虚多表现为两颧发红，脸色绛红；肾阳虚多表现为面色青白无光，面色㿠白或黧黑。

（7）看病痛　肾阴虚多表现为腰膝酸软、腿膝无力；肾阳虚多表现为腰膝酸冷或疼痛。

（8）看睡眠　肾阴虚多表现为失眠、多梦；肾阳虚多表现为嗜睡、睡不醒、易犯困。

（9）看生殖功能　肾阴虚多表现为遗精、早泄，阳强易举；肾阳虚多表现为阳痿早泄。

（10）看二便　肾阴虚多表现为小便量少、颜色黄，大便干燥；肾阳虚多表现为小便频数或夜尿频多，大便完谷不化，易腹泻，尤其容易五更泄泻。

二、药膳滋补，强身固肾

看清了"肾虚"的真面目，下面向大家介绍简便的补肾方法。有言道："民以食为天。"当然就应该从饮食讲起了。

1. 桂圆山药大枣粥

【材料】山药50克，粳米100克，桂圆6枚，大枣5枚，五味子10克，白砂糖少许。

【做法】将山药去皮，切成薄片备用；将粳米淘洗干净备用；将桂圆去壳，大枣、五味子洗净，然后同山药片、粳米一同放入锅中，加入适量清水，大火烧开后转小火熬煮成粥，然后加入白糖调味即可。

【功效】山药有镇心神、补心气、健脑益智的作用；桂圆是治失眠健忘的补品；大枣养心神，补血气，五味子能补肾益髓。本汤具有补益心肾、安神益智的功效。

2. 锁阳羊肉粥

【材料】锁阳15克，羊肉50克，粳米100克。

【做法】将羊肉洗净剁碎备用；将锁阳洗净后放入锅中，然后加入适量清水煎煮30分钟后，去除渣滓，留汁备用；将羊肉、粳米放入药汁中，然后熬煮成粥即可。

【功效】羊肉、锁阳均具有温补强身、补肾壮阳的功效。本粥适用于肾阳不足，阳痿早泄及腰膝冷痛者。

3. 枸杞黑米粥

【材料】枸杞子15克，黑米50克，黑芝麻5克。

【做法】将枸杞子、黑米、黑芝麻洗净后，放入锅中，加入适量清水，大火烧开后转小火熬煮成粥即可。

【功效】枸杞子有滋阴补肾的功效，黑米可滋阴益气，黑芝麻归肾经，有填精补髓的作用。本粥可补肾填精，益智健脑。

三、补肾第一中成药——六味地黄丸

六味地黄丸，恐怕是在国民中知名度最高的中成药了。提到补肾，人们首先想到的可能就是六味地黄丸。六味地黄丸是由熟地黄、山茱萸、山药、泽泻、牡丹皮、茯苓6味中药组成。

俗话说："十男九肾虚。"从这个说法上可以看到，大部分男性容易出现肾虚，但也并不是每位男性朋友都肾虚。六味地黄丸虽好，但是并不是适合所有的男性服用。它主要用于治疗或缓解肾阴虚症状，如腰酸、潮热、盗汗、手心和脚心烦热、口燥咽干、舌红少苔等。

六味地黄丸主要适合以下几类人群。

（1）房事过度的人　如果长期房事频繁，自然会出现肾阴虚的一系列症状，如腰膝酸软疼痛、耳鸣、脱发、健忘、遗精早泄等。六味地黄丸能够调整人体因房事过度所致的肾阴虚证，但并不代表就能起到壮阳的作用。不能把六味地黄丸当成壮阳药。

（2）长期熬夜的人　熬夜是耗伤人体的阴气的，这个阴气自然包括肾阴，如果长期熬夜，也会出现肾阴虚证，如失眠、眩晕、口咽干燥、五心烦热、潮热盗汗、骨蒸发热、午后颧红、形体消瘦等。建议在减少熬夜的同时，服用六味地黄丸调理。

（3）用脑过度的人　过度用脑也会出现肾阴虚证，比如耳鸣、疲惫无力、头晕、腰腿无力等症状。在这样的情况下，可以服用六味地黄丸，并且要减少用脑时间。

六味地黄丸，适合以上几类人群服用，但也有一些人群是不能服用六味地黄丸的。否则不仅不能调理好身体，还可能适得其反。以下几类人群需要注意。

（1）肾阳虚的人　六味地黄丸是治疗肾阴虚的，对于肾阳虚，则不合适，如果把治疗肾阴虚的药用来治疗肾阳虚，肯定会南辕北辙，雪上加霜。

（2）体质肥胖的人　肥胖的人如果还伴有面部皮肤油脂多、多汗且黏、胸闷、痰多、容易困倦、舌体胖大、身重不爽、喜食肥甘、大便黏腻，属于痰湿体质。六味地黄丸偏于滋阴，痰湿体质者如果服用六味地黄丸就会加重痰湿。

（3）脾胃消化功能差的人　六味地黄丸是偏于滋阴的药，吃多了后会妨碍消化功能。脾胃功能弱的人，服用需要谨慎。

综上所述，六味地黄丸用于肾阴虚证，不适用于肾阳虚的人。服用时还需要结合个人身体情况，不可盲目迷信，过度崇拜，否则可能导致身体出现其他的问题。

四、温补肾阳，艾灸大法好

视频15

可参见视频15：艾灸补肾阳。

男士补肾四大要穴：关元、肾俞、足三里、涌泉。艾灸时要掌握火候，以温而不烫为佳，灸的时间要长，持续地温灸，使热量向内渗透，自觉腹内暖洋洋、热乎乎，像融化般的舒适状态。艾灸每次以20分钟左右，或见皮肤出现红晕为度，隔日1次或每周2次。这四大穴位在艾灸后，再配合加强按摩，效果更佳。

1. 关元

【位置】在下腹部，肚脐下3寸（约四指宽）。

【功效】关元穴，顾名思义，即关乎人体的元气，是小肠的募穴，是脏腑之气汇聚之处。关元是重要的养生大穴，刺激手法以灸为主。

【方法】艾条悬起灸：每次用温和灸10～20分钟，每日或隔日1次，7～10次为一个疗程。以皮肤温热潮红为度。

2. 肾俞

【位置】与命门、神阙（肚脐）在同一水平。位于背部，命门穴旁开1.5寸。

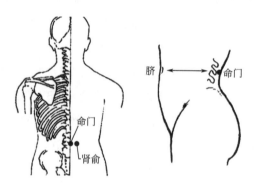

【功效】由于它是肾的精气输注及与外交接的部位，所以刺激这个穴位有很好的滋阴壮阳、补肾壮骨、固精敛涩、强健腰膝的作用。

【方法】艾条悬起灸：每次用温和灸10～20分钟，每日或隔日1次，7～10次为一个疗程。以皮肤温热潮红为度。

3. 足三里

【位置】在膝盖下方外侧，外膝眼下四横指，按时有酸胀感的地方。

【功效】足三里是一个滋补强壮穴位，凡脾胃虚弱，虚寒性、食积性腹泻皆有良效。对治疗高血压、贫血、虚弱、下肢瘫痪、膝关节疾病等有作用。30岁以上的人阳气逐渐衰弱，灸足三里穴可补气。男性艾灸足三里，筋骨强壮，精力充沛。

【方法】每侧穴灸15～20分钟，至皮肤稍呈红晕为度，隔日施灸一次，一个月十余次左右。施灸时注意避风。

4. 涌泉

【功效】涌泉是足少阴肾经穴位，可以补肾益精，通调气血，肾气充足，则体健寿延。除艾灸外，还可以点按、揉搓涌泉以补肾。

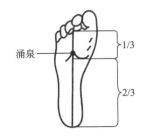

【方法】①艾灸。每晚睡前洗脚后施灸，艾条悬起灸20分钟左右，每日1次，一个礼拜内休息1～2天。

② 点按。于每晚临睡前，用温水将脚洗净，盘膝坐于床上，一手握住脚趾，另一手点足心，每次点下去的时候要隐隐作痛。

③ 揉搓。双手左右交叉揉搓至发热为止，每次120下。

五、小小动作，大大益处

1. 热水泡脚

浴足，属于中医足疗法内容之一，也是一种常用的外治法。理论上，泡脚最适宜的时间是每晚7～9时，这是肾经气血衰的时辰，当然一般这时候很多朋友们还没有准备睡觉。睡前泡脚，再做个足部按摩能改善全身血液循环，达到滋养肾和肝的目的。但注意泡脚水不能太热，以40℃左右为宜，达到身体微微出汗即可。泡脚时间不宜过长，以15～30分钟为宜。

2. 撞背

撞背功又名铁背功、靠山劲，原是习武者借以提高后背抗击力及内脏抗震力的一种功夫。该功法易学易练，且健身。根据中医经络学说，人体背部脊柱是督脉所在，督脉总督一身之阳经，起于胞中，下出会阴，后行于腰背正中，循脊柱上行，经项部至风府穴，入络于脑，与脑和脊髓有密切的联系。督脉有调节阳经气血的作用，被称为"阳脉之海"。因此，通过练功，使督脉得到一定的锻炼，可调整和振奋全身阳气。

另外，在脊柱的两侧是足太阳膀胱经，膀胱经上有大量的俞穴，"俞"有传输的意思，俞穴是运行气血、联络脏腑的重要穴位，以适当的方法对这些俞穴加以刺激，可使与穴位相联系的各个器官功能正常化，并逐渐得以强化。

3. 握固

将大拇指扣在手心，指尖位于无名指
（第四指）的根部，然后屈曲其余四指，稍
稍用力，将大拇指握牢，如握着宝贝一
般。握固可以固守精气神在体内，平时走
路、坐车、闲聊、看电视时都可以握固。

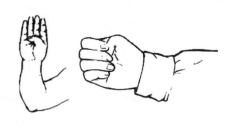

4. 脚后跟健走

健步走的时候，迈开大步，脚后跟先着地，不要弯曲膝盖。腿往前迈时，脚尖
伸直如同踢球；前脚落地时，后脚脚尖踮起。脚后跟先着地，实际上就是刺激了肾
经穴位。经常用这种方式健走还可有效防治骨质疏松症。

5. 提肛

提肛即提肛运动，具体的动作是吸气时收腹，迅速收缩并升提肛门及会阴，停
顿2～3秒，再缓慢放松呼气，反复10～15次。经常提肛有助于升提阳气、通经
活络、温煦五脏，并能防治脱肛、痔疮、阳痿、早泄、遗尿、尿频等疾病。

6. 上厕所时不可说话

人在上厕所的时候要处于一个吸气、气往里收的状态，是不开泄的。咬牙，并
且提起脚后跟，就等于补了肾气。而生活中，经常看到有人在厕所里一边夹着手机
大声地说话，一边大小便，这就是在损耗肾气。这在传统养生文化中是绝对不允许
的，对身体损害极大。

7. 叩齿

叩齿，用上下两排牙齿互相撞击就行，就这么简单。注意撞击的地方主要是后
面的槽牙，不要让前面的牙先叩。每天早上300下。

8. 手心搓脚心

手心有一个穴位叫劳宫，是心包经上的重要穴位，脚心有一个穴位叫涌泉，是
肾经上的重要穴位。每日泡脚后，可以左、右手交叉，用掌心搓脚心，或者用手心
拍打脚心。用手心搓脚心，好处多多，有利于疏通人体气机，让心火温肾水，肾水
让心火不亢，可以"引火下行""引火归元"，把上面的虚火引下来，平复掉，比如

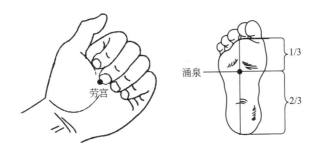

劳宫

涌泉

1/3

2/3

虚火引起的心烦失眠、口腔溃疡都可以通过这个方法治疗缓解，形成心肾相交，也就是水火既济。可以说这个方法既简单又蕴含着深奥的中医哲理。

上述几种小动作，只要坚持，都可以达到养肾固精的目的。

六、养肾佳品黑芝麻

"世上只有芝麻好，可惜凡人生吃了。"养生以养肾为根本，肾主水，其色黑，黑芝麻是黑色的，养肾的佳品莫过于黑芝麻。

芝麻有黑的，还有白的，但与肾的本色相应的黑芝麻，才有更好的药用价值和养生之功，白芝麻只能用来做一般的食品。黑芝麻为五谷之首，可以补五脏，长肌肉，填脑髓，在《神农本草经》中被列为上品。因为它是用来补虚羸、填脑髓的，所以，一定要用籽粒饱满的芝麻，如果它本身都不饱满，哪能指望它有填补之功呢？

晋朝道士葛洪在《抱朴子》中讲到，芝麻丸服至百日，能除痼疾，1年皮肤光泽，两年白发返黑，3年齿落更生，4年水火不能害，5年行及奔马，久服长生。唐朝药王孙思邈也提出芝麻丸，久服明目洞视，肠柔如筋。

现代养生家结合古代的制法，将3升（约2千克）黑芝麻，用水洗净，放在笼屉上蒸熟，晒干，再蒸一遍，再晒干。重复蒸晒9遍后，去掉芝麻皮，将剩下的芝麻仁炒香，捣300次，再用白蜜或枣调和，做成直径约2厘米的丸子，每天送服一丸。这就是"九蒸九晒"，是中药炮制中经常见到的。芝麻是非常难于消化的，吃多了芝麻，再看大便都成了黑色，一化验，你会发现很多芝麻还是原样，根本没有消化掉。大家知道，普通人平时吃芝麻，通常只把芝麻炒一次就吃了，其实这样的芝麻仍接近生芝麻，吃下去很油腻，又难于消化。经过九蒸，芝麻里的营养成分充分分解，油腻性大为减少，完全变成人体易于吸收的东西；经过九晒，芝麻又获得了太阳的能量，也就是得了天地间的阳气，虽然看不见摸不着，但对人体大有裨益。

《 第二节 》

缓解耳鸣

各位读者，当您看到耳鸣这两个字的时候，是否会有关于这两个字的记忆呢？以前或者最近这段时间出现过耳鸣的现象吗？应该如何来判断是否是肾虚引起的耳鸣呢？

一、肾虚耳鸣的常见伴随症状

（1）脑力方面　经常伴有记忆力减退，注意力不集中容易走神，精力不济，工作效率降低。

（2）身体方面　失眠、食欲不振、关节疼痛、腰膝酸软、乏力、视力减退、头发脱落或须发早白，牙齿松动易落。

（3）泌尿生殖功能方面　尿频、尿急、尿等待、小便清长等症状，同时伴有性功能减退，性欲降低，阳痿或阳物举而不坚，遗精、滑精、早泄等。

（4）容颜方面　大眼袋、黑眼圈、肤色晦暗无光泽、肤质粗糙、干燥、出现皱纹、色斑、中年暗疮、肌肤缺乏弹性，腰、腹脂肪堆积，早秃等。

（5）意志方面　缺乏自信，工作缺乏热情，生活没激情，没有目标和方向。

需要特别指出的是，耳鸣的原因有很多，肾虚耳鸣只是一种可能，所以不要一耳鸣就认为是肾虚，肾虚耳鸣的一个特点就是高调的鸣叫声，如同蝉鸣叫一般。遇到耳鸣应该去正规医院找专业医师详细查明病因，对症治疗。

二、耳鸣者在生活中的注意事项

现在越来越多的男性从中年开始就日益肾虚，出现耳鸣的情况。耳鸣的病因很复杂，有些症状通过医治可以得到缓解或恢复。如刚发病，应尽快到专业的医院里

中年男人食疗养生与穴位按摩

寻求诊治，排除脑部疾病引起的耳鸣，拖延对病情不利。

耳鸣这个症状确实不太好缓解，有些专业医院的医师也可能对耳鸣疾病的患者爱莫能助，甚至会粗暴地打击患者信心。如遇到这种情况，建议换一家医院就诊，寻找有耐心、懂得鼓励人的医师就诊。

适应耳鸣需要时间，得到周边环境中的正向支持越多，适应起来就越容易。和别人诉说感受，并得到别人的认同，是非常重要的。通常可以从亲朋好友或者其他患者那里得到支持。

另外，还需要积极配合医师进行治疗，同时也要提防被非专业医院、诊所、保健品推销商欺骗，花冤枉钱医治耳鸣。目前国内外都没有特别的"神药"能确保一定能去除耳鸣，特别要提防报纸上的治耳鸣小广告。

在早期不太严重的时候，及时调整饮食结构和加强自身锻炼，可尽快恢复。对于肾虚比较严重的人，可能需要药物来治疗。肾虚耳鸣者还可以进行散步、慢跑、瑜伽、打网球、打太极等运动，要坚持进行，持之以恒，另外可以通过按摩来护肾。

三、饮食推荐

（1）芡实　芡实又名鸡头米，有健脾止泻、固肾涩精的功效，其功效与山药、莲子类似。

（2）枸杞子　具有补肾养肝、益精明目、壮筋骨、除腰痛等功效。枸杞子含有多种必需氨基酸，能使身体强壮。肝肾亏虚之中年男性，食之最宜。

（3）何首乌　有补肝肾、益精血的作用。历代医家均用之于肾虚之人。凡是肾虚之人头发早白，或腰膝软弱、筋骨酸痛，或遗精，食之皆宜。

（4）肉苁蓉　具有补肾壮阳、养血润燥、悦色延年等功效。长期食用可增加体力、抵抗疲劳，同时又可以增强性能力及生育力。是历代补肾壮阳类处方中使用频率最高的补益药物之一。

（5）杜仲　补肝肾，强筋骨。治腰膝酸疼、足膝痿弱、小便余沥、高血压等症。

（6）菟丝子　有补肾益精、养肝明目的作用，用于腰膝酸痛、遗精、糖尿病、小便不禁、目暗不明等症。

四、肾虚耳鸣要注意什么

1. 忌经常吃辣

从川菜、湘菜的火爆程度就能知道辣的魅力，又辣又烫的口味总是吸引着人们的胃口。不过，麻辣中含有大量的钾，容易破坏身体的酸碱平衡，增加肾脏工作的负担，损伤脾胃。

2. 忌过食寒凉

凉的东西往往是炎热天气下大家的最爱。但寒凉食品，易伤脾肾的阳气，使肾阳虚衰，甚至导致肾功能衰退。

《 第三节 》

 尿急尿频尿不尽，这些要注意

尿尿痛，想尿却尿不出来，尿完了淋沥不尽，统称排尿异常，这些都是生活中很常见的症状，是很多中年男性不可对人言的困扰。究其原因，与现代生活压力的逐步增加，人们的生活起居方式和不良的生活习惯关系最为密切。

久坐、憋尿、各种饭局的胡吃海塞、饮食结构的变化等，都是中年男性出现排尿异常的常见原因。尤其是在许多社会职业的特定要求下，很多人很无奈地发现自己的工作很难避免一些致病因素，比如说司机、文员的久坐，销售的饭局，流水线工人的憋尿，往往很难随着自己的意志而改变。那么在这种情况下要怎么样才能更大程度地预防出现排尿异常？如何在出现症状之后缓解症状？接下来会给大家逐一介绍。

排尿异常是中年人最常见的症状之一，尤其是男性，在45岁以上的人群中，男性出现排尿异常的比例是远远高于女性的，排尿异常的后续发展转归也比女性要略差，因为男性和女性的生理结构不同，男性的前列腺更容易出现异常，例如出现前列腺癌、梗阻等，所以人到中年，一定要注意对自己的保养。

一、如何排尿

在现代医学中，排尿是对血液所滤过的物质的排出，主要和泌尿系统的器官有关，血液经过肾脏，肾脏如同一个身体血液的净化器，把血液中不需要的物质及有害物质滤出，通过输尿管输送到膀胱。然后随着膀胱尿液的逐渐增多，膀胱中的神经受到了压迫，人就会感受到尿意，随着人主观控制排尿，膀胱完成收缩，尿液随着尿道排出，这便完成了一整个排尿过程。

从现代医学讲，排尿这个过程和泌尿系统的脏器有关，所以说在这个过程中任何一个有关脏器发生了病变，如肾脏疾病、尿道疾病、膀胱疾病都可以导致排尿出现障碍。

从中医的角度来讲，排尿这个过程主要和肾、膀胱有关，脾在其中也发挥了不小的作用。肾主水，司膀胱的开合，肾主管人体水液的代谢，主管着膀胱对尿液的储藏和排泄功能，是整个排尿过程中最重要的脏器。《黄帝内经》中有文："膀胱者，州都之官，津液藏焉，气化则能出矣。"指的是膀胱是津液的储存之地，津液藏于膀胱之中，受到肾脏阳气的气化，导致津液转化为尿液，随之排出，这就完成了一个排尿过程。脾在其中也发挥了一定的作用，因为脾是人体水湿的控制室，控制着人一身津液的输布，脾气虚弱之后，导致津液的生成异常，也可以对排尿的过程产生影响。

二、排尿异常的常见类型

1."上火"

大家在生活中可能有过这样的经验，吃了很多辣椒，或者喝水少的情况下，小便颜色特别黄，甚至会出现小便痛的情况。这时只要多喝水，少吃辣，或者吃一些清凉的食物就能缓解。

从小便中判断出的"上火"，通常有这几个表现：尿频、尿急、尿痛，甚至严重的可以出现尿血。这在现代医学也称为"尿路刺激征"，通常提示存在泌尿系感染的存在。

发生泌尿系感染时，可以出现尿频、尿急、尿痛，但是尿总量不会变多，可能会出现尿道口的疼痛，也有可能会出现发热、下腹疼痛等现象。最常见的原因是近期身体比较虚弱、机体免疫力下降，或是个人卫生注意不够到位等。

2. 尿不干净

怎么尿也尿不干净，小肚子憋憋胀胀，十分不舒服，这是有尿液聚集在膀胱中不能顺利排出的现象，在现代医学中称作尿潴留。

尿潴留是指膀胱内充满尿液而不能正常排出，患者可能会感觉到肚子下方鼓鼓的，膀胱被尿液充盈得很满，但是排尿并不顺利。和尿路刺激征不同，尿潴留可以没有明显上火的感觉，可以不出现尿痛、尿频等症状，症状以排尿不顺畅，尿液蓄积在膀胱为主。

虽然尿潴留有急性慢性之分，但对于中青年男性来说，大部分都是慢性，而且最常见的就是慢性前列腺炎，因为前列腺就处于尿道的上方，如果前列腺有炎症会导致前列腺肿大，从而压迫尿道，导致不能顺利地将尿液排出，产生尿潴留。

慢性前列腺炎所致的尿潴留除了有排尿困难，小腹憋胀的感觉之外，还可以出现前列腺肿胀所导致的一系列症状，例如久坐可以感觉到屁股附近有下坠的牵扯的不适感等，这个时候应该小心是否有前列腺的各种症状，最常见于办公室久坐的工作人员。

3. 排尿有泡沫

民间口口相传，如果一个人的尿液中出现了泡沫，就应该注意是否有肾脏相关的疾病，那么这个说法到底正确与否呢？答案是不完全正确。首先，要弄清楚这个泡沫是尿液进入水中产生的气泡，还是说尿液中本身含有蛋白才导致了泡沫的产生。

在排除是尿液进入水中激发出的泡沫外，也应该综合各种情况来考虑。如果您一次性进食过多高蛋白或高热量的食物，再或者近日有过剧烈运动，就有可能会导致泡沫尿，这些都是正常的泡沫尿，主要是由蛋白质以及糖类的分解产物导致的，这种情况下不需要过于担心。

如果泡沫长时间不消失，伴有尿频尿急的症状，或是身体出现了一定程度的水肿，就应该加以注意，及时去医院就医。

三、哪些行为容易造成排尿异常

（1）久坐　久坐会使前列腺区血液循环受阻，造成前列腺供血不足。

（2）饮水少　当您饮水少会感觉"口渴"，代表机体细胞已极度缺水，此时饮水量势必增大，肾脏无法及时过滤，直接送往膀胱，瞬时加重了前列腺的压力。

（3）饮食过于油腻　饮食过于油腻会导致体内产生湿热，湿热蕴集便会导致前列腺产生一系列的问题。

（4）憋尿　憋尿会造成膀胱扩张、膨大，进而压迫前列腺，长此以往，会引发前列腺炎等疾病。

（5）过于频繁地勃起　过于频繁地勃起会导致前列腺长时间充血，充血时间过长会导致非感染性前列腺炎等疾病。

四、中医对排尿异常的认识

中医对排尿异常主要从以下角度来认识，即正虚、邪实和虚实夹杂。

1. 正虚——肾虚、脾虚

排尿是一个人基本的生理功能，而脏腑功能不足（正气亏虚）时，则导致人体不能正常排尿。主要表现为小便量多或次数多，不伴有太明显的尿痛，小便颜色正常，不会太黄，同时还伴有其他脏腑虚弱表现。

2. 邪实——湿热、肝火

实病指的是脏腑的自身功能是正常的，但是产生了一些致病因素，干扰了这个过程，阻断了某一个过程，导致这一整个流程不能完成，最常见的有膀胱湿热、情志化火等。

如果平常不注重个人卫生，导致湿热在下焦聚集，湿热逐渐聚集在膀胱，从而出现尿频、尿急、尿痛，甚至出现尿血，这个可以与西医的急性泌尿系统感染对应。如果最近加班太过于频繁，或是其他事情不顺心，情绪过于烦躁，从而影响到小便，这种情况中医称为"肝火"。

属"实病"的小便异常通常有明显的烧灼感，尿频、尿急、尿痛、小便短涩、尿黄、口干等。

3. 虚实夹杂

其实发生疾病时，完全是因为"正虚"，或者完全是因为"邪实"比较少，更多的是本虚标实、虚实夹杂。就像免疫力下降更容易得病，得了病之后又进一步导致抵抗力下降。中医中的"正虚"与"邪实"也是可以相互影响的。

例如本身缺乏锻炼、久坐，以脾肾阳虚、气血不足为基础，此时又饮食油腻辛辣，感受湿热邪气，就产生了一个脾肾阳虚和湿热聚集并存的状态。

五、前列腺的日常保养

现在我国有前列腺增生疾病的人已经超过了2000万。随着年龄的增长，前列腺增生会愈发严重，增强民众对前列腺保健的意识刻不容缓。慢性前列腺炎目前是中年男性最常见的疾病类型之一，该病的发生极大地影响了男性的身心健康。不少男性朋友为了保护前列腺，在调养护理方面下了很多的功夫，甚至不惜花费大量金钱购买各种保健品。

无论是出现哪一种排尿异常，主要的原因可以总结出两点，正气的虚弱和邪气的入侵。所以，如若想避免出现这种痛苦，也要从两点入手，强身健体巩固正气，积极预防，防止邪气入侵。可以从以下几个方面多加注意。

1. 适量的运动

平时适量地运动，有利于人一身气血的流畅运行，避免局部出现郁火或者长久不运动导致的正气虚弱。气血流畅运行是任何疾病的预防基础，对排尿而言尤其重要。运动时肺部的呼吸及皮肤排汗可以通调水道，使全身的水道流行顺畅。肺就像一个茶壶的盖子，只有盖子可以顺利地打开，下面的小便才可以顺畅地排出，这就是"提壶揭盖"，也就是通过宣肺可以通利小便。

但是要注意的是，不宜做过于强烈的运动，而是以轻中度有氧运动为好，尤其是肾脏出现严重疾病的情况下，过量的、过于激烈的运动会加重肾脏的负担从而加重病情。所以最好每天进行轻量的运动，如慢跑、羽毛球、乒乓球等，能有效地预防排尿出现异常。

2. 平衡的饮食

平衡的饮食对预防排尿出现异常也有很重要的意义，无论从"上火"角度讲还是从有碍脾肾角度讲，健康的饮食都是极其重要的。

首要的就是要多喝水，只有补充足够的水量，保持水道的通顺、全身气机的流畅，才可以把有害的物质排出体外。因为尿液的冲刷可以预防细菌从尿道上行进行感染，在无心脏病、无肾病的情况下，可以每天饮水2500毫升，达到预防的效果。

其次要注意少吃辛辣、油腻、生冷的食物，不正常的饮食很容易导致脾气的虚弱，脾气虚弱，运化无力，水液也会产生异常，排尿过程中就会出现不同程度的异常。

最后可以多吃一些有利尿作用的水果，例如苹果、菠萝、柠檬、橘子，这些水果中有维生素和天然抗氧化剂，可以增强机体的免疫功能，培养人的正气，吃水果对预防排尿异常有着极其重要的意义。

3. 良好的卫生习惯

注意日常生活的卫生，男性的外生殖器伸缩性大，分泌汗液较多，加之阴部通风差，容易藏污纳垢，局部细菌常会乘虚而入，这样就会导致前列腺炎等，所以每天应清洁包皮、阴茎，穿干净、宽松的棉内衣，防止细菌在尿道附近聚集。注意性生活时的卫生，性生活时的卫生对保持泌尿系统的健康有着十分重要的意义。每次同房都坚持冲洗外生殖器是很有必要的。性交完后15分钟内必须排尿，防止生殖系统和泌尿系统的交叉感染。

多进行温水浴，特别是在前列腺位置的体表进行热敷也可以促进局部血液循环，有利于缓解炎症。需要注意的是，热敷需要避免温度过高和距离睾丸过近，以防高温对生育能力产生影响。

4. 少憋尿

一定要少憋尿，一旦膀胱充盈有尿意，就应小便，憋尿时间过长对膀胱和前列腺很不利。比如在乘长途汽车之前，应先排空小便再乘车，途中若小便急则应向司机打招呼，下车排尿，千万不要硬憋。

5. 性生活频率适度

预防前列腺疾病，需要从青壮年起开始注意，关键是性生活要适度，既不纵欲也不要禁欲。如果性生活太频繁，会使前列腺长期处于充血状态，非常容易引起前列腺增大而出现尿不尽、尿等待等症状，而长期的禁欲也会导致前列腺液瘀积，炎性分泌物不能及时排泄，从而会加重炎症而出现尿频、尿痛等症状。因此，尤其要在性欲比较旺盛的青壮年时期，注意性生活频率适度，给予前列腺充分恢复和修整的时间。

6. 少饮酒

对于慢性前列腺炎来讲，饮酒是最常见也是最重要的不利因素之一。饮酒会导致前列腺组织充血，加重炎症反应。临床上不乏因为经常饮酒导致的前列腺炎迁延不愈的例子，啤酒和白酒是一样的，都对病情很不利，患有前列腺疾病的男性朋友不要给自己找借口，一定要戒酒。

六、中医辨证调理

中医讲究"辨证论治"，首先要做的就是区分疾病的虚实，因为只有区分好疾病的虚实，才能选择正确的保养和治疗方法，如果一个人本身就是一个湿热瘀积的状态，还一直大吃补药，岂不是越吃越严重。

排尿异常的主要表现有尿频、尿痛、尿黄等，现代医学认为是尿路刺激征，最常见的病因就是细菌感染，所以首先要做的就是判断这个疾病是否属于细菌感染的范围内，如果属于细菌感染，之后的治疗将会很有条理。

和其他能产生尿路刺激征的疾病相比，单纯尿路细菌感染一般无明显的全身症状，例如恶心、呕吐、高热、寒战等，可能会出现体温的略微升高，主要表现为尿频、尿急、尿痛、膀胱区不适及尿道烧灼感，如果此时起病较快，之前无肾病的病史的话，基本可以判断为单纯性尿路感染，可以进行针对性的治疗。

对于这类疾病可以用中西结合的方式来治疗，如果起病比较急，感觉痛苦难耐的话，可以先口服一些抗生素药物，例如头孢克肟、阿莫西林等，进行抗菌处理，如果同时感觉到有低烧或者疼痛比较剧烈时，可以口服一些布洛芬胶囊来退烧止痛。

如果病情不是特别紧急，可以忍耐的话，可以采用自我保养的方法来缓解症状。前文已经提到了一般养生方法，在遇到"上火"的症状时一定要多喝水，少吃辛辣，或者选用一些具有清热解毒、清利湿热功效的食物。相信这些大家已经耳熟能详了。

以上是一些大家日常生活中可以用到的养生小知识。虽然中医有说："精神内守，病安从来。"一个人有很好的养生和预防疾病的习惯的话是很难得病的，但是随着年龄的增长和压力的加大，人们还是不可避免地要遭遇一些小毛病，排尿出现问题是很常见的，出现了问题也不要紧张，一般都是一些比较常见的也比较容易解决的小毛病，只需要合理地采取一些必要的措施即可。即便是出现了一些前列腺前期症状，通过后期的养生保养是完全可以恢复的，一定要有信心并多加注意。

七、中医特色食疗

正所谓"谷肉果菜，食养尽之，无使过之，伤其正也"，下面简单介绍几种效果较好的药食同源的食材。

1. 薏苡仁

薏苡仁又被称作薏米，中医认为薏苡仁有利水渗湿的作用，可以利小便，健脾气。前面提到了脾胃的功能对排尿有着十分重要的意义，利小便也是预防排便异常的有效手段，薏苡仁就是十分适合这两者的一种食物。

2. 莲子心

莲子心具有去心火的作用，很多人在思虑过度耗费心神的时候，会导致邪火郁积，古人有言："心气若热，小便艰涩。心气积热，小便白赤。"如果一段时间内因为用脑过度或者压力过大，导致了小便赤黄，还伴有心烦、出汗、口干的症状时，莲子心就十分对症了。

3. 梨

情志不舒，暴怒伤肝，如果最近自我感觉心情不是很舒畅，容易生气着急，同时还伴有小便的短赤，很有可能是情志化火，肝火导致小便的异常。吃梨可以健脾滋阴，去肝火。

4. 丝瓜

丝瓜有清热凉血和利尿的作用。吃丝瓜能够吸收大量的水分，一方面能够补充身体水分，另一方面则是通过利尿把体内的毒素彻底地排出体外，这样对身体保健有非常大的帮助。

5. 冬瓜

冬瓜是一种解热利尿的理想食物，尤其是冬瓜皮有着很强的利尿作用。在日常生活中煮冬瓜汤对正常的小便很有帮助，注意一定要连着皮一起煮。

八、常见的养生穴位按摩

可以通过按摩穴位的方式疏通经络、通调水道来缓解尿频、尿急、尿不尽等症状。接下来为大家简单介绍几个可以在日常生活中自我按摩的穴位，这些穴位既可以起到预防疾病的作用，也可以在疾病发生之后起到一些简单的治疗作用。

1. 阴陵泉

【位置】位于小腿内侧，将腿弯曲90度，膝盖内侧凹陷处。

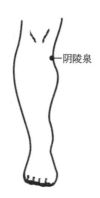

【方法】点按阴陵泉穴。每次左右腿各按摩60下，早晚各1次。

【功效】阴陵泉为脾经合穴，按摩此穴位可以强健脾气，通调水道，可增强膀胱的固摄力，治疗尿频尿急。

2. 太溪

【位置】位于足内踝（高点）后方与脚跟骨筋腱之间的凹陷处。

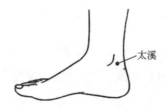

【方法】用左手拇指指腹按压右侧太溪穴，按压时先顺时针方向旋按20次，再按逆时针旋按20次，然后以相同的手法力度适中地按压左侧的太溪穴，每次按揉5分钟左右，每天2次。

【功效】太，大也。溪，溪流也。太溪名意为肾经水液在此形成较大的溪水。此穴位像是身体里溪流的汇聚之处，按摩此穴位可以使身体内的水气流行通顺，有利于排尿的顺利进行，也有助于缓解尿频。

3. 中极

【位置】体前正中线，脐下4寸。将耻骨和肚脐连线五等分，由下向上1/5处即为该穴。

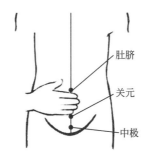

肚脐

关元

中极

【方法】使用艾灸器或艾灸条温和施灸，灸至局部红晕即可，建议每日一次，每次30分钟，待症状缓解即可停止，也可以局部按摩。

【功效】中极穴为膀胱之募穴，任脉足三阴经之会，是治疗泌尿生殖疾病最常用穴位之一。

《 第四节 》

夫妻生活力不从心

都说"男人四十一枝花"，然而在现代社会的巨大压力下，随着年龄的增长，男性的性能力逐渐衰退已经成了普遍现象，"性福"问题似乎已经成了中年男性的致命伤。

一部分人选择听之任之，随之而来的是夫妻矛盾增加，甚至出现婚姻危机，另一部分则选择开始养生保健之路，但是市场上的打着补肾益精、增强性功能的产品这么多，简直让人挑不过来，其中也掺杂着一些打着养生的旗号招摇撞骗的产品，到底该如何正确地面对性能力衰退问题，并解决它呢？接下来就带着大家一起逐步地了解它、攻克它。

一、性功能下降的主要表现

1. 阳痿

阳痿指阴茎不能勃起或勃起不坚，不能进行正常性交。引发阳痿的原因众多，或是器质性病变，或是精神因素。器质性病变引起的阳痿，表现为阴茎在任何时候都不勃起，而精神因素造成的阳痿，只是在性兴奋时或性交时阴茎不勃起，在平时或睡眠状态却有可能勃起。

2. 早泄

早泄指阴茎能勃起，但在性交时当阴茎插入阴道前或接触阴道后立即射精或射精过快，不能进行正常的性生活动。其实性交时射精早晚并没有一定标准，个体差异很大，即使是同一个人，在不同条件下射精快慢也有较大差别，因此正常人在性交时偶尔出现射精过早，并不是病态。只有经常射精过早，以致不能完成性交过程时，才能视为病理性的早泄，需要就医治疗。调查发现，大部分早泄的发生其实是心理因素在作怪，因为男方太过在意，精神过于紧张导致性交时间过短，所以大家首先要做的就是放松心情。

3. 遗精

遗精是指在无性交活动时发生的射精，需要注意的是，80%以上未婚青壮年都有遗精现象，不一定是病态，只有长时期频繁遗精才被视为疾病。遗精大多是精神因素或是过度手淫造成的。

4. 无性欲、性欲降低

性欲是指在一定条件刺激下产生的性兴奋和性交的欲望，是一个很复杂的概念，也没有一个统一的标准，往往是本人的判断。只有长时间在适当条件刺激下不能激起性欲，或在同样条件下出现性欲显著改变时，才能认为是不正常。在正常情况下，性欲会随着年龄、精神和疾病等诸多因素的影响而变化。因此无性欲、性欲降低不应一概都视为是性功能障碍，应该先审视自己最近精神状态，或是咨询心理医师。

二、简单有效的自我检查方法

在男性中似乎没有一个年龄层是不注意性功能的。这个特质会让男性之间互相比较、沟通，也会希望从异性那里得到的反馈来树立自己的信心。但随着年龄增长，慢慢会发现性功能大不如从前了，进而出现心理压力。可以经过一些简单的自我检查来了解自己是否还拥有雄风。

1. 观察自我勃起情况

年轻男性无论何时，只要出现性兴奋都具备勃起能力。中年后受到刺激勃起还需要一定时间，一旦勃起后就能进行正常的性行为，这属于正常情况。如果有时出现有勃起困难，则代表开始出现性功能下降，但问题不大。能勃起但不能持久或是出现早泄情况，说明性功能下降，需要开始注意。一般通过日常生活调节，加强锻炼，注意保健，强化心理调整可以改善。如果需要较长时间才能勃起或是勃起困难就建议就医治疗，查出问题及时解决。有一个简单的自测方法——邮票测验。

准备四张联孔未撕开的邮票，在阴茎疲软的状态下将四张邮票环绕阴茎体部，缠绕的松紧度要合适。将重叠部分粘住，使之形成一环后嘱受检者入睡。第二天清晨检查邮票联孔处是否撕裂，若撕裂表示有夜间阴茎勃起。

检查当晚不应喝酒或进行性生活，该方法需连续测量3个晚上。如果邮票不是从联孔处撕裂，而是从重叠粘贴处脱开，则影响了实验结果。此种方法可以检测夜间勃起的硬度，来判断是否是器质性病变所导致的阳痿，如果检测正常则不用担心，预后较为良好，如果连续多个夜晚检测邮票都不能撕裂，则预后较差。

2. 留意自己的性欲频率和产生方式

性欲充沛者每次性生活多主动产生，即使对方主动也能产生积极的性趣来尽情配合，这都是正常情况。如每次都是由对方主动引发，否则不会对性产生兴趣，可能开始提示性功能有问题，可以寻求心理医师和男科医师，采取适当的方法问题就可以解决。如在对方的诱导下也不动心或是无法产生反应，如无心理障碍就说明问题很严重了，必须找医师进行检查。

3. 关注自己对性的敏感性和关注度

性的敏感性和关注度可测定性生理和心理的健康状况。正常情况下，无论年龄多大，看到年轻漂亮的异性都会有所想象，或见到异性裸露的肌肤，会有不自觉接触的欲望，这种情况都属于正常。但出现遇到年轻漂亮异性或者异性与之亲近也无动于衷，或只能在交谈中感到快乐，从来不会产生性的想象，这就说明对性的感受力和敏感度开始变得迟钝，需要通过专业人员的检查和指导，或者进行专业的性兴奋程度的调节。

具体在判断时，还需要结合以下几点综合考虑。

（1）病程　如果要诊断为阳痿早泄，一定是一个长时间的疾病状态。偶尔的几次性生活不愉快完全有可能是短时间的压力大或者环境因素导致的。

（2）性经验　经验比较少或者长期没有性生活会导致敏感度的提升，在这种情况下是很容易出现性生活不愉快的现象的。

（3）年龄　男性性功能最强的时间一般在20～25岁，随着年龄的增长其性功能逐渐减弱，但因人而异。

（4）身体素质　如果过于肥胖，心肺功能低下，连正常的生活和运动都不能轻松地完成的话，如何谈和谐的性生活呢？

根据以上标准可以对自己的身体状况有一个大致的判断，如果认为自己的情况比较符合，则需要进一步加强认识和自我调理。

三、性功能下降的原因有哪些

导致性功能下降的原因有许多，除了上面提到的持续时间、经验、年龄和身体素质等，还有一些不良的生活习惯。只有找准病因，对症下药，疾病才会迎刃而解，药到病除。最常见的病因主要有以下几点。

1. 纵欲过度

最常见的病因就是纵欲过度。正常情况下应该根据自己的年龄和身体素质进行节制的性生活，纵欲过度会导致精气的损伤，短期的纵欲过度会导致气虚，气虚则不能良好地完成身体应该完成的功能，会出现多汗、劳累、嗜睡等现象；长期的纵欲过度会导致肾精的亏损，导致不可逆的损伤，可以感到腰膝酸软、耳鸣、盗汗等严重的身体不良症状。

值得一提的是男性的自慰，虽然说现代医学中认为自慰和性生活对身体而言是一样的，但是通过在临床的观察发现，相较于过度的性交，过度的自慰往往更容易带来早泄，这可能和自慰会形成不一样神经反馈有关。

2. 压力过大

压力过大和性功能障碍有着密不可分的关系。如果一段时间加班压力大，工作负担重的话，想必这个时候也很难进行愉悦的性生活。在中医的理论中，过大的压力会导致心火过盛，从而导致心肾不交，肾中的精气不能很好地收敛，很容易出现早泄。在现代医学的理论中，过大的压力会导致神经的兴奋性增加，会更容易导致早泄。

3. 吸烟饮酒

很多人会有疑问，抽烟和喝酒为什么会导致性功能障碍呢？事实上抽烟和喝酒对性功能的损害是巨大的，临床的调查研究发现，抽烟和喝酒的患者的性功能显著低于不抽烟不喝酒的患者。抽烟和喝酒会助长身体内湿热的产生，湿热无论是对阳痿还是早泄都是一个重要的病因，而且很难根除，影响很大，所以一定要戒烟戒酒。

4. 前列腺炎

人到中年，或多或少都有些前列腺的问题，有的时候发作，有的时候缓解。在前列腺炎发作的时候会对性功能产生极大的影响。对前列腺的保健可以参考本章第三节中对前列腺的保健知识，尤其要注意少勃起、少久坐。

5. 情绪不佳

有的人就是暴脾气，看不顺这个看不顺那个，其肝火在体内妄动，肆意破坏着身体的正常功能，对性功能影响也很大。

6. 不良饮食

不良的饮食往往是很多人忽视的一点。但事实上，在临床上通过脾胃来论治性功能障碍是很重要的一个治疗手段，胃气在正常的勃起中起到的重要作用是在最近才被中医学家发现的。古语有云："胃不和则寝不安。"现在不光是寝不安，性也不安，如果没有良好的饮食的话很容易出现阳痿的现象。

7. 过度熬夜

如果一个人没有纵欲过度的话，在日常的生活中，最容易损伤肾精的不良生活习惯就是熬夜。熬夜可以导致一个人肾精的大量亏虚，而且对大部分人来说，熬夜是一种习惯，一熬就是一年半载的，这种长期的不健康状态会导致身体机能整体的大幅度下降，性功能也不例外。

四、自我训练，提高性能力

性功能障碍是由多种因素引发的，治疗也需要采取综合方法，对患有器质性疾病的患者要积极治疗原发病，药物引起者要停用药物，若是心理障碍引发的，应积极寻求专业指导，无论哪种原因都不要讳疾忌医。除了专业的医疗意见，日常生活中也可以进行一些自我训练。

1. 渐进式训练法

在性爱过程中有意识地控制动作，最终建立想抽动就抽动，想停顿就停顿，想射精就射精的平衡控制能力，这个训练能使男性在性爱过程中消除紧张和激动的情绪。

2. 适度的性生活

虽然说任何年龄都不必回避性生活，但是也要量力而行，有所节制。特别是三十五岁以后更要有所节制，不然易发生前列腺炎、精囊炎，还易发生前列腺肥大，从而导致性功能障碍。

3. 足够的睡眠与休息

如果白天工作过于紧张繁忙，体力透支过大，晚上自然会感觉精疲力尽，会影响性生活质量或是感觉完全没有性趣。这时不要勉强为之，可以考虑先好好休息，将性生活安排在早晨醒来时。

4. 养成睡前温水洗澡的习惯

沐浴可以让情绪放松，消除白天的紧张，使身体适应夜间的植物神经调配，有助于提高性功能、改善睡眠。但浸泡时间过久可引起体力消耗，一般洗澡以10～20分钟为宜。

5. 走走"猫步"强肾健体

中医建议男性时不时像模特那样走走"猫步"，这除了能增强体质、缓解心理压力外，由于姿势上形成了一定幅度的扭胯，对人体私密处能起到一定程度的挤压和按摩作用，能达到强肾、增强性功能的作用。另外，扭胯不但可以使阴部肌肉保持张力，还能改善盆腔的血液循环，预防前列腺炎和减轻前列腺炎的症状。

五、中医对性的认识

"性"这个词来源已久，在东汉的《说文解字》中就说道："性，人之（阳）气，性善者也。"提到了"性"的重要性，指出了性是人体生命的本质，要正确地看待它。如果回溯人类文化的发展，可以发现"性"在其中起到了巨大的作用。《易经》中提到的阴阳八卦的基本符号就是阴和阳，分别对应着女和男。

我国古人从很早很早以前就开始研究"性"，中医把"性交的学问"称作"房中术"。早在《黄帝内经》中就有提到，但是还没有详细地进行深入探讨，后世的中医学家在《黄帝内经》的基础上一步步发展，发展出了各种各样的理论，完善了"房中术"的内容，形成了独特的体系。

时至今日，在临床上，这套理论不光没有过时，反而大放异彩，对现代医学仍有较大缺陷的男科部分有着异常好的疗效。接下来为大家介绍中医对男性正常性功能完成的这一个过程的认识。

中医认为正常性功能的完成需要有两个条件：功能的正常和肾精的充沛。

首先来说一下肾精的充沛，这个精当然不是指现代医学中的精子，而是指人体生命之本源，是人最基本最核心的物质基础，藏于肾中。精气虚弱，则生命衰败，精气旺盛，则生命力充沛。肾精是由父母的阴阳之气结合而转化的先天之精而来的，从出生的那刻开始就存在于肾中，不会增多，只会慢慢损耗。如果一段时间对身体透支过度，就会导致肾精的亏损，导致不可逆的身体素质的倒退。

肾精是身体最精华的部分，在一般情况下受着五脏六腑的养护，流失很慢。倘若某一个脏腑的功能失调十分严重，或者整个身体的功能受到了很大的打击，那么肾精也会受到一定的损伤。例如天天节食的人，其脾胃之气必定会严重受损，脾气就不能很好地滋润肾精，肾精也会受到损伤，其对性功能也一定有所影响。肾精的受损是慢慢造成的，短期内很难缓解，需要慢慢地调理。受损不严重的可以通过保养来恢复到正常，如若受损严重则会导致终身的不可逆影响。

说完了肾精的充沛，接下来谈一下功能的正常。功能的正常是泛指除了肾精充沛之外的其他的脏腑和经络功能的正常。这种功能的正常十分好理解，人的五脏六腑是一个复杂的网络系统，某一个脏腑的功能在一段时间的不正常会影响全身功能的正常运行，性功能也不例外，无论是心气、脾气、肝气还是胆气，都会对性功能产生影响。这类影响一般是短期的影响，而且有着明显的诱因，相对而言比较好解决，疗程也较短。

举一个很简单的例子，如果一段时间一个人心情十分烦躁，有的时候甚至能气得"肝"疼，他的肝气就会十分旺盛，肝火会逼迫肾精，让肾精不能好好地待在肾内，就会出现早泄的症状。这种就叫功能的不正常，一般不会有太大的影响，不必太过于有负担。当然，如果一个人的功能长期失调，也会导致身体物质基础的亏损，从而转为慢性的、绵延难愈的疾病。

《医学启源·内经》主治备药中曰："一阴一阳之谓道，偏阴偏阳之谓疾。"《黄帝内经》中曰："两者不和，若春无秋，若冬无夏。因而和之，是谓圣度。"在中医的看法中，性的地位是十分高的。正常的、合理的性生活是一个人生命长久的必要条件。引用李鹏飞《三元参赞延寿书》中的话来给大家总结一下古代中医对性的看法："欲不可绝、欲不可早、欲不可纵、欲不可强、欲有所忌、欲有所避。"

六、如何防治阳痿、早泄

大部分性功能障碍的出现都是心理因素和短时间的社会因素导致的，如果此时过于着急，加重心理负担，不但不利于症状的缓解，甚至可能会加重疾病的进一步发展。

如果在一段时间的自我调节之后发现仍然还有一些不满意的情况的话，就应稍加注意一下。当然了，大部分的情况是可以通过调理来完全解决的。大家千万不要过于担心，也不可太过掉以轻心，认为可以通过一些轻松的手段完全不费力气来解决。病急乱投医，服用一些小广告上所说的三无药品或者去资质不全的医院做一些手术，对疾病的预后和发展都是没有任何好处的。

无论是早泄、阳痿，还是其他的性功能障碍，如果症状比较重，持续的时间较长，情况较为严重，首先要做的就是到医院，对身体的泌尿系统和生殖系统进行一个系统的检查，同时也可以对内分泌的情况进行一个筛查。前文提到过，引起这种症状出现的最常见的原因之一，就是泌尿生殖系统的感染和炎症，例如尿道炎、前列腺炎等，首先要排除这些情况。如果是感染或炎症比较严重的话，建议配合医院医师，积极进行抗感染消炎治疗，之后再进行自我养生调节，这是最好的治疗流程。

如果症状不严重，持续时间比较短的话，可以尝试着通过一些简单的中医养生功法来进行康复，再视情况看是否需要进行就医。因为现代医学对早泄和阳痿治疗的局限性都很大，最常见的治疗方法就是心理辅导和药物治疗，但是现代医学还没有发现能够根治阳痿或者早泄的药物，都是通过服用短效药来达到治疗的作用。这种手段不光治愈率较低，而且副作用较大，价格昂贵，不是特别推荐。

中医对阳痿和早泄的治疗有着得天独厚的优势，不光是疗效良好，而且副作用较小，易于接受。大部分人对早泄的认知都停留在肾虚的水平，但是事实上早泄的原因有许多，首先要对自己属于哪一个类型进行精准定义，之后才可以进行治疗。

中医对阳痿早泄的治疗方法有多种，包括药物、食疗、针灸推拿、养生功法等，不同方法的优势和适应证也不同，接下来为大家逐一介绍。

七、选择合适的中成药

1. 肾虚型——地黄丸系列

阳痿也好，早泄也好，最常见的就是肾虚型，而肾虚最常用的中成药就是地黄丸系列，包括六味地黄丸和金匮肾气丸。不过二者在选用时有所不同，六味地黄丸适合于肾阴虚的人，而金匮肾气丸是在地黄丸的基础上加了桂枝和附子两味温热的药，适合肾阳虚的人。如果阴虚和阳虚的症状都比较明显的话，推荐五子衍宗丸配合六味地黄丸治疗。相对来说，阳痿多见于肾阳虚，早泄多见于阴虚相火妄动。

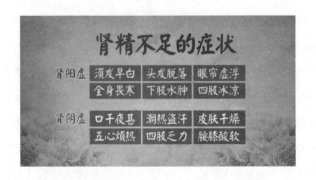

2. 脾虚型——人参健脾丸

人参健脾丸是著名的健脾的中成药，适合脾胃虚弱，不能收敛所引起的早泄患者。如果患者出现了较为明显的肢体疲倦、消化不良、腹胀水肿等现象，可以考虑吃人参健脾丸来健脾。人参健脾丸不但有利于脾胃功能的恢复，还可以针对性地治疗早泄。

3. 湿热型——龙胆泻肝丸

龙胆泻肝丸是常见的清湿热、泻肝火的中成药，适合湿热下注类型的早泄。湿热下注常见于前文提到过的伴有慢性前列腺炎、尿道炎、睾丸炎等情况的人，多伴有会阴胀痛、尿涩痛、外阴部出汗较多、阴囊潮湿、口干口苦、痘痘多、脸油的症状。这种患者可以通过龙胆泻肝丸调理。需要注意的是，此药比较寒凉，吃完之后可能会肠胃不适。而且这个药针对性比较强，首先要判断好自己真的是湿热类型的患者才可以吃，不然可能会导致症状的进一步加重。

4. 肝郁型——柴胡疏肝散

柴胡疏肝散是疏肝解郁的一种中成药，可以起到放松心情，调理气在人体内运转的作用。阳痿很常见的一种情况就是气的运行发生了改变，气不能提升起来，气不升，则阳不举。柴胡疏肝散适用于心情比较郁闷，长时间处于亚健康状态所导致的短时间阳痿。逍遥丸适用于心情烦闷伴随肠胃消化不良的状态。

5. 血瘀型——血府逐瘀口服液

身体内气血瘀滞，导致气不能很好地在体内流行，从而导致勃起功能的障碍，血府逐瘀汤疗效良好。血府逐瘀口服液是血府逐瘀汤的中成药，可以起到通络兴阳的作用，适用于会阴胀痛、阴茎部坠痛、局部青紫、面色晦暗的患者。

八、食疗保健

1. 淫羊藿酒

【材料】淫羊藿60克，白酒500毫升，鹿茸3克。

【做法】密封后浸泡半月之后饮用，每日早晚各1次，每次1盅。

【功效】淫羊藿和鹿茸是大补之品，和酒配合可以更好地被人体所吸收。该食疗适用于身体虚弱的患者，可以达到补肾壮阳的作用。

2. 腐竹皮白果粥

【材料】白果12克，腐竹皮适量，大米适量。

【做法】自行调味。

【功效】白果有收涩的作用，同时现代研究也发现白果可以促进供血，改善衰老等，是现代医学中理想的疗法食物。腐竹白果粥性味平和，适用于所有类型的早泄调理。

3. 河虾炒韭菜

【做法】河虾和韭菜适量，用素油烹饪，辅以黄酒，自行调味。

【功效】海鲜和河鲜中含有大量的锌，锌是人正常生殖功能的必备营养元素，韭菜有着很强的壮阳作用，在现代研究中发现韭菜有着抗氧化等养生作用，河虾炒韭菜适用于较为劳累的患者，可以有效地补充患者的"油箱"，提供源源不断的"动力"。

4. 泥鳅炖豆腐

【做法】泥鳅去内脏洗净，豆腐整块放入锅中后放入泥鳅，调味后加料酒炖至五成熟。食用后饮汤。

【功效】泥鳅在中医中是很好的治疗早泄的一味药物，泥鳅炖豆腐可以很好地补充人的气血，并且通经活络，起到多重功效，此食物作用比较强大，不建议经常食用。

5. 川断杜仲煲猪尾

【材料】川断15克，杜仲15克（布包），猪尾适量，姜、料酒、酱油、盐各适量。

【做法】将猪尾去毛洗净，加川断、杜仲、水、姜、料酒、酱油，武火煮沸，文火炖至猪尾烂，加盐少许。食猪尾饮汤，一次服完。每周1次，连用1月。

【功效】能补肾气而兴阳道，用于肾虚阳痿。

6. 当归牛尾汤

【材料】当归30克，牛尾1条，盐少许。

【做法】将牛尾去毛洗净，切成小段，与当归同锅加水煮，后下调料，饮汤吃牛尾。

【功效】用于肾虚阳痿。

7. 附片炖狗肉

【材料】熟附片30克，生姜150克，狗肉适量，生姜、葱、蒜适量。

【做法】先煎熬附片2小时，然后放入狗肉、生姜、葱、蒜，一同下锅炖烂，可分多次服食。

【功效】用于阳虚阳痿。

8. 北芪杞子炖子鸽

【材料】北黄芪30克，枸杞子30克，嫩鸽子1只。

【做法】将鸽子烫去毛及内脏，加水，三物同煮至鸽肉熟，调味食鸽肉、枸杞子，饮汤。每周2次，连服3周。

【功效】适用于中气不足的阳痿。

　　以上都是一些常见的有补身体作用的食疗方法，大家可以自行斟酌食用，不可过于频繁。

九、穴位保健

可参见视频16：穴位保健提高性功能。

视频16

中年男人食疗养生与穴位按摩

这里教给大家一些与性功能密切相关的穴位，可供大家在日常生活中自我点按，但是点按的效果比较局限，需要长期坚持。另外，可以在这些穴位处进行艾灸，艾灸可以鼓舞人体的阳气，温通经络，对肾阳虚型的阳痿或者早泄都可以起到明显的作用。

1. 肾俞

【位置】与命门穴、神阙穴（肚脐）在同一水平。位于背部，命门穴旁开1.5寸。

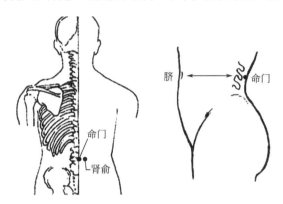

【方法】每天散步时以手握空拳，边走边拍打肾俞穴，每次拍打30～50次。

【功效】肾俞穴归属于足太阳膀胱经，主治遗精、遗尿、阳痿、早泄等疾病，可补益肾气，是一个保健要穴。

2. 关元

【位置】位于脐下3寸处。

【方法】每天温灸3～5分钟。

【功效】关元穴对泌尿生殖系统疾病疗效很好，有强肾壮阳，增加男性性功能的功效。长期坚持使用，效果显著。可以用艾灸盒配合进行艾灸，同时艾灸气海、关元、中极三个穴位，效果更佳。

3. 气海

【位置】在下腹部，前正中线上，当脐下1.5寸，肚脐与关元穴连线的中点。

【方法】每日艾灸3～5分钟。

【功效】主治遗精、阳痿、遗尿等疾病，是临床中常用于男子性功能障碍的穴位，也有很强的补肾作用。

4. 中极

【位置】人体前正中线肚脐下方4寸。将耻骨和肚脐连线五等分，由下向上1/5处即为该穴。

【方法】气海、关元和中极的位置相近，推荐用艾灸盒一起艾灸，起到效果加倍的作用。

【功效】系足三阴、任脉之会，膀胱之募穴，是治疗泌尿生殖疾病常用穴位之一。

5. 太冲

【位置】在足背第1、第2跖骨间，跖骨底结合部前方的凹陷中，在穴位位置可以摸到血管的跳动。

【方法】每日按揉5~10分钟。

【功效】太冲属足厥阴肝经，可疏肝理气，适合情绪因素引起的性功能障碍。

6. 太溪

【位置】位于足内侧，脚的内踝与跟腱之间的凹陷处。

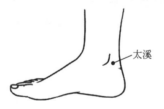

【方法】每日按揉5~10分钟。

【功效】太溪穴是足少阴肾经的原穴，对性功能障碍能起到一定的治疗作用。

7. 三阴交

【位置】位于小腿内测，足内踝骨上方3寸，胫骨内侧的后方的凹陷处。

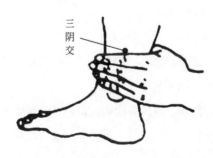

【方法】建议每日艾灸3 ~ 5分钟。

【功效】为足太阴脾经常用腧穴之一，为足三阴经的交会穴。男性按揉此穴可治疗遗精、阳痿、阴茎痛等，是治疗男子性功能障碍的重要穴位。

8. 京门

【位置】位于侧腰部，第12肋骨也就是最后一根肋骨游离端的下方。

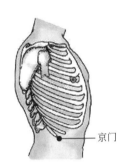

——京门

【方法】每日艾灸5 ~ 10分钟为宜。

【功效】京门，别名气府、气俞，属足少阳胆经。肾之募穴。艾灸此处有着益气壮阳、健脾通淋、温阳益肾的作用。

十、提肛和深蹲

现代医学临床试验明确证实提肛和深蹲有着极其明显的促进勃起的效果。其原理在于这两个动作都可以刺激到阴茎部的PC肌（耻尾肌），这块肌肉是用来管理勃起和日常排尿的，当对PC肌的锻炼达到一定程度之后，可以使PC肌更加发达，从而使勃起功能更加强健。

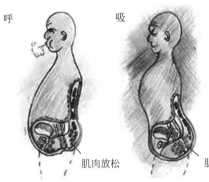

呼　　　吸

肌肉放松　　　肌肉收缩上提

1. 提肛

假装您正在小便，然后通过快速的肌肉收缩停止排尿。这个过程中，您用于停止膀胱排尿的肌肉就是PC肌。单次收缩到不能坚持为止，再次重复收缩，每日10分钟，不可过多，过多会导致便秘。

2. 深蹲

可参见视频17：深蹲促进性功能。

中心线

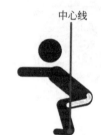

重心置脚跟，更好后蹲，感受臀部发力

视频17

双脚分开略比臀宽，脚尖自然向外，像平时站立时那样。双手交叉放在后脑勺上或者向前伸直，目视前方，挺胸，身体重心落在双脚脚后跟上。蹲下，让大腿和膝盖的夹角接近90度，膝盖不可以过度前屈，然后脚后跟用力推动身体回到起始姿势，这样算完整的1次深蹲。

坚持锻炼可以达到很好的效果。当然也一定不要忘记了对人整体功能的锻炼，如多跑步、打篮球、打羽毛球等。

十一、心态很重要

性功能下降是一个因长期损耗形成的问题，因此调理也需要花一定的时间。治疗不要求急，越是缓和的疗法其副作用越小，吸收越好，后期的治疗效果也越令人满意，在避免不良的习惯之后好好保养，通过中成药、食疗、推拿等方法可以缓解一部分症状，从而改善心情，建立恢复的信心，更进一步地促进疗效，从而痊愈。

十二、性功能相关的常识

除了对早泄和阳痿的针对性预防和治疗，还想给大家简单介绍一些广泛的关于性功能方面的常识，本质上是希望大家少走弯路，保护好自己的身体，有一个强健的体魄和快乐的家庭。

首先是对性功能障碍的认识，其最重要的一点是内心的改变，一定要正确地认识性，如果内心过于龌龊，脑中无时无刻不在想着这些，会很不利于性功能的保健，这也是自慰的时候会导致阳痿和早泄形成的原因。通过临床观察可以发现，对待生活的态度良好的人发生性功能障碍的概率远远低于对生活埋怨较大的人，不难发现一个人的世界观和生命观对其性功能的影响。

然后想给大家讲一下性功能的唯物观念，不要把性功能过于神话，其本质上也只是人的一个生理功能罢了，只是目前现代医学还没有对其机制研究透彻，但是并不是说对性功能的保健和治疗多么神奇，一定要理性看待市面上的各种保健产品，避免被骗。

市面上销售的比较常见的的确有效的产品分为几类，中成药类、营养元素类和类药品类。

第一类是中成药。如果不是有典型症状产生还是少吃中成药，毕竟是药三分毒，还是多多少少会对身体产生一些损伤，当然有了症状之后，在医师指导下合理服用中成药的效果的确不错。

第二类是营养元素类。常见的营养元素中对性功能很重要的有几个，分别是维生素E、精氨酸和锌。吃海鲜壮阳的一个很大原因是其中含锌量大，但是这几种营养素都不可以过量食用，建议根据说明书食用。

第三类是类药品类。这种保健品效果最强，但是会产生一定的副作用，如果最近身体状况不是很好，可以食用一部分建立信心，逐渐停吃，因副作用较大，不宜久吃。

最后想和大家简略讲一下现代医学对早泄和阳痿的治疗药物。现代医学对早泄和阳痿的针对性药物已经更新了好几代，从大家熟悉的"伟哥"到现在一代一代的更迭，药物的副作用已经很小，但是其治标不治本，如果发现自己没有器质性的疾病，希望能给自己建立信心的话可以进行短期少量的服用，但是不建议长期吃，因长期吃对身体的损害还是较大的，经济负担也较大。

性是人类生活中永远不可能避开的话题，是人类从古至今的生活中必不可少的一部分，和谐的性生活可以使一个人处于良好的社会关系和精神状态中。然而现代社会的环境和生活场景的更迭会导致种种情况的产生，在这种情况下要注意以下几点。第一点是正确地看待症状的产生，不要乱求医；第二点是积极地进行锻炼，以良好心态来面对，这是最重要的一部分；第三点是保持良好的生活习惯，进行一定的药物干预。放轻松，这类疾病是可以康复的。

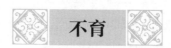

《 第五节 》
不育

曾经的中医男科是以治阳痿、早泄等为主，但是随着时间的推移，国家二胎政策的放开，目前以不育为主要诉求的患者越来越多，某些情况下甚至成了男科门诊的主要患者群，足以证明当下社会正面临男性生育能力下降的危机。

一、什么算不育

不孕不育症，指成年男女同居一年以上，性生活正常，没有使用任何避孕药具，没有出现怀孕情况的症状。近年来，随着人们对人类生殖认识的提高和男性科学研究的迅速发展，男性不育的检测率逐渐提高，引起了医学界的高度重视。

男性不育症的病因复杂，许多疾病和因素都可以导致男性不育。根据精液检查结果大致可归为无精子症、精子减少症、死精子症、弱精子症、精子畸形症、精子自身免疫等。因为男性不育的影响因素很多，往往很难直接判断真正导致疾病的因素，加大了医师诊断的难度，就对患者自行调节症状的能力提出了更高的要求，患者需要自己注意作息节奏、饮食结构等。

二、自我排查

若是男性朋友怀疑自己是不育症，首先要避免不必要的担心和恐慌。要先对自己的身体状况进行大致的排查，有些情况可能是因为伴侣的身体状态，或自身服药，自身现有疾病的影响，并不需要太大担心，对症治疗即可。若自我排查没有发现明显诱因，则需要至医院进行治疗，同时自己要加强注意，保持身体的良好状态。

在自我排查的过程中，需要注意以下几点。

（1）射精时是否有疼痛。

（2）射精是否困难。

（3）精液的量、状态、颜色是否正常。

（4）服用的药物是否有副作用。

（5）生殖器附近是否有疼痛。

（6）小便状态是否有异常，尿频、尿急、尿痛、尿黄等现象是否出现。

（7）是否有精索静脉曲张。

（8）勃起功能是否正常，性生活是否和谐。

很多因素都会与男性不育症有关，若能自我排查到有关因素，可至医院进行咨询，进行根本性的治疗。但往往很多人都没有出现明显的诱因，导致诊断难度升高。因为诊断的难度高，使得现代医学很多情况下并不能简单地通过内科治疗或外科手术治疗治愈男性不育症，有时又因为没有异常指标，导致无从下手，患者往往感到十分绝望。中医药在男性不育症的治疗中有着极大的优势，中医通过对身体全身状态的调理，推动身体的健康平衡慢慢发展，扶持正气，慢慢恢复机体应有的正常功能，从而达到治愈疾病的效果，在临床上疗效显著。

三、精液质量自我判断

男性往往能从精液的状态判断泌尿生殖系统的状态。可以通过判断自己精液的多少、颜色、气味、形态，对一些常见疾病进行排查，进行自我保健。

1. 看量

这里提到的多少是指一次排精射出的精液体积，与射精频度负相关，正常量应为1.5～8毫升，如果一次射精量多于8毫升则为精液过多，若总量少于1.5毫升（5～7日内没有性生活），则为精液量少，精液量过多或过少均容易导致不育。

2. 看颜色

正常精液的颜色是灰白色或略带黄色，排出体外后逐渐液化，液化后呈现半透明的乳白色，久未射精者可略显浅黄色。如果精液出现黄绿色，则表示男性的生殖系统可能出现了感染，常见的有前列腺炎和精囊炎，如果精液呈鲜红色或暗红色，则怀疑有血精，需到医院进行详细检查。

3. 闻气味

精液的气味是由前列腺液产生的，正常呈腥臭味或淡腥味，精液的气味与食物的营养结构有着密切关系，若前列腺内分泌功能受损时，精液可能会出现奇怪的气味或缺乏精液应有的正常气味。

4. 看液化

精液应该有着特殊的状态，刚射出的精子呈稠厚胶冻的状态，一般5～30分钟内精子就会液化，成为一种稀薄透明类似水的状态。液化后的精子在轻轻提起后会形成精液丝，如果精液正常，则精液丝长度应小于2厘米，否则视为异常。液化后的精子才能完成正常的男性生殖功能，若精子超过1小时仍然不呈液状，则为精子不液化。

四、若是不如意，我该怎么办

如果出现了不育症，一定要重视起来，尽早到医院进行检查，在专业医师的指导下进行诊断和治疗，除了遵守医嘱、配合治疗之外，还要在日常生活中积极调整自己的身体状态，一部分的男性不育症，通过自己对身体状态的调节，适当的自我保健，可以达到很好的配合治疗效果。

中医对男性不育症有着独特的见解，一般认为是多重病因综合作用的结果，但根本原因在肝肾，特别是肾。肾气充则精满，精子活力良好，若有肾虚的状况，则可进而形成不育症。中医治疗男性不育症以治疗肾虚为主，同时根据患者的不同身体状态或体质，配合以活血化瘀、清热利湿、健脾养胃等药物，对患者进行治疗。

在患者的自我调节过程中，食疗是十分重要的一个环节。营养状态是对机体生育功能影响十分大的因素，合格精子的产生依赖于多种营养元素，只有适量补充体内必需的营养元素，才能保证机体生殖功能的正常，预防不育症的发生。对不育症的朋友，有以下饮食建议。

多食用动物内脏。动物内脏中含有较多的胆固醇，而胆固醇是合成性激素的重要原料，动物内脏中还含有10%左右的肾上腺皮质激素和性激素，两者能促进体内生殖细胞的分裂与成熟。因此，适量食用动物内脏，有利于体内雄激素的分泌，促进男子生殖功能的恢复。

多食用富含精氨酸的食物。精氨酸是精子组成的必要成分，鳝鱼、鲶鱼、泥鳅、海参、墨鱼、章鱼、紫菜等食物都含有大量的精氨酸，大部分海鲜产品精氨酸含量较高，这类食物有助于精子的形成和质量的改善，宜适量食用。

多食用含锌量高的食物。锌是保证男子性功能与生殖功能的重要元素，体内锌含量不足时会导致勃起功能障碍和精子活性降低等生殖功能障碍，锌对男子生殖系统的正常结构和功能维持必不可少，所以宜适量食用富含锌的食物，如牡蛎、牛肉、鸡肉、肝、蛋黄、花生米等。

多食用含钙的产品。钙离子能刺激精子的成熟，也是体内重要的元素，与男子的生殖功能有着重要关系，所以应适量食用如虾皮、咸鸭蛋、蛋黄、大豆、海带等食物。

五、食疗助育

介绍完一些常见的营养学建议，接下来就具体给大家推荐几个与男性不育症有关的食疗方作为参考。

1.补精糊

【做法】取芡实粉30克，核桃仁15克，红枣5～7枚，白糖适量。将芡实粉用凉开水打糊，放入沸水中搅拌，再拌入核桃仁、红枣肉，煮熟成糊，加白糖调味。不拘时服用。

2.滋肾营养粥

【做法】取核桃仁50克，枸杞子15克，粳米100克。将核桃仁捣碎，与淘洗干净的粳米、枸杞子一同入锅，加1000毫升水，用大火烧开后转用小火熬煮成稀粥。

3. 鳖肉银耳汤

【做法】取鳖1只，银耳15克，盐、姜适量。将鳖宰杀制净、切块；银耳水发，与鳖肉、姜同炖，熟后加盐调味。食鳖肉、银耳，饮汤，每日1剂，连用5～7天。

【功效】滋阴降火。适用于精液不液化所致的不育症。

4. 狗脊狗肉汤

【做法】取狗脊、金樱子、枸杞子各15克，瘦狗肉200克。将狗肉洗净切块，同狗脊、金樱子、枸杞子一起下锅，加水适量，炖40分钟即可。食肉、饮汤。

【功效】补肾壮阳。可辅治不育症，常服效佳。

日常食用以上推荐的食疗方，可以保证体内的营养均衡。现代生活节奏越来越快，很多人往往不能保证自己每顿食物的营养均衡，在这种情况下，可以在医师的指导下适量服用一些男性保健品，如锌片、精氨酸片、钙片、复合维生素片，这对男性生殖功能的保健也有明显的作用。

六、千万小心这些"灾害"

除了食疗之外，一定要避免一些不良的生活习惯，其中很多习惯会与不育症的发生密切相关，会对身体产生很大影响，可以说是身体的"灾害"。

1. 长期大量抽烟、喝酒

长期大量抽烟、喝酒对身体的危害是非常大的，特别是对生育系统。男人过量饮酒和吸烟，可致睾丸的功能低下，影响精子的生成。

2. 精神抑郁、过度疲劳、压力过大

长期精神紧张、抑郁对男性生育的影响一直都很大；而且熬夜、过度疲劳都会导致男性抵抗力下降，影响男性生精功能和其他性功能。

3. 长期热水浴、洗桑拿

睾丸产生精子需要比正常体温37℃低1～1.5℃的环境。长期或经常处于高温环境下，会使男性的精子质量下降。因此，过频、过久的热水浴对男性是不适宜

的。每周1 ~ 2次时间不太长的热水浴，并没有什么关系。

4. 营养不良

精子的产生需要原料，因此生精功能和营养水平密切相关。而偏食的人常容易发生某些营养的缺乏。

5. 过多地骑自行车、摩托车等

这往往使前列腺和其他附性腺受到慢性劳损和充血，影响它们的功能及加重慢性炎症，影响生育力。

6. 长期服用药物

特别是一些治疗肿瘤、癌症的化学药物对生育能力影响很大，还有一些慢性病的药物也会影响生育，如果考虑到生育，一定要咨询医师更换药物或戒除药物。

7. 运动量过大

过于激烈的运动，会破坏体内激素的分泌，限制精液分泌。

七、养生穴位学一学

避免一些不适当的生活习惯，可以预防不育症的发生，如果已经发生不育症，那么改变生活习惯，甚至可以改善身体状况，治愈疾病。在中医对不育症的治疗过程中，穴位治疗是十分重要的一个手段，通过对一些穴位的刺激，可以调节体内平衡，起到强身健体的作用。下面给大家介绍几个与生殖功能有关的穴位，方便自己在家进行自我治疗。

1. 足三里

【位置】位于膝关节髌骨下，髌骨韧带外侧凹陷中，即外膝眼直下四横指处。

【功效】足三里是一个能防治多种疾病、强身健体的重要穴位。它具有调理脾胃、补中益气、补肾壮阳的作用，可以用以治疗男性阳

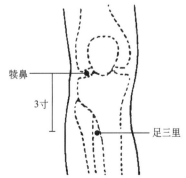

痿、早泄。

2. 气海

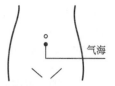

气海

【位置】位于下腹部前正中线上，脐中下1.5寸。

【功效】具有益气助阳的作用，可以用来治疗遗尿、阳痿、遗精、滑精及神经衰弱等。

3. 关元

【位置】在下腹部前正中线上，脐中下3寸。

【功效】具有益气补中、温肾健脾的作用，可以治疗男子性功能低下、早泄以及食欲不振、体倦乏力等症。

4. 中极

【位置】在下腹部前正中线上，脐中下4寸。

【功效】具有益气温阳、摄精止遗的作用，可以治疗性功能低下、阳痿、遗尿等症。

以上穴位可用于在家自我艾灸治疗，每穴每次艾灸5～10分钟，1天1次。但艾灸方法不适用于体内火较大的患者，平素易起痘、上火、尿道感染、阴囊潮湿等的患者不适用艾灸。

八、总结

男性不育症是十分复杂的一种疾病，无论是西医还是中医，对男性不育症的治疗手段均较为有限。在进行自我保健之前，首先要对自己的身体状态进行初步盘查，到专业医院进行详细检查，若可以查到明显的病因，可以针对治疗，在医师的指导下进行治疗，并遵循医嘱，自行保健。若并不能查到明显的病因，为身体状态的失衡，则需要对自己的生活状态进行反思，形成良好的生活习惯。营养结构对男性不育症的恢复有着很重要的意义。保证良好的营养结构，摄入适量的营养元素，对男性不育症的治疗至关重要。

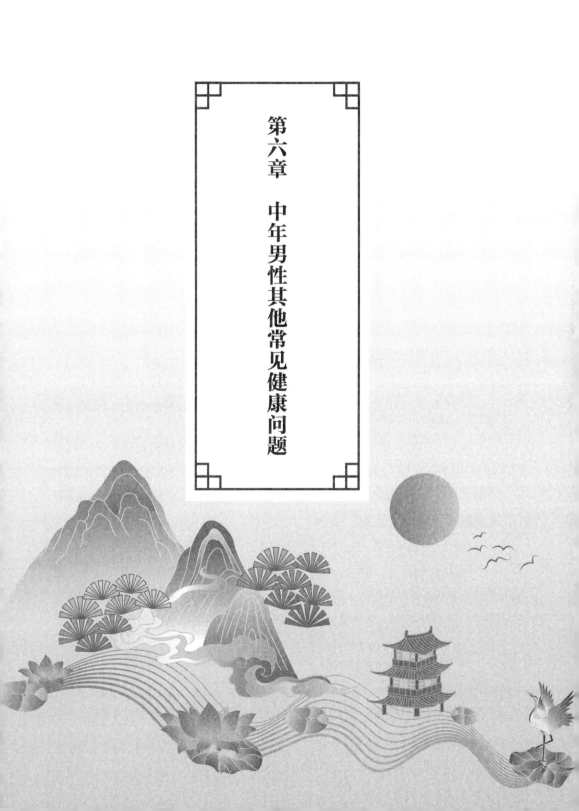

第六章　中年男性其他常见健康问题

聪明"绝顶"

随着千禧少年们陆续踏入大学校园，90后已经开始对着镜子回忆青春，80后举着毕业照谈论着当年的女同学，70后也熬到了大叔、大爷的资历。曾经浓密的黑发仿佛浪潮般退去，留下的是逐年后撤的发际线，昔日任意撩拨的发丝，变成了手中所剩无几的碎发。曾几何时，遇到发量稀疏的男性还要夸赞句"贵人不顶重发"。不知道大家还有没有印象，在一年春晚的小品中有这样一句台词："每一个成功男人，都有一个锃光瓦亮的脑门儿。"然而现代社会中，脱发烦恼，已然成为现代人们的隐痛，并引起大家的广泛关注。

一、正常掉发还是脱发

面对这"三千烦恼丝"，无论学生党还是上班族一直碎念："我天天脱发。"脱发与正常掉发如何区分？

其实，正常人约有10万根头发，其中85%～90%都处在生长期，其他10%～15%处于休止期或退行期，每天自然脱落头发100根以内均属生理性脱发，不必紧张。而当连续两三个月平均每天掉发超过100根，并引起头发稀疏，则需要引起重视，警惕有可能是要"绝顶"了。

此外，还可以通过"拉发实验"来初步进行自我诊断，具体如何操作呢？在5天不洗发的情况下，用拇指和食指拉起一小束毛发，大约五六十根，然后用轻力顺毛干向发梢方向滑动。计数拔下的毛发数，如果超过6根表明有活动性脱发；少于6根则属于正常生理性脱发。当判断为病理性脱发时，应及时寻求医师帮助。

二、男子脱发为哪般

很多男性脱发患者在没有判断清楚自己脱发原因的情况下使用民间偏方，不仅延误了治疗时机，甚者还加重了病情。所以只有判断清楚脱发原因，才能对症下药，采取合理的治疗方案。

1. 脂溢性脱发

脂溢性脱发，又称雄激素性脱发，中医称"发蛀脱发""蛀发癣"。在我国，脂溢性脱发发病率约为21.3%，约占所有脱发类型的90%，以长期脑力劳动者高发，文化程度越高发生脂溢性脱发的概率越大。其主要表现为头发多油、多屑、明显瘙痒感，好发于额颞区和头顶部，前额发际后移，有些人可见到发丝逐渐变细，色泽变淡以至脱落。

脂溢性脱发是否发生主要受到遗传和内分泌失调两大因素影响。

（1）遗传因素　遗传几乎对脱发的发生起决定作用。有临床观察表明，如果父母均脱发，后代中男孩脱发概率为100%，后代中女孩脱发概率为75%。解放军总医院第一附属医院烧伤整形科毛发移植中心对393例患者进行统计分析，得出结论，应该在25岁之前对该类脱发进行早期干预和控制，并且脂溢性脱发受父系遗传更明显。

（2）内分泌因素　睾酮是男性体内主要的雄激素，经生物效应转化为二氢睾酮，该物质是"毛囊杀手"，导致毛囊退化，头发生长期缩短，毛发变细变软，提前进入休止期而脱落，最终一片荒芜，形成永久性脱发。

因此，早期诊断及治疗非常重要。皮肤科医师对此常常采取口服及外用联合治疗的方法。

2. 引起脱发的其他因素

其他诸如情绪波动、营养摄入不足、季节干燥等，也是引起脱发的原因。当代人生活节奏快、压力大，往往会引起情绪失衡，引起脱发，大量脱发反过来引起抑郁焦虑，形成恶性循环。另外有一些人，为了保持身材，节食或者减肥引起营养失衡，包括缺铁、锌、维生素、蛋白质。有研究表明，节食2～4个月后常常发生脱发现象。人们常说的"鬼剃头""斑秃"，即患者常常在理发时被发现的头发少了一块，多与个人免疫功能或者精神压力大相关。往往需要求助医师进行规范化的治疗。当出现非正常的脱发时，及早地寻求医师正常的诊断及治疗是最为重要的。

小小的脱发有大大的学问，不同类型的脱发治疗方法也不同，有经验的医师会在接诊时予以充分的考虑与评估，揪出致病的元凶，避免不必要的检查和治疗。由于脱发是慢性疾病，所以及时复诊遵从医嘱也很重要。

三、男性脱发避免走入哪些误区

不少脱发患者对脱发认识不足却又羞于求医，很容易因为乱用药物而造成不必要的麻烦。

（1）误区一　认为脱发就是肾虚，拼命花钱买补肾药。其实肾虚引起脱发只是中医辨证分型的一种，脱发并不是都由肾虚引起，若因湿热引起脱发却一味用补肾药，不但不能祛邪反而会助长湿热，加重病情。

（2）误区二　在头皮上涂抹大蒜、姜、酒等。不排除个别有效验案，但其实过度涂抹刺激性的东西，反而会使头皮损伤，引起头皮的炎症，从而加重脱发。

（3）误区三　不能坚持治疗脱发，急于求成。不管何种治疗方法，疗效出现至少需要半年，而看到最佳效果时间则需要坚持1～2年。

四、有哪些健康指导

1. 合理饮食

很多男性喜欢偏食，肉食摄入量过多，这往往是脂溢性脱发的"帮凶"，所以应少吃辛辣刺激食物，忌油腻、脂肪丰富、燥热食物，忌食糖、食盐过量。经常饮用碳酸饮料会对胃肠产生刺激，影响营养的吸收而导致脱发。

2. 忌烟酒

白酒性温，味甘、苦、辛，入胃伤其阴血，啤酒阴寒气盛，过饮或冰镇饮用，会使寒湿停聚中焦、蕴久化热耗伤阴血，烟草性燥伤津，过量抽烟会使黏膜失润、津液受损，所以无论嗜酒还是嗜烟，都会因耗伤津血、蒸灼皮毛，而使毛发失养、干枯脱落，影响头发的正常生长。不要求一次性戒酒、戒烟，但应每天减少饮酒总量，控制抽烟的数量和频率。

3. 放弃挑灯夜战的习惯

中医认为晚上11点至次日3点是肝胆经所主时段，肝胆相表里，肝主疏泄、主藏血，在这一时段进入睡眠，有助于肝脏发挥其功用，进而推动人体气血正常循行，转运、转化人体一天的代谢废物。而长期熬夜等不良作息，会使肝气郁结，气血阴阳失于平衡，身体功能不再稳定，必然会加重脱发等症状。

4. 调节情志，放松精神

精神紧张、情志忧郁、恐慌均使精神功能紊乱，从而使头皮毛细血管处于收缩状态，毛囊得不到充分的血液营养，也会引起脱发。脱发现象虽然没有给身体带来特别严重的影响，但它的发生往往会加重人的精神负担，使人睡眠不稳，饮食无心。若发现自己脱发，不要惶恐，及时调整心态，消除不必要的紧张情绪，脱发是可以治疗的，精神紧张、焦虑反而会加重脱发。注意发现并克服不良心理、不良情绪，在工作之余可以通过听音乐、跑步、拳击等方式进行放松。遇到焦虑情绪，可以向朋友或同事倾诉，努力找到合理的解决方案。

五、推拿按摩促进生发

可参见视频18：推拿按摩促进生发。

视频18

（1）深呼吸放松头皮，拇指放在下颌角，小指放在两鬓处，深呼吸2～3次放松心情，为按摩做准备。

（2）双手十指边上推边按摩，沿头顶方向用力地滑动2～3次。

（3）手指继续往上推，将大拇指置于耳尖对应头皮的部位，其余四指呈爪状，以拇指为支撑点，其余四指在侧头部画圆用力滑动按摩，做3～4次；将拇指放在太阳穴，为支撑点，其余四指呈爪状，由前向后用力滑动按摩，做3～4次；将拇指放在风池穴，其余四指呈爪状在后头部由上向下用力滑动按摩。

六、穴位保健

1. 丰隆

【位置】位于外踝尖上8寸，胫骨前嵴外2横指处。

【功效】是健脾祛湿的要穴，对湿热熏蒸类型的脱发有关键作用。

【方法】用拇指按压3分钟左右，有酸胀感为度。

2. 足三里

【位置】位于外膝眼下3寸，胫骨前嵴外1横指处。

【功效】是强壮的要穴，对于抗衰老大有裨益。

【方法】用食指和中指并起来共同揉按，每次100～300下，有酸胀感为度。

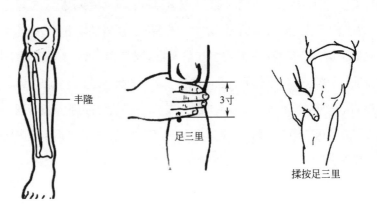

丰隆

3寸

足三里

揉按足三里

3. 阴陵泉

【位置】位于小腿内侧，胫骨内侧髁下方的凹陷中。

【功效】为健脾祛湿的要穴，由湿热引起的脱发要选用此穴。

【方法】用拇指指腹用力按揉3～5分钟，以有酸胀感为度。

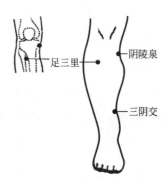

足三里

阴陵泉

三阴交

4. 三阴交

【位置】位于小腿内侧，踝关节上3寸。

【功效】此穴为足太阴脾经、足少阴肾经、足厥阴肝经交汇处，因此应用广泛。除了健脾益血外，也可调补肝肾，亦可以帮助睡眠。

【方法】用拇指指腹用力按揉3～5分钟，以有酸胀感为度。

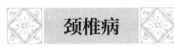

《 第二节 》

颈椎病

经常会听闻某位明星因为心脏病而猝死，然而，许多人不知道，颈椎病是当今诱导心脏病、猝死的关键因素之一。据国际权威医学机构数据统计：100个猝倒死亡病症者中，95%以上是由颈椎病引发的并发症。同时，颈椎病还诱导高血压、糖尿病、心脑血管疾病、消化道疾病、甚至癌症等其他一系列疾病。根据调查数据显示，颈椎病患者人群正在呈现年轻化趋势。现实生活中，因为不良习惯与工作的关系，很多人存在颈椎方面的问题，其中手机重度依赖症者颈椎病最为严重。现在起床靠手机，吃饭靠手机，拍照、买东西、交际等都得靠手机，洗个澡都得听听手机音乐，睡前不玩手机是不可能睡觉的，难怪会得颈椎病。

一、什么是颈椎病

颈椎病又称为颈椎综合征，是颈椎骨关节炎、增生性颈椎炎、颈神经根综合征、颈椎间盘突出症总称，是一种以退行性病理改变为基础的疾患。主要是由于颈椎长期劳损、骨质增生，或椎间盘突出、韧带增厚，致使颈椎脊髓、神经根或椎动脉受压，出现的一系列功能障碍的临床综合征。发病率随年龄增长而增长，50岁左右的人群中有25%的人患过或正患此病。

颈椎病主要表现为椎节失稳、松动，髓核突出，骨刺形成，韧带肥厚和继发的椎管狭窄等，刺激或压迫了邻近的神经根、脊髓、椎动脉及颈部交感神经等组织，引起一系列症状和体征。

看到这一串，是不是感觉有些难以理解？无妨，下面来做一个测试。颈椎病的严重程度，根据症状的严重性，划分成八个等级。看一下，您在哪一级？

第1级　脖子酸痛。可以抬头向上看，颈椎不好的话脖子会有明显的不适感。

第2级　脖子、肩部、后背酸痛且僵硬。当颈椎发生损伤时，还会有面部晦暗的现象出现。

第3级　抵抗力差，容易过敏、长斑。颈椎不适会影响到脑部的血液循环，进而导致身体的抵抗能力变差。当面部的代谢不好，就易导致色素的沉着，长出痘痘和斑点。

第4级　胳膊无力、疼痛、麻木。颈肩部反复疼痛，通过活动无法得到缓解，并且经常有手背部的麻木无力感，平时穿衣物或是转头低头时疼痛都比较敏感。

第5级　睡觉经常落枕。落枕是颈椎病的代表性特征。落枕跟不良睡姿有关，但也是颈椎失稳的表现。颈部旋转受到限制，还会有头疼头晕、恶心呕吐等多种不适感。

第6级　无法直线行走，拿笔不稳。身体不听指挥，走路时觉得身体发飘，走不了一条直线，写字时拿笔不稳当。不能自主地蹲起，更不能提重物。

第7级　走路像踩棉花，头晕呕吐非常严重。

第8级　大小便功能失调。

经过这个测试，大家基本可以确定自己颈椎病的严重程度了。

二、颈椎病带来的危害

颈椎病的危害是非常多的，我们开篇也提到了，颈椎病会带来许多致死性的疾病，是隐藏的杀手。

1. 中风

据不完全统计，中风病患者中90%以上都有颈椎病，可怕的是很多人都不注意，到中风后才发现是颈椎病引发了脑部神经受压迫导致了中风。

2. 猝倒

由于对颈椎健康的不重视，很多患者被误诊为神经性偏头痛，长时间得不到正确的治疗，严重的患者将会导致脑出血和突然猝倒，如果在高空作业、机械操作、开车途中突然晕倒将带来非常严重的后果。

3. 脑梗死、脑萎缩

很多颈椎病患者因椎动脉痉挛、栓塞而诱发为脑梗死、脑萎缩等疾病。

4. 瘫痪

有很多颈椎病患者对颈椎病的认识不足，不重视，得不到及时治疗，颈椎病变造成脊髓、神经等受到刺激与压迫就很容易导致单侧或双侧上肢瘫痪或大小便失禁。

5. 经常性耳鸣甚至耳聋

很多颈椎病患者由于脊椎受压，颈椎的交感神经末梢受损，导致供血不足，最后导致经常性耳鸣甚至耳聋的严重后果。

6. 视力下降

颈椎病还可引发视力下降、间歇性视力模糊、一眼或双眼胀痛、怕光、流泪，甚至出现视野缩小和视力锐减，个别患者还可发生失明，但多数伴有颈椎病的其他症状，如颈肩疼痛、颈部活动受限等。

7. 高血压

有些高血压是由颈椎病引发的，也就是颈性高血压。当中下段颈椎错位时，刺激了颈动脉窦，使血压突然升高（如起床时、低头时），有时却又降到低于正常血压值。颈性高血压患者无血管、心、脑和肾等器质性病变，使用降压药物治疗无效，并且常常伴有颈部疼痛、上肢麻木等现象。

8. 心绞痛或心律不齐

颈背神经根受颈椎骨刺的刺激和压迫，会引发心前区疼痛、胸闷、气短等心绞痛症状以及心动过速或过缓。当患者的颈部症状不明显而心血管症状较重时，往往被误诊。和冠心病不同的是，颈椎病患者的疑似心绞痛症状多在低头工作过久、突然扭头或甩头后发生，患者还会自觉颈部活动受限、颈椎伴有压痛。

9. 脑动脉硬化或小脑疾患

由于颈椎增生性改变压迫椎动脉引起基底动脉供血障碍，导致一时性脑供血不足，患者会在行走中因突然扭头，身体失去支持而摔倒，并伴有剧烈眩晕或头痛、恶心、呕吐、出汗等症状。但和脑动脉硬化不同，颈椎病患者发病跌倒后，会因颈部位置改变而很快清醒并站起，不伴昏迷，亦无后遗症。

三、颈椎病的分型

在现代医学体系中，颈椎病分为下列六种类型。

1. 颈型

主要表现为头、颈、肩部位疼痛，按压也有不同程度的疼痛。X线片显示颈椎曲度改变或有椎间关节不稳等表现。

2. 神经根型

典型症状为麻木、疼痛感，且范围与颈脊神经所支配的区域相一致。

3. 脊髓型

多数患者首先出现一侧或双侧下肢麻木、沉重感，随后逐渐出现行走困难。脊髓型颈椎病致残率高，对身体影响十分严重。

4. 椎动脉型

常表现为眩晕、视物模糊等。该型在中老年人群中常见。约70%颈椎病患者有椎动脉受累。

5. 交感神经型

表现为头晕、眼花、耳鸣、手麻、心动过速、心前区疼痛等一系列交感神经症状。症状繁多，且往往会伴随椎动脉型颈椎病症状。

6. 其他型

颈椎椎体前方鸟嘴样骨质增生压迫食管引起吞咽困难（经食管钡剂检查证实）等。

若您在之前的颈椎病评价测试中有较高等级，您可以自行根据两种不同的分类标准，进行对应的类型划分，在就医时将会起到有效的辅助作用。

四、中医对颈椎病的认识

在经过大样本的数据研究后，学界对于颈椎病的证型分类有很多。目前比较一致的中医辨证分型有：落枕型（或称颈型）、痹证型（或称神经根型）、痿证型（或称脊髓型）、眩晕型（或称椎动脉型）、五官型（或称交感神经型）。其中以落枕型及痹证型最为多见。

1. 落枕型颈椎病

中年以后体质渐弱，肝肾之气渐失，如兼气血亏虚或外伤、劳损等因素，则可导致关节囊松弛、韧带钙化、椎间盘退化、骨刺形成等，引起颈背疼痛反复发作。症状发作时颈项疼痛，延及上背部，不能俯仰旋转，个别合并有眩晕或偏头痛，每次发作三五天后，会有一段时间缓解。

2. 痹证型颈椎病

颈椎间盘退化、骨质增生、关节囊松弛、椎间孔变窄、均可影响颈神经根，风寒及劳累可加重症状。症状以一侧肩臂疼痛、麻木或肌肉萎缩为多，兼有两臂麻痛者。从主诉及症状的轻重不同，又可分为疼痛型、麻木型和萎缩型三种。

（1）疼痛型　发病较急，颈、肩、臂、手均觉疼痛、酸胀，肌力和肌张力也有所减弱，大多系一侧发病，患者头部微偏向患侧，以减轻症状。咳嗽可有震动痛，夜间症状加重，睡眠时常选择较合适的卧位，如侧卧时患侧在上等。

（2）麻木型　发病较慢，肩臂和上胸背麻木不仁，或兼有轻度疼痛，麻木以前臂及手为主，夜间症状较为明显，白天可无症状，皮肤痛温觉减退，肌力和肌张力均正常。

（3）萎缩型　患侧上肢肌力减弱，大小鱼际肌萎缩松弛，肌力明显减退时影响劳动，但无疼痛、酸麻感觉。

3. 痿证型颈椎病

肝肾久虚，筋骨痿弱，渐觉肢体沉重、步履不利、肢冷不温、肌肉痿细。如兼气血不足、经脉空虚、筋骨失养、宗筋弛纵，则症状逐步加重，可兼有二便失控。

4. 眩晕型颈椎病

肾水亏损，肝阳上亢，致头目眩晕，尤以位置眩晕为特点，还可见头痛，急躁易怒，偶有肾气亏损、气血俱弱而突然晕厥、跌倒者，但较为少见。比较多见的是眩晕时作、头重脚轻、走路欠稳，或同时有偏头痛，呈胀痛或跳痛，与眩晕同时出现或交替发作，可合并有耳鸣、听力下降等症状。

5. 五官型颈椎病

较少见，症状多不典型。或眼睑无力，眼胀痛，易流泪；或耳鸣，听力下降；或感咽部不适，有异物感，易恶心；或面部发热，皮肤多汗或少汗，血压忽高忽低，心跳加速等。

五、颈椎病的预防和缓解

首先，平时一定要保持正确坐姿，使颈肩部放松，保持最舒适自然的姿态，不要长时间保持一个坐姿，一般工作1小时左右后，让头颈部向前后左右转动数次，转动时应轻柔、缓慢。加强颈肩部肌肉的锻炼，在工作期间或工作之余，做头及双上肢的前屈、后伸及旋转运动，既可缓解疲劳，又能使肌肉发达，韧度增强，从而有利于颈段脊柱的稳定性，增强颈肩顺应颈部突然变化的能力。

及早、彻底治疗颈肩、背软组织劳损，防止其发展为颈椎病，长期伏案工作者，应定时改变头部体位，按时做颈肩部肌肉的锻炼。

劳动或走路时要防止闪、挫伤。避免高枕睡眠的不良习惯。高枕使头部前屈，增大下位颈椎的应力，有加速颈椎退变的可能。

预防颈椎病需要先注意颈肩部保暖，避免头颈负重物，避免过度疲劳，坐车时不要打瞌睡。

注意端正头、颈、肩、背的姿势，不要偏头耸肩，谈话、看书时要正面注视。要保持脊柱的正直。

中医理论认为胡桃、山茱萸、熟地黄、黑芝麻等具有补肾髓之功，合理地少量服用可起到强壮筋骨、推迟关节退变的作用。

六、学动物，健颈椎

下面列举了十几个小动物，每天练习几分钟，可预防颈椎病。

参见视频19：学动物，健颈椎。

视频19

1. 金刚鱼式

跪坐于地板上，双手放于两大腿上，吸气。呼气时身体慢慢向后，使头顶逐渐触地，双手在胸前合十。可伸展脊椎、颈部与后背的肌肉。

2. 鱼式

平躺，吸气时将身体弓起，头部和臀部支撑身体，背部形成一个孔；双膝回蜷并且交叉，手掌在头顶合拢或者双臂相交，互握肘关节。呼气时身体缓慢放松，平躺。

这个动作可以把受力点和延展点放在颈椎，同时对腰椎健康很有帮助，还能消除颈部的皱纹。初学者可以把双腿伸直，这样难度大大地降低了，而且锻炼目标也更为明确。

3. 猫伸展式

跪于地板，双手支撑身体。吸气，脊柱向下伸展，抬头，引颈向上，同时臀部向上翘。呼气、含胸、拱背，垂头引颈向下，腹部肌肉收紧，使整个背部尽量向上拱起。可使脊柱及周围肌肉群更富有弹性，放松颈部和肩部，使背部肌肉协调工作。

4. 狼伸展式

双手和足尖支撑身体，腿部尽量伸展，吸气时头部向后仰，使颈部前侧充分拉伸，手臂与地面垂直，呼气的时候头部慢慢放松回复到正常位置。这个姿势可使26节脊髓充分拉长延展，刺激脑髓和脊髓的连通，对大脑的滋养很有帮助。

5. 鸵鸟式

双腿分开与肩同宽，俯身，把手放在脚心下面，让手心与之相通，吸气的时候抬头，呼气的时候缓慢放松。这个姿势可以改善颈椎疲劳，可以配合哈巴狗式一起做。

6. 牛面式

坐于地板，两腿互相交叉，双膝上下一条直线，双脚分别放于异侧的臀部旁边。双手在背后相扣，保持背部的挺拔。如果感觉困难，可双手抓住一条毛巾，效果相同。可矫正颈椎、脊柱，扩张胸部，放松肩关节，令背阔肌得到伸展。

7. 乌龟式

呼吸的两个动作，如同从壳中探出头的乌龟。双膝打开，身体坐直，小腿回蜷至大腿根部；上身前倾，手掌打开，在吸气的时候带动颈椎，下巴上扬。呼气的时候，下颌靠近胸部，运动的重点在颈部。该动作主要锻炼颈椎的灵活性，对塑造脖子的线条和消除双下巴也有很大的帮助。

8. 哈巴狗式

双腿伸直，尽量分开，上半身向下俯，双手撑地，保持背部伸展。吸气时，双手垂直伸展，头部向上抬，呼气时，以头顶、肘关节和双脚为重力支撑点，保持腰背伸展。如果觉得难度太大，可以使腿部略微弯曲，以减少对韧带的压力。

9. 仰头看式

将两只手分别举过头顶，掌心往上打开，头部用力往后，双眼看向自己的手背。注意要将手臂尽可能地向上伸直。可帮助缓解肩颈部肌肉，加快血液流动。

10. 绕肩颈式

将两只手的手心往上搭肩，接着从后向前进行旋转，再从前往后，如此往复30次左右。在活动时要保持颈部肌肉的放松，以自己感到舒适为主。可以实现关节的灵活，缓解疼痛感。

11. 左顾右盼式

将肩膀和身体放松；慢慢将头部向右转；然后返回中间位置；再慢慢向左转，反复10次即可。

12. 左倾右斜式

将肩膀放松，慢慢将头侧向右方；再将头慢慢回复中间位置；然后将头侧向左方；反复以上动作10次。

13. 前屈后伸式

将肩膀放松，慢慢将头向前弯；然后将头慢慢回复中间位置；再慢慢将头向后弯，回复中间位置；反复以上动作10次。

14. 环绕颈项式

双脚间隔与肩膀相同；双手叉腰或自然下垂，维持头颈部位放松，缓慢地转动头部，幅度偏大较好，然后顺时针方向与逆时针方向交替转动头部；反复8次即可。在做该动作时，注意身体不要随着头部运动。

15. 回头望月式

半蹲位，左手放在头后，右手背在腰部，头向后上方旋转，如回头望月状，停顿5秒。换手换方向左右侧各反复5次。

七、食疗护颈椎

1. 葛根五加粥

【做法】葛根、薏苡仁、粳米各50克，刺五加15克。将原料洗净，葛根切碎，刺五加先煎取汁，与余料装入锅中，加水适量。武火煮沸，文火熬成粥。可加冰糖适量。

【功用】祛风除湿止痛，适宜痹型颈椎病，颈项强痛者。

2. 清炖乌蛇

【做法】乌蛇1条，葱、姜、黄酒、盐、清水适量。将乌蛇去皮、内脏，洗净，切成长5厘米段块。入砂锅，加葱、姜、黄酒、清水。武火煮沸后，文火炖至熟透，再加盐即成。分次服食，

【功用】祛风通络，适宜颈椎病肢体疼痛麻木者。

 《 第三节 》

腰酸背痛

再好的腰也禁不起长期伏案办公、久坐不动、跷二郎腿、沙发瘫坐、经常驾驶、经常性弯腰、扛重物等生活习惯日积月累的折腾！腰肌劳损、腰椎间盘突出症等问题，在30～50岁人群中最为多见。

一、您的"腰"可还好

大家可以对照下列情况，判断自己的腰部是否健康。

（1）时不时感觉腰部酸痛、胀痛。

（2）腰部僵硬，睡醒后尤甚，活动有障碍，搬抬东西也费劲。

（3）扭腰转身活动受限制，睡觉时转身困难。

（4）腿麻、腿痛，甚至会影响走路。

出现以上状况，或者其中几项就提示可能有腰肌劳损、腰椎间盘突出或腰扭伤等情况，可以根据症状轻重进行影像学检查，如X射线胶片、CT或MRI（核磁共振成像），关键检查生理弧度和腰椎结构是否正常，椎间盘是否有病理性改变。

二、常见的腰部疾病有哪些

1. 腰肌劳损

腰肌劳损，顾名思义，就是指长期、反复、过度的腰部运动或负荷对腰部肌肉造成的慢性损伤。常发生在以下情况。

（1）运动员或重体力劳动者，重复性地发生某个动作，造成腰部力量失衡。

（2）长期不正确地行、走、坐、卧等。

（3）长期处于寒冷潮湿的环境等。

腰肌劳损最主要表现为腰部酸胀、疼痛，疼痛的程度可随气候变化或劳累程度而变化。受凉或阴雨天疼痛加重，劳累时加重，休息可缓解，疼痛常反复发作。

2. 急性腰扭伤

急性腰扭伤常发生在以错误的姿势提举重物、腰部突然扭转或是不恰当的受力的情况下。有几个显著的特点。

（1）通常有明确的腰部外伤史，多见于青壮年。

（2）腰部疼痛非常剧烈，活动受到限制，不能正常翻身、坐立和行走，常保持一定强迫姿势。

（3）腰肌和臀肌紧张痉挛，或可触及条索状硬结，损伤部位有明显压痛点，脊柱生理曲度改变。

（4）如果没有及时治疗或处理不当，落下病根，容易演变成慢性腰肌劳损。

3. 腰椎间盘突出

腰椎和椎间盘组成了人体最重要的支撑结构，正常的椎间盘具有极强的抗压能力，在身体受到各种力的时候可以起到很好的缓冲作用。大约从20岁以后，椎间盘就开始退变。退变的椎间盘可能破裂或膨出，压迫神经根，称为椎间盘突出，多见于男性，尤其是过于肥胖者。

一般来说，腰肌劳损只表现为腰部的疼痛，腰椎间盘突出症可能伴有典型的坐骨神经痛，即从下腰部向臀部、大腿后方、小腿外侧直到足部的放射痛，在打喷嚏和咳嗽时疼痛会加剧。大多数情况下，疼痛发生在一侧肢体。

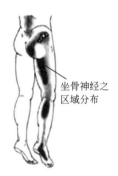

坐骨神经之
区域分布

腰椎间盘突出严重者可出现大小便障碍、会阴和肛周感觉异常，甚至双下肢不完全性瘫痪等症状。

三、腰椎间盘突出就是腰椎间盘突出症吗

两者不完全一样，既有区别又有相似之处。有的人体检的时候拍片子发现腰椎间盘有突出，但自己毫无感觉，这种情况称为"腰椎间盘突出"。当出现腰痛、单侧下肢的放射性疼痛、脊椎活动受限、感觉麻木，甚至大小便失禁、双下肢不全性瘫痪等症状时，称为"腰椎间盘突出症"。

如果检查出腰椎间盘突出，只要没有症状，注意观察就可以了。腰椎间盘突出症则需要进行治疗。70%以上的患者，一般在3周到3月内症状会自行消失，80%以上的患者经保守治疗可以治愈，无需做手术，只有10% ~ 20%的患者经保守治疗无效，疼痛无法解决、严重影响到工作和生活，才需要做手术。

四、您的姿势对了吗

几乎所有的成年人都经历过或轻或重的腰痛，而且发生率随着年龄的增长而升高。对中年男性而言，护腰已成当务之急！纠正生活中常见的错误姿势，养成良好的护腰习惯能有效减少腰痛的发生。

1. 端正坐姿，给腰椎减压

工作很累的情况下，很多人都信奉这样一条原则——能坐着就不要站着！殊不知不同状态下的腰部受力情况是这样的：平躺＜侧躺＜站立＜坐位。坐位时腰椎承受的压力可达到站位时的140%，尤其当上半身处于前倾状态时，头部、上肢以及躯干都以腰椎为支撑点，使腰椎间盘负荷了最大的重量。而坐着往前倾恰恰是人们最经常保持的姿势！埋头工作的时候、开车的时候、上网看电脑的时候，基本都是在这种舒适的假象里对腰椎施压。

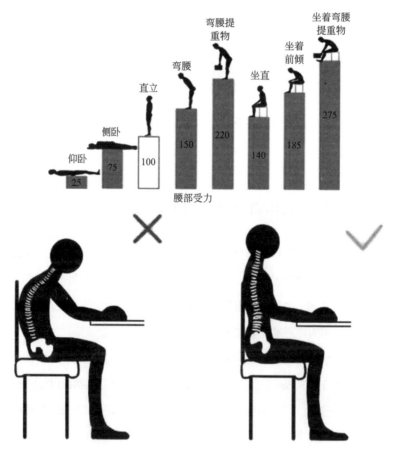

赶紧反省一下，自己是不是经常保持这个伤腰的坐姿呢？正确的坐姿应该怎么样呢？坐位时，腰背要挺直，与大腿保持垂直状态，使腰背贴紧椅背，或者在腰后放一个靠枕，给腰部充足支撑，减小腰椎的压力。

此外，要避免长时间维持一个姿势，乘坐飞机或者其他交通工具时要注意随时变换姿势；坐时间长了要起来活动，伸展一下腰背，以缓解腰背部肌肉的疲劳与紧张。有靠背、椅背坚硬，并在腰部的位置向前凸出的椅子，契合人体腰椎的生理曲度，最为合适选用。

2. 拒绝跷二郎腿

长时间跷二郎腿易引起骨盆倾斜，使腰椎承受压力不均，增加腰椎间盘突出的风险。

建议减少跷二郎腿的时间和次数，或者双侧轮流跷以避免单侧压力过大；跷二郎腿感到两腿肌肉麻木或酸痛时，应立即将其放平，用双手反复揉搓或拍打，以缓解疲劳，尽快恢复血液通畅；如果感到腰酸背疼，可适当起身活动几分钟。

3. 注意驾驶安全

对有车一族来说，在驾驶过程中，长时间处于强迫的坐姿体位，容易对腰椎造成劳损。开车时腰椎很容易和汽车产生共振，这种共振意味着脊柱不断地被压缩与拉伸，会加速腰椎的退化、变形，诱发腰痛。以下几点值得注意。

（1）为了保持腰椎的相对稳定，避免反复频繁地急刹车。惯性及前冲力会使司机身体向前急冲，又弹回原位，长此以往便容易形成"摇摆伤"。腰椎的稳定性不足，容易发生腰椎间盘突出及腰椎滑脱。要注意平稳驾驶，养成良好的开车习惯。

（2）建议连续行驶不要超过两小时，条件允许的情况下，应每隔一小时休息10分钟，下车散步、活动腰部能促进全身血液循环，放松腰背部肌肉，有效减少腰痛的发生率。

（3）如果已经有下腰痛或椎间盘突出症，急性发作期应严禁一切驾驶活动；症状缓解后，也应避免长时间驾驶。驾驶时遇到颠簸不平的路况，应尽可能减速行驶，以免加重腰椎间盘突出，再次诱发腰腿疼痛。

4. 避免久站久立

久坐伤腰，久立同样伤腰！长时间站立工作同样容易导致腰肌紧张，增加腰椎受力，从而引发腰痛。身体偏向一侧，单腿支撑的站立姿势，会加重某侧肌肉的紧张度，造成腰椎两侧受力不均。

良好的站姿，应该双脚着地，均衡受力；而且双腿尽量分开，增加身体的支撑。如需长时间站立劳作，可以在脚前面放一个小板凳，将双脚交替放在上面，以减少腰椎的负荷。在工作间隙也可适当做一些放松腰部的伸展动作。

5. 避免单手提重物

很多人都喜欢用一只手提重物，这样容易使一侧腰肌受损而引发疼痛。单手提重物会使身体整体倾斜，严重者会出现脊柱侧弯的症状。脊柱侧弯容易压迫到周围的肌肉、神经组织，导致经常腰酸、脚麻。

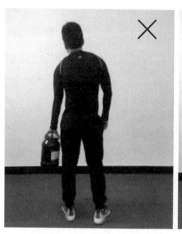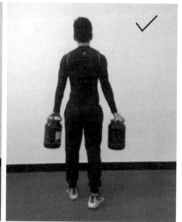

正确方法应该是两手分摊力量提重物，保证躯干平衡和腰椎受力均匀。提的东西也不能太重，搬运重物时最好借助工具。而且提重物时不可以突然用力过大，姿势转换不可过猛。

6. 搬运重物有技巧

搬东西这一动作在生活中极为常见，错误地弯腰搬东西会带来极大的风险，因为搬东西"闪到腰"而到医院就诊的人比比皆是。其实这个看似简单的动作，还是有发力技巧的。直接弯腰把重物拿起是不对的，这时力量直接作用于脊柱，容易导致腰椎间盘突出、膨出，腰肌劳损等问题。

正确的做法应该是腰背挺直，先让身体下蹲，将东西抱在怀里，再慢慢站起身。

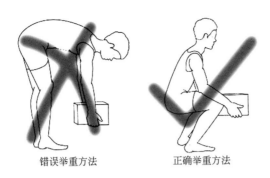

错误举重方法　　　　正确举重方法

7. 半躺不如平躺

下班后最惬意的事莫过于半躺在床上或沙发上玩手机、看书。而这个姿势却因为身体的肌肉和韧带比较松弛，使腰椎得不到足够支撑，进而使正常的生理曲度被改变，时间长了可引起腰椎间盘突出。如果是一个全身都会陷进去的沙发，不如干脆舒舒服服地平躺着。

8. 为您的睡姿找到支撑

人们一生中有三分之一的时间是在床上度过的，睡觉时也不可忘记养生大业！选择硬度适中，贴合身体曲度的床垫对腰也是一种保护。太软的床会使身体过度变形，无法给脊柱提供良好的支撑；太硬的床同样无法对腰椎的生理曲度予以支撑。尽量选择稍硬、不易变形、具有良好支撑性的床垫，因其可以维持腰椎的正常生理前凸，所以可使腰椎乃至全身的肌肉，在睡眠中仍保持正常的力学平衡。平躺时可以在膝盖下面垫一软枕，使得髋关节和膝关节微屈，以放松腰背部肌肉。

五、腰部康复保健

1. 按摩腰背

两腿齐肩宽站立，两手背放在背部，沿腰两侧骶棘肌上下按摩100次，以腰部感觉发热为度。工作之余，晨起或晚睡前都可以双手掌揉按摩擦腰背肌肉，同时扭动腰部，使腰肌舒展，促进局部肌肉的血液循环，缓解腰痛的症状。

2. 转腰训练

双脚与肩同宽，双手叉腰，调匀呼吸，以腰为轴，上身保持直立状态，胯部按顺时针方向水平旋转，然后按逆时针方向做同样的动作，速度均匀。开始旋转幅度要小，逐渐加大，一般旋转80~100次。

3. 护腰绝招——小燕飞

俯卧时，全身放松，呼吸调顺后，双臂放在身体两侧，双腿伸直，然后将头、上肢和下肢慢慢向上抬起，肘和膝关节不能弯曲，要始终保持伸直，如飞燕状。可以每天早晚各做一次，每次10分钟左右。

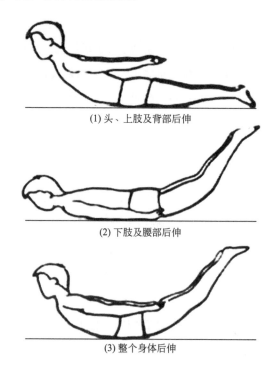

(1) 头、上肢及背部后伸

(2) 下肢及腰部后伸

(3) 整个身体后伸

4. 养生气功

"两手攀足固腰肾"是保健功法八段锦中的第六式。通过腰部前后的屈伸运动，可以刺激脊柱和任督二脉及膀胱经的穴位，达到强肾壮腰的目的。

自然站立，两腿分开，距离同肩宽。双手稍微提起，放在腰臀部，吸气时上身向前俯，眼睛尽量看着前方，同时双手从腰臀部，沿着大腿后侧，一直向下滑，尽量能触到脚后跟，双腿要保持绷直，膝关节不能屈曲。上身慢慢挺直的时候双手沿大腿外侧上移，同时慢慢呼气，恢复正常体位。如此前俯后仰为一式，每次练20~30次。

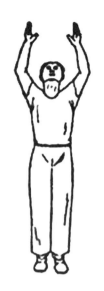
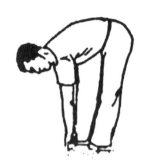

5. 减肥可保腰椎平安

因肥胖产生的"大肚腩"使腰部相比体重正常者受力更大，背部肌肉负担过重，长此以往，腰椎间盘突出症的发病率会远远升高。因此，为了您的腰，节制饮食，加强锻炼，控制体重是很有必要的。

6. 腰部注意保暖

腰部特别怕冷，宜保暖，避寒湿。尤其是在冬春寒湿季节，需要做好腰部的保暖。腰部如果受凉，为了抵御寒气，腰背部的肌肉痉挛，小血管收缩，使得局部血液循环减少，会影响椎间盘的营养供应。注意改善阴冷潮湿的生活、工作环境，勿坐卧湿地，避免淋雨受寒、夜卧当风，劳作汗出后及时擦拭身体，更换衣服，或饮姜汤水祛风散寒。

六、中医对腰痛的调理

1. 肾虚腰痛

中医理论中，腰为肾之府。腰痛最常见于肾虚之人。肾虚腰痛是因劳倦过度损伤肾脏精气所致，劳累或房事后加重。它的疼痛特点是整个腰部绵绵作痛、隐痛，酸软无力。肾虚的其他症状还有健忘失眠、食欲不振、腰膝酸软、乏力、视力减退、听力衰减等。如果是肾阳虚引起的腰痛，还有一个特点就是腰部怕冷特别明显。

常见的补肾食物有栗子、山药、黑芝麻、核桃、黑豆、黑米及韭菜等。对慢性腰痛持续不断的患者，可常服固肾壮腰的中成药，如六味地黄丸、肾气丸、十全大补丸等。

2.寒湿腰痛

寒湿腰痛主要由腰部受风寒侵袭引起，表现为腰部疼痛，发冷沉重，屈伸转动不利，遇阴雨天或腰部受寒、受湿发作或加重，疼痛部位喜暖恶冷。寒湿性腰痛的治疗法则以散寒、除湿、止痛为主。

通过艾灸命门、关元、气海等穴位，可达到温益肾阳、培补元气的作用。每个穴位每次艾灸15～20分钟。

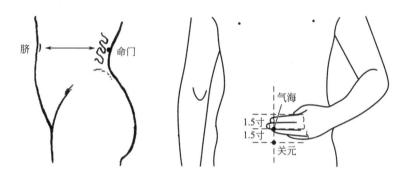

《 第四节 》

血脂血糖不可怕

高脂血症，俗称"高血脂"，也是人们常说的"三高"问题之一。多数患者并无明显症状和异常体征，通常是在体检中才发现有血脂水平的异常。

一、血脂升高是怎么回事

高脂血症是人体脂代谢异常导致的血清脂质和脂蛋白水平升高。血脂主要包括两种成分，一种是甘油三酯（TG），也就是血液中的脂肪；另一种就是胆固醇。在化验单上，反映胆固醇水平的又包括三个指标：总胆固醇（TC）、低密度脂蛋白胆固醇（LDL-C）和高密度脂蛋白胆固醇（HDL-C）。

根据血脂检测的结果，可以将高脂血症分为以下四种类型。

（1）高胆固醇血症　血清总胆固醇升高，而甘油三酯正常。

（2）高甘油三酯血症　血清甘油三酯含量升高，而总胆固醇正常。

（3）混合型高脂血症　血清总胆固醇及甘油三酯含量均升高。

（4）低高密度脂蛋白血症　高密度脂蛋白胆固醇含量低于正常值。

二、检查血脂需要注意什么

血脂检查的重点对象包括以下几种人群。①有冠心病、脑血管或周围动脉粥样硬化以及有家族史者；②有高血压、糖尿病史者；③肥胖者；④过量饮酒以及吸烟者；⑤有皮肤黄色瘤者。从预防角度出发，建议20岁以上的成年人至少每5年测定一次血脂，40岁以上男性每年都应该进行血脂检查；对于缺血性心血管疾病患者以及高危人群，则应3~6个月测量一次。

血脂的测定方法非常简单，空腹抽血即可。不过为了避免相关因素对检查结果的干扰，要注意以下几点。①检查前3天内不要饮酒，避免吃动物内脏，避免过猛的健身运动；②检查前1天晚餐饮食清淡，不要吃太过于油腻的食物，晚上八点后不再进食；③检查当天抽血之前不吃早饭不喝水。

三、指标异常意味着什么

1. 甘油三酯

甘油三酯正常参考值应小于1.7 mmol/L，甘油三酯过高时，化验抽出的血液甚至会呈现乳白色。

甘油三酯受到不良饮食的影响较大，脂肪类物质，特别是动物脂肪，最容易导致甘油三酯增高，摄入过多的碳水化合物也会合成甘油三酯，饮酒会刺激甘油三酯增高。

因此，通过控制饮食、改善生活方式等方法，多能使甘油三酯迅速下降。糖尿病患者或血糖异常患者往往出现甘油三酯升高，所以发现甘油三酯升高的人也应关注血糖水平。甘油三酯重度升高时，急性胰腺炎的患病风险会明显增高。

此外，糖尿病、甲状腺功能减退症、高尿酸血症、肾病、肥胖、异型蛋白血症等均可以引起甘油三酯升高。

2. 胆固醇

胆固醇是人体维持健康必不可少的物质。很多激素的形成都离不开胆固醇，多个组织器官的构建与修复也需要胆固醇，它是构成细胞膜的主要成分，而且人体的免疫系统只有在胆固醇的协作下，才能顺利执行其功能。大部分胆固醇在体内由肝脏合成，只有小部分是从食物中获得的。因此，不良饮食对胆固醇的影响较小。控制饮食对降低胆固醇帮助不大。

胆固醇的升高与动脉粥样硬化的形成和心脑血管疾病的发生有着极其密切的联系。低密度脂蛋白是血管垃圾制造者，可促进动脉粥样硬化及斑块形成，称为"坏胆固醇"；而高密度脂蛋白则是血管垃圾的清理者，可降低外周血中胆固醇的浓度，起到防止动脉粥样硬化的作用，称为"好胆固醇"。简而言之，高密度脂蛋白胆固醇越高越好，低密度脂蛋白胆固醇越低越好，用一句口诀可以记下来——"高高低低"。

若在青少年时期就出现严重的胆固醇增高（总胆固醇超过8.5mmol/L），并且很年轻时就发生冠心病、心肌梗死、脑梗死等疾病，则很可能是属于家族性高胆固醇血症。如果父母在较年轻时就患有高胆固醇血症，甚至发生了心脑血管意外，则应高度重视血脂水平，必要时要在医师指导下积极治疗。

四、高脂血症的危害

1. 高脂血症与动脉硬化

高脂血症和吸烟均是动脉粥样硬化、心脑血管疾病的危险因素。烟草燃烧时产生的有害物质，逐渐损伤血管的上皮细胞，增加上皮细胞间的缝隙，导致血液流经时，脂肪更容易在血管壁内沉积。对血脂异常的患者，强烈建议戒烟。随着戒烟时间的积累，动脉粥样硬化相关的疾病风险会有所降低，但未必能彻底逆转。

高脂血症可以说是心脑血管疾病的罪魁祸首，被称之为"无声的杀手"。血脂过高在人体最大的危害就是逐渐在血管内皮沉积，形成动脉粥样硬化斑块，随着斑块逐渐增大、增多，使得血管变得狭窄，甚至完全堵塞。这些斑块也可能发生破裂，在血管内随着血液流动，发生严重的心血管意外。

动脉硬化主要发生在大、中动脉，人体自上而下，如果发生在脑部的血管，就会发生脑出血、脑梗死等意外；若颈部的动脉发生硬化，就会形成人们熟悉的"颈动脉斑块"，从而影响头部的供血；若是心脏的动脉发生硬化，日久就会有发生冠心病、心肌梗死、心绞痛的风险；如果是肾动脉硬化，则后期可能导致肾功能衰竭和顽固的高血压；若是下肢发生动脉硬化，轻则间歇性跛行（表现为走路不多时没有明显的不适，但走着走着下肢逐渐就会出现酸胀不适感，停下来休息一段时间后这种不适感会消失），严重时脚趾、足部长期得不到供血，会发生坏死，甚至需要截肢。

2. 甘油三酯与胰腺炎

当甘油三酯超过 5.6mmol/L 的时候，就属于重度甘油三酯增高。它容易引起急性胰腺炎。重度的甘油三酯升高时，体内很容易形成脂肪微粒栓，这种脂肪微粒如果堵住了胰腺的小动脉，导致胰腺的供血不足，发生缺血肿胀。这时候，如果又受到某种刺激，如暴饮暴食、大量饮酒等，胰腺大量分泌的胰液不能顺利排出，胰液中原本用来消化食物的高浓度的胰蛋白酶就把胰腺自己给"消化"了。急性胰腺炎非常危险，治疗不及时可以危及生命。大量饮酒可以说是中年男性经常面临的问题，如果体检发现自己甘油三酯特别高，那可要小心了。一定要严格克制自己，避免暴饮暴食和大量饮酒。

五、关于高血脂的几个误区

1. 高血脂是肥胖者的专利，瘦子就比较安全

大家对血脂的认识，很容易存在这样的误区。血脂异常是一种代谢性的疾病，即使是体型偏瘦的人也可能发生。比如说患有糖尿病之后，身体逐渐消瘦，但经常伴有脂代谢异常。体型也好，体重也好，都不是衡量血脂的唯一标准。

2. 如果检查发现血脂水平在正常范围内，就高枕无忧了

前面提到过吸烟和高脂血症都是动脉硬化的高危因素。所以，对健康人群而

言，低密度脂蛋白胆固醇（坏胆固醇）只要低于正常值即可放心，但如果是伴有冠心病、糖尿病、高血压，或肥胖、吸烟人群，则应该将参考值下调。

3. 可以通过改变饮食来控制血脂，没有必要吃药

甘油三酯受饮食影响较大，如果是单纯的甘油三酯偏高，可以通过调整饮食来控制。而胆固醇大部分在肝脏内合成，受代谢水平的影响更大。如果是高胆固醇血症或者是胆固醇和甘油三酯同时升高的混合型高脂血症，那么控制饮食的效果经常要大打折扣，必要的时候还是需要药物干预。

六、血脂升高后的日常调护

如果体检发现血脂异常，规律作息，正常饮食半个月到一个月之后，复查的结果还是异常，那么基本可以排除一过性的饮食、运动等因素的干扰，说明血脂的问题应该得到重视了。

1. 合理均衡饮食

血脂轻度升高时，通过饮食控制可以使血脂水平有所下降。膳食宜清淡、低脂肪，烹调用植物油，少吃动物脂肪、内脏、甜食、油炸食品及含热量较高的食品，宜多吃新鲜蔬菜和水果。番茄、大蒜、香菇、洋葱、大豆、茶叶、茄子、鱼类、苹果、海带及海藻类等降脂作用明显，特别是西红柿里面的番茄红素降脂、降压效果很好，香菇多糖不但有抗癌作用，降脂效果也较为突出。

2. 控制油脂

控制油脂是提倡少吃油，并不是说一点油都不能吃，是要吃适量的油，健康的油。一般建议选择富含多不饱和脂肪酸的油脂，例如菜籽油、橄榄油，还有鱼类、坚果中含有的油等。要少吃饱和脂肪酸多的脂肪，例如黄油、棕榈油及肥肉等动物性脂肪。

3. 合理吃肉

高脂血症患者最好将"白肉"作为肉类的首选食物。因为"白肉"（即鱼、禽类肉）与"红肉"（猪、牛、羊肉）相比脂肪含量相对较低，不饱和脂肪酸含量较

高，尤其是鱼类，含有较多的多不饱和脂肪酸，对预防血脂异常具有重要作用。

4. 适量运动

适量运动有利于消耗脂肪，减轻体重，从而有助于控制血脂，并降低中风和心脏病的风险。运动是硬道理，但一定是根据自己的身体状况选择适合自己的运动，也不可过量。比如身体素质好，膝关节好的中年男士可选择打球、爬山等强度大的运动，而相对弱的朋友可以选择慢跑、游泳等体育运动，以不过量为原则。每天30分钟以上的中等强度运动，每周坚持5天。

运动强度也是因人而异的。怎么判断运动强度？教大家一个小技巧，如果运动过程中可以正常说话，但不能唱歌，那就算是中等强度。如果运动过程中说话要喘气，那就算高强度。

5. 药物治疗

如果调整饮食和改善生活方式对血脂调节效果不理想，必要时可结合药物治疗。降低血清胆固醇的药物以他汀类为主，降低血清甘油三酯的药物以贝特类为主。对糖尿病、肾病综合征和甲状腺功能减退等引起的继发性高脂血症应首先治疗原发病，再进行高脂血症的对症治疗。

七、中医对降脂的认识

高脂血症属于中医痰证、眩晕、心悸、胸痹等的范畴，主要症状有身困重滞、脑昏眩晕、头重如蒙、形体肥胖或伴有嗜睡懒动、大便不成形等。中医认为主要病机是痰湿内阻、湿浊内盛、血脉瘀阻，治疗上以化痰、降脂、活血为原则。

目前已知约有130多种中草药有降脂作用。按照降脂作用可以分为三类：以降胆固醇为主的中药有蒲黄、泽泻、人参、当归、荷叶、灵芝、银杏叶、大豆、陈皮等；以降甘油三酯为主的中药有甘草、黄芩、金银花、黄连等；同时降胆固醇和甘油三酯的中药有大黄、姜黄、绞股蓝、银杏叶、决明子、马齿苋、三七、枸杞子、女贞子、葛根、虫草等。

常用的降血脂的中药许多都是药食同源之品，如山楂、决明子、荷叶、菊花、薏苡仁等。

1. 常用药材

（1）山楂　山楂性微温，味酸、甘，归脾、胃、肝经，具有消食健胃、行气散瘀、化浊降脂的作用。山楂可有效防治动脉粥样硬化，显著降低血清总胆固醇及甘油三酯，还具有扩张血管、改善微循环、降低血压等作用，堪称天然的降脂药。

（2）泽泻　味甘、淡，性寒，归肾、膀胱经，具有利水、渗湿、泄热的功效，泽泻有明显的降胆固醇作用和抗动脉硬化作用。泽泻在降低血清胆固醇的同时，也降低甘油三酯。

（3）荷叶　荷叶不仅可以消热清暑，生津止渴，而且具有减肥降脂、防治心血管疾病的功效。

（4）何首乌　何首乌入肝、肾经，可补肝肾，益精血，强筋骨，乌须发，是常用的滋补良药，尤其适合中年肝肾不足者。其乌发生发、润肠通便的功效或许广为人知，却很少有人知道它清降血脂的作用也十分明显。

2. 药茶药膳

（1）山楂茶　每日取生山楂15～30克，水煎代茶饮。

（2）山楂粥

【材料】干山楂30克（或鲜山楂60克），粳米100克，砂糖适量。

【做法】将山楂煎取浓汁，去渣，同洗净的粳米同煮，粥将熟时放入砂糖，煮1～2分钟即可。

【功效】健脾胃，助消化，降血脂。适用于高血脂、冠心病以及积食特别是肉积不消者。容易泛酸的人不宜空腹食。

（3）泽泻粥

【材料】泽泻15～30克，粳米50～100克，砂糖适量。

【做法】先将泽泻洗净，煎汁去渣，入淘净的粳米共煮成稀粥，加入砂糖，稍煮即成。每日1～2次，温热服。

【功效】降血脂，利小便，消水肿。适用于高脂血症、小便不利、水肿等。阴虚之人不宜用。

（4）山楂荷叶茶

【材料】干荷叶10克，干山楂20克，冰糖适量。

【做法】将干荷叶、干山楂清净，放入锅中。锅中倒入700毫升清水，大火煮开后，转中火继续煮5分钟；将煮好的茶水倒入壶中，加适量冰糖，搅拌至冰糖融化即可。每日1～2次，温热服。

【功效】中年人经常饮用山楂荷叶茶，对夏季暑热、头昏脑涨、胸闷烦渴、小便短赤等症状改善颇有帮助，还可降压，降脂，减肥。

（5）三七首乌粥

【材料】三七5克，制何首乌30～60克，粳米100克，大枣2～3枚，冰糖适量。

【做法】先将三七、首乌洗净放入砂锅内煎取浓汁，去渣，取药汁与粳米、大枣、冰糖同煮为粥。

【功效】益肾养肝，补血活血，降血脂，抗衰老。适用于高血脂、血管硬化、大便干燥及伴有头发早白、神经衰弱者。

八、关于血糖您知道多少

人们通常所说的"高血糖"，并不是一个病，而只是一种血糖监测结果的判断，它背后真正反映的是糖尿病这一疾病。现今我国糖尿病患者的数量已经位居世界第一。相关报道我国成人糖尿病患病率为11.6%，糖尿病前期人群达50.1%。据估计，我国18岁及以上成人中，约有1.139亿名糖尿病患者及4.934亿糖尿病前期人群。

糖尿病前期是糖尿病的预警信号，根据中医体质的不同会出现不同的临床症状，但无特异性表现，有危险因素的人群要及早注意血糖的检测。糖尿病典型的临床表现是多尿、多饮、易饥多食、体重减轻。可有皮肤瘙痒，尤其外阴瘙痒。还会出现视力模糊。若累及周围神经则会出现对称性，手足远端手套样、袜套样感觉异常或者麻木，长期血糖控制不理想则会出现糖尿病肾病、冠心病、脑卒中、糖尿病足等。

根据血糖检测的结果，可以了解自己当前处于哪个层次。

糖代谢状态分类

（WHO糖尿病专家委员会报告，1999年）

糖代谢分类	空腹血糖	糖负荷后2小时血糖
正常血糖	＜6.1	＜7.8
空腹血糖受损	6.1～7.0	＜7.8
糖耐量减低	＜7.0	7.8～11.1
糖尿病	≥7.0	≥11.1

根据静脉血浆葡萄糖（单位：mmol/L），空腹血糖受损与糖耐量减低为糖尿病前期。

糖尿病，中医称之为"消渴"，中医学对本病的认识首见于《素问·奇病论》。中医将消渴病因归纳为四大方面：①先天禀赋不足；②饮食失节，长期过食肥甘厚腻；③情志失调，长期的焦虑、精神紧张，导致气郁化火、火热内灼肺胃阴津；④劳欲过度、房事不节、过度劳作、肾精亏损、虚火内生，最终导致肺胃燥热。

关于糖尿病的调理，人们说得最多的一句话就是"五驾马车"——教育、饮食、运动、检测、药物。

1. 教育

在内分泌科很多医师"话疗"高血糖患者，帮助血糖升高的人充分认识糖尿病并掌握自我管理技能。糖尿病是一种可以控制的终生疾患，目前尚且不能根治；建议"糖友"多参加糖尿病讲座，学习相关知识，加深对糖尿病的认识；提高饮食与运动合理调配的管理技能，学习用药方法和血糖的自我监测，及时记录。另一方面尤其需要认识到，低血糖的危害更快更要命！对于患者而言，低血糖的危害是以秒而论，短时间内会引起脑组织不可逆的损伤，并且忽高忽低不利于降糖方案的确定。引起低血糖的原因，可能是降糖药物服用过量或者不规律的进食。因此，糖尿病患者可以身边常备巧克力或者糖果，一旦出现心慌手抖出冷汗，及时进糖。

2. 饮食

要注意控制饮食总量，少食多餐；食用低糖、低盐、低脂饮食；少吃精米白面，多吃粗粮、非深加工的谷物，例如糙米、荞麦、燕麦、红薯、黑米等。

3. 运动

大量医学研究表明，适当而有效的体育锻炼可促进肌肉及其他组织充分利用葡萄糖，从而达到降低血糖和减少尿糖的目的。运动增强组织细胞对胰岛素的敏感性，可以降低甘油三酯，减少血管病变的发生、发展。同时，经常参加体育锻炼，可使患者体力增强，机体抵抗力增加，精神放松，有利于病情的好转。然而，血糖高的患者运动时需要注意以下四方面。

① 提早做好充分的准备活动，运动前半小时需适量进食，不宜空腹运动。

② 运动适量，不能过于激烈。刚开始时可先步行10分钟，再小跑5分钟，交替进行，最后再根据自身状态，慢慢增加运动量。

③ 适当运动后，不宜马上大量饮水，应先休息片刻，再饮用淡盐水或温开水，以补充体内失去的水分和电解质。

④ 持之以恒，少开车多走路，少乘电梯多爬楼，少看电视多跑步，良好的生活方式是预防和治疗糖尿病的最佳良药。

4. 检测

医师常说的"四次血糖"，是指三餐前＋睡前；"七次血糖"为三餐前＋三餐后2小时＋睡前；必要情况时，下半夜还要测一次。一般在家中，刚被诊断为糖尿病的患者，建议每天监测血糖4 ～ 7次；1型糖尿病患者空腹血糖大于12mmol/L，每天4 ～ 7次；2型糖尿病空腹血糖大于16.2mmol/L，每天4次。另外还要定期监测肝肾功能，监测尿常规，了解尿糖、尿酮、尿蛋白情况。注意饮水、尿量、排尿次数是否有增加。注意有无异常饥饿感，有则可能会出现低血糖状态。注意是否有皮肤瘙痒，手套样、袜套样等异常感觉可能出现并发症。

5. 药物

药物包括口服降糖药和胰岛素，均需要在专业医师的指导下合理使用。

≪ 第五节 ≫

 精索静脉曲张

精索静脉曲张是很常见的男性疾病之一，其症状和其他很多常见的男性疾病很相似，所以大多数人在没有接受医学科普的情况下，很容易忽略自己的这种疾病，导致进一步恶化。精索静脉曲张目前还没有特效药，或比较完美的手术解决方案，所以导致很多人痛苦不已。

一、什么是精索静脉曲张

在了解精索静脉曲张这个疾病之前，先对睾丸附近的结构进行一个简单的科普，睾丸附近的正常管状结构包括围绕着睾丸的附睾及附睾一侧的附睾头，及出现在睾丸与身体连接处的细管状精索，在对自身进行自我诊断的时候千万要分清楚附睾与精索的区别，很多人在出现下身坠胀时，会疑神疑鬼，把自身正常的附睾结构认为是精索静脉曲张，造成了不必要的心理负担。

精索静脉曲张，简单来讲，就是一些连接于睾丸的输精管等管状结构增粗、增厚，导致血液流通不畅，出现疼痛的一种疾病。精索静脉曲张在医学上指平静呼吸下，在精索静脉丛中检测到三支以上的精索，其中一只血管内径大于2.0毫米。精索静脉曲张虽然名气不大，但是发病率其实很高，能占到正常男性人群中的10%～15%，占男性不育症中的20%～40%，是威胁成年男子健康的一大疾病。精索静脉曲张好发于年龄大一些的男性，并且尤好发于久坐久站，饮食不规律的人群中，若是您属于久坐久站的人群的话，千万要注意啦。

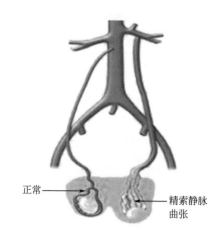

正常 ← → 精索静脉曲张

二、快速的自我检测

精索静脉曲张的患者一般而言，可以在站立的状态下摸到自己一侧或两侧的精索有着明显的变粗、迂曲的现象，病情严重的患者可以伴有坠胀痛，甚至可以出现不育的情况。精索变粗和坠胀痛现象可以在平躺一段时间后得到缓解，若是在平躺的状态下腹肌发力，增大腹内压，可以重新出现增粗或坠胀痛的现象。可以通过这个方法简单地对是否患有精索静脉曲张进行初筛。

但是鉴于男性的下身坠胀痛可以出现在很多的疾病中，在对自己进行简单的初筛时也不能忘记对其他疾病进行鉴别，尤其是比较常见的前列腺炎、睾丸炎、痔疮等，这些疾病都可以出现下身坠胀痛，但是疼痛的部位、出现时间有明显差异，可以通过简单的自我判断进行筛选。

睾丸炎和精索静脉曲张都可以出现睾丸附近的坠胀痛，都可以导致不育，但是精索静脉曲张在站立或腹压增大的情况下明显，并且可以摸到精索的增粗，睾丸炎的疼痛更持续。前列腺炎也有坠胀痛的情况，但是其坠胀痛的部位更偏向于小腹，并且前列腺炎的患者在久站（数小时）的情况下更容易出现坠胀痛，常常伴有排尿功能的障碍，如尿频、尿急、尿不尽。痔疮患者常常伴有痔疮核的出现，有时可以发现便血。

精索静脉曲张根据严重程度可以分为三个级别：临床一度、临床二度与临床三度。

临床一度：自我触摸检查不明显，但是在屏气增加腹压的状态下可以触及精索静脉。

临床二度：精索触诊可触摸到曲张的精索静脉。

临床三度：可以看到阴囊内的曲张静脉，触摸明显。

一般到临床一度时，患者就已经需要对自己的疾病进行重视，但是不必太过担心，一般而言一度的精索静脉曲张并不会对生活产生影响，只要积极应对，使疾病不再向更严重的方向进展即可。若到临床二度，则建议至医院就诊，或通过阴囊托带、局部冷敷、口服中西药等方式进行自我调节。临床三度需尽早至医院就诊。注意，阴囊冷敷、托带、中西医治疗请在医师指导下进行。

三、积极预防

精索静脉曲张需要十分重视，因为其发病率高，且目前常见的保守治疗手段很有限，大多数以缓解症状、减缓病情为主，并不能完全治愈该疾病，若症状明显，严重影响生活的话，只能采用手术治疗，且手术治疗后复发率较高。所以一定要对精索静脉曲张有所重视，在疾病发生之前进行预防，未病先防。

接下来就集中和大家讲解一下若出现相关症状，该如何积极预防，预防永远比治疗更好，希望大家能够保持良好的生活习惯，远离疾病。常见的针对精索静脉曲张的生活建议，可以总结为以下六点，分为"三绝不，三避免"。

（1）绝不穿不干净、透气不好的内裤。保持阴囊的凉爽与清洁，或可以选择有阴囊托带功能的内裤。

（2）绝不饮酒，饮食过于肥腻、辛辣。对于精索静脉曲张，中医认为下焦湿热往往是其很重要的病机，患者应清淡饮食。

（3）绝不久坐和跷二郎腿。长期保持单一坐姿会导致静脉血液的淤积，导致静脉压力增大，导致静脉的增粗。这是精索静脉曲张最常见的病因。跷二郎腿也会对阴囊周围的静脉有很大影响。

（4）避免纵欲过度，适当性生活。

（5）避免出现泌尿系统的感染，若出现则及时治疗。

（6）避免生气，肝主疏泄，良好的心情可以保证肝气的舒畅，防止瘀结的产生。

阴囊的卫生与透气、饮食、坐姿是对精索静脉曲张影响很大的三个因素，日常生活中应多加注意，若出现相关症状，则应该自我重视。只有坚决保持良好的生活习惯，才能避免疾病的到来，有更好的生活。

四、中医对精索静脉曲张的认识

中医一般认为精索静脉曲张属于湿热、肾虚、血瘀、肝郁的范畴，往往是素体正气不足，又饮食起居不规律，湿热侵袭、正虚邪实，导致血脉瘀阻，血瘀成痛，从而导致疾病的发生。中医往往通过活血化瘀、软坚散结、补肝肾、祛湿热的方式进行治疗，具体的预防方案需要根据患者具体的体质与饮食起居相结合。

针对精索静脉曲张，可以通过一些中医养生方法来达到预防与保健的功效，有病治病，无病防身，远离疾病。

在进行中医干预之前，要对自己的身体状态有一个简单的评估，只有明确了自己的体质与身体状态，才能获得最适合自己的干预方式，事半功倍。

1. 湿热型

精索静脉曲张中属于"湿热"范畴的患者，会出现以阴囊潮湿、瘙痒，尿痛、尿涩、尿频、尿黄，舌黄苔腻，口苦，好生痘为主的症状，尤其好发于日常饮食不节、喜食油腻的男人，或亦常见于情志不甚舒畅、郁久化火的人，湿热证的情况好发于中青年男人。

2. 肾虚型

精索静脉曲张中属于"肾虚"范畴的患者，常常出现耳鸣、头晕、皮肤疏松、乏力、自汗、腰膝酸软的症状，患者可能面色晦暗，整体活力不足，常常见于工作较为疲惫，或纵欲过度的患者。

3. 肝郁型

精索静脉曲张中属于"肝郁"范畴的患者，常常出现胸胁痛、胸闷、头晕、气短的现象，常常见于情绪易激动的患者，或工作心理压力较大的人。

4. 血瘀型

精索静脉曲张中血瘀是主要病因，可以单独出现，也可以继发于其他病因之后，常出现疼痛、面色晦暗有暗疮、皮肤粗糙等症状，若出现精索静脉曲张，则应该适当服用一些活血化瘀的药物。

五、调养建议

1. 湿热型

精索静脉曲张属于湿热范畴的人一定要注意饮食，同时也要保持阴囊部位的干净与透气，因为湿热的人阴囊部位往往易出汗，过于憋闷的环境会导致阴囊温度升高，不利于疾病的好转。

除此之外要多加运动，湿热本身是一个比较复杂的病因，通过自我锻炼，加强正气，可以促进恢复。运动不宜有过多大负荷，如深蹲等会导致腹压的进一步增大，反而不利于身体的恢复，可以进行一些有氧运动或小负荷的无氧运动，如跑步、游泳、足球等。

在饮食上首先要注意不吃辛辣刺激的食物，避免加重湿热情况。多食用一些可以祛湿、泻火的食物，如薏苡仁、冬瓜、绿豆等。薏苡仁可以祛湿、泻火，是最适合于湿热患者的食物之一。绿豆可口，并且也有祛湿、泻火的作用。冬瓜可以利尿、清热，排除身体内的湿气。

也可以选择以下几个常用的穴位进行自我按摩。

（1）阴陵泉

【位置】此穴在胫骨内侧髁后下方凹陷处，可将大腿弯曲90度，膝盖内侧凹陷处即是。

【功效】经常对阴陵泉这个穴位进行按摩，能够很好地排出体内多余的湿气，同时还具有健脾理气、益肾的作用。

【方法】拇指指端放于阴陵泉穴处，先顺时针方向按揉2分钟，再点按半分钟，以酸胀为度。如果体内有脾湿，按此处还会有疼痛感，但是坚持按揉一段时间后，你会发现疼痛在逐渐减轻，这说明你的脾湿正在一点点地被排出体外。

（2）丰隆

【位置】在足外踝（高点）上8寸处。

【功效】丰隆穴属于胃经，是胃经的络穴，又联络脾经。丰隆穴能调治脾和胃两大脏腑，有很好的祛痰除湿效果。

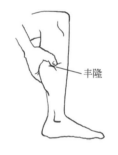

丰隆

【方法】用大拇指采用点按式按丰隆穴3分钟，或者沿顺时针揉丰隆穴3分钟，后用大拇指沿丰隆穴向下单方向搓3分钟即可。

（3）中脘

【位置】位于胸骨下端和肚脐连线的中点，也就是肚脐正中间向上4寸处。

【功效】经常按摩这个穴位能很好地控制食欲，帮助消化，具有减肥作用。另外，还可以促进肠胃蠕动，帮助身体快速排出多余的脂肪和废弃物，起到排毒祛湿气的效果。

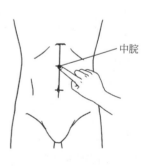

中脘

【方法】点击法：两手相对，点击中脘穴，它会出现酸痛，随后会出现打嗝，用力要大，坚持3～5分钟。

按摩法：按摩中脘穴益先顺时针后逆时针按摩，以拇指螺纹面施力。

2.肾虚型

对于肾虚的朋友，保障规律的作息是最为重要的，保证充足的睡眠对肾虚患者的愈后是十分重要的，其次是要避免纵欲过度。另外要适度食用一些恢复正气的食物，促进正气，才能预防疾病。

在饮食上要规律饮食，保证摄入的均衡和规律，同时可以摄入一些补肾填精的食物，达到补肾的效果，从而缓解病情，以下介绍三个最为常见的针对精索静脉曲张的补肾食材。

（1）黑豆　从中医的角度来看，黑豆是肾脏的补充。五行学说中，黑色属水，肾属水，所以食用一些黑色食物可以补肾。经常吃黑豆既可补充肾气，又可补充肾阴。

（2）大蒜　研究表明大蒜确实对许多肾虚疾病有治疗作用。大蒜对血液循环有好处，对勃起功能很重要。食用大蒜可以起到较好的补肾壮阳的作用。

（3）桑葚　中医认为肝主血、肾主骨，是个人能量储存的基础。桑葚是较为常见的补肾药物之一，口感佳、味道好、作用强，可以起到很好的预防和治疗作用。

也可以选择以下几个常用的穴位进行自我按摩。

（1）足三里

【位置】位于膝关节髌骨下，髌骨韧带外侧凹陷中，即外膝眼直下四横指处。

【功效】足阳明胃经的合穴，主治肚腹上的疾病，古人认为，按揉或艾灸此穴，可将体内的邪气驱逐于外，民间谚称："拍击足三里，胜吃老母鸡。"此穴可养胃、补肾、补肺，要配合合谷使用。

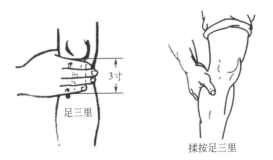

（2）商阳

【位置】位于食指尖端桡侧指甲旁。

【功效】按揉该穴具有明显的强精壮阳之效，可延缓衰老。可用一只手的拇指

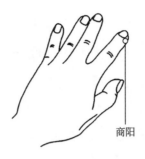

商阳

按揉另一只手的商阳穴。

（3）关元

【位置】关元位于沿头面正中贯穿胸腹的任脉，脐下3寸处。

【功效】任脉是指不论男女，都与其生殖系统有密切关系的一支经脉，任脉上有不少具有强精壮阳效果的穴位，关元穴是其一。可用指压法按摩刺激关元穴，或是交替用左右手绕脐旋转按摩腹部，刺激任脉上的有关穴位。

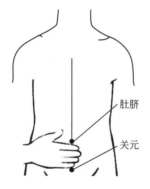

肚脐

关元

3. 肝郁型

肝郁的朋友，避免情绪的波动是最为重要的，肝气的郁结会导致气血的不畅，瘀积于一处，则加重病情，用玫瑰花30克、菊花20克、旋覆花20克代茶饮，有着很好的疏肝解郁作用。

可以选择以下几个常用的穴位进行自我按摩。

（1）行间

【位置】足背后第1、第2趾间，趾蹼缘的后方赤白肉际处。

【功效】按摩行间穴对疏肝理气、调畅气机很有帮助，比较适合肝郁气滞或肝火旺的人。

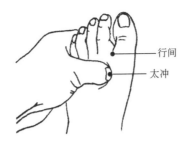

行间
太冲

（2）太冲

【位置】在足背，第1、第2跖骨间，跖骨结合部前方凹陷中，或触及动脉波动处。

【功效】按摩太冲穴能够平肝清热，清利头目，使人心情平静。太冲穴也叫消气穴，按摩太冲穴可以疏肝解郁。

4.血瘀型

血瘀往往是疾病的一个较后的阶段，对于血瘀患者而言，首先要保证身体全身状态的平衡，在此基础上，再避免气血的瘀滞。若想避免气血的瘀滞，一是要多多运动，保证气血日常的流畅，其次是可以适当服用一些活血化瘀的药物，但是有心血管疾病或肾脏疾病的患者应在医师的指导下配合使用。

可以选择以下几个常用的穴位进行自我按摩。

（1）天泉

【位置】位于上臂内侧，在腋前纹头下2寸，这里有肱二头肌的长、短肌腱，天泉就在两肌腱之间。

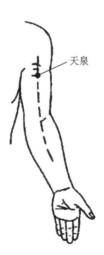

天泉

【功效】主要治疗心血瘀阻而致的胸闷、气短、胸痛等。用力按压穴位3 ~ 5秒，稍停后继续按压，这样交替按压2 ~ 3分钟，对胸口疼痛、心悸不安很有效。

（2）内关

【位置】腕横纹上2寸，两筋之间。2寸就是2个拇指的宽度，或者食指上面2个指节的长度。

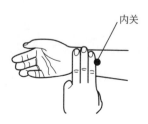

内关

【功效】内关有宽胸理气、疏通经脉的功效，是防治心系疾病的特效穴位，这对有血瘀问题的中老年人尤为重要。按摩内关有2个要点：一是要顺着经脉的走行方向来操作，不要旋转或者垂直着操作；二是可以和背侧的外关一起操作，两穴一同掐按，这在临床上叫做"透穴"。按摩内关每次最少操作3分钟，每天次数不限。

精索静脉曲张是男性常见的慢性病，很多情况下是患者的自我不注意，长年累月积累下的结果。又因为精索静脉曲张治疗难，若发展到后期，很多人因为该病的治疗痛苦不已，所以早期积极的预防和治疗是极为关键的，不光可以减轻症状，同时可以预防疾病的进一步发展。在该病的诊治过程中，首先要确定患者所属的病因，不同的病因所需要的治疗和保健方法不相同。在整个精索静脉曲张的治疗工程中，饮食、坐姿、阴囊的干净与透气是最为重要的三点，只有注意好了这三点，才可以更好地对疾病的治疗起到帮助作用，若疾病出现了进一步的发展，应及时至医院就诊，避免病情的进一步恶化。

《 第六节 》

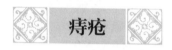

痔疮

俗话说男儿志在四方，有志气的男性散发出无限魅力。但有"痔"者可就身心无力了……民间传言说"十男九痔"，虽然没有准确数据统计，但很多男性朋友都曾经受过"有痔难言"之苦！

一、认识痔疮

痔疮指肛门内静脉血管丛及结缔组织凸起的疾病。痔疮是一种说不出的痛苦疾病，但其实痔疮说白了就是一种静脉曲张，是静脉系统出现了问题。由于发生位置在肛门和直肠，较为隐秘。因此很多人羞于去就诊寻医，往往都是自行查找药物、偏方使用，或是等到疼痛难忍、症状严重了才去就医。其中最常见的就诊原因就是便血，但便血其实有很多原因，在良性痔疮初期时便血是常见的，恶性的直肠癌也有便血症状，所以不能单纯依靠一个症状来判断自己疾病的复杂性。

严格来说，目前没有研究证明形成痔疮的确切病因，不过临床上多认为是长期便秘，长时间维持一个姿势，如久坐或久站。另一种可能性为年龄变大，支撑血管的结缔组织松弛，导致静脉血管丛异常。

二、如何分清内痔、外痔

在临床诊断上会将痔疮分为"内痔""外痔"，如果内、外痔都有则称为混合痔。虽然都是痔疮但两者在位置以及治疗上有所不同，在直肠与肛门之间有一个交界处称为"齿状线"，临床上就是以齿状线来区分内、外痔位置的。

内痔因齿状线以上区块静脉血管丛扩张，使直肠的柱状上皮随之外扩而产生。由于在直肠内部这个区块的神经分布较少，即便有内痔也不容易有疼痛感，所以临床容易被忽略。

外痔则位于齿状线以下，靠近肛门口的静脉血管丛位置，附近的鳞状上皮组织具有疼痛接收器，所以当有外痔产生时常伴有明显的疼痛感。此外，外痔产生多因血管受压出现血栓，所以在肛门附近皮肤颜色就会较为暗沉，外痔颜色偏暗紫色，故有"血栓痔"的称呼。

外痔容易产生剧烈疼痛或是瘙痒症状，使患者出现坐立不安的情况，影响到日常生活进而就诊。临床上外痔患者也有由于肛门瘙痒情况，使用一些棍棒或是金属制品抓挠患处，使皮肤出现破溃造成严重的感染问题。内痔则在排大便时容易出现便血情况，但时有时无所以容易被误认为是上火了而延误治疗。

三、哪些人群更容易患上痔疮

从临床经验来看，以下人群更容易患上痔疮。

① 常便秘或是腹泻患者：肛门局部压力失衡。

② 肥胖人群：腹部以及内脏脂肪含量过高，造成腹部压力增加，影响静脉回流。

③ 纤维食物摄入过少者：容易造成便秘导致腹压增加。

④ 长时间的久站/久坐职业者：如厨师、司机、理发师、医师等。

⑤ 门静脉高压患者：腹部静脉高压造成直肠静脉回流受阻。

⑥ 老年人：结缔组织松散，影响肛门直肠静脉回流。

四、痔疮有什么临床症状

前面提到痔疮要分内外痔，外痔由于疼痛、瘙痒和外观可见，容易被注意到。内痔属于容易被忽略的，但内痔是会慢慢长大的，随着增长症状也会不一样。在痔疮患者的临床统计上发现60%有排便出血（鲜血），55%伴有肛周瘙痒，20%患者有肛门不适或疼痛情况，10%出现粪便渗漏症状。

内痔的便血很有特色，一般粪便末端带鲜红血液，而不是整条粪便带血。主要原因是当坚硬的粪便排出时会损伤到内痔造成出血，但一开始的压力较大，所以血液不会流出来，直到粪便最后末端或是快要完全排出后，压力较小所以血液流出来，才会在最后或是擦拭时在卫生纸上看到。如果是其他消化道出血，如胃出血或是上消化道出血，由于血液已经被分解了，所以出现的是像沥青一样颜色的粪便。

当内痔增大时最严重的情况就是肛门脱出，出现肛门下垂感。临床上按不同的内痔等级，处理方式也不一样。

第一级内痔：血管丛及上皮隆起，没有下垂现象。

第二级内痔：痔疮开始下垂，但可以自动回复到原来位置。

第三级内痔：痔疮肿大到齿状线下方，手指可以将其推入到齿状线上方，此时开始有瘙痒症状出现。

第四级内痔：痔疮下垂到肛门口，无法以手指将其回推，可能伴有溃疡或慢性发炎症状。

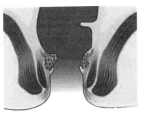
第一级：内痔，没有下垂

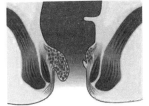
第二级：开始下垂，但能自行回缩

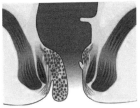
第三级：病情继续发展，突出的痔核不能自行回纳

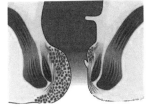
第四级：痔核突出后，无法复位，始终脱垂

从以上可以了解内痔在第一、第二级时是没有明显症状的，所以常被忽略。当第三级时症状就会变得明显，根据统计，40%的痔疮患者没有明显症状，只有部分出血。三级及三级以上的内痔和外痔会有出血、瘙痒、溃疡的问题。所以一旦有出血、瘙痒等严重症状出现时，要特别注意症状变化及痔核是否加重，以免出现其他恶病质，如大肠癌问题。

五、为何总是"十男九痔"

俗语说："十男九痔。"为什么男性得痔疮的概率这么高呢？主要与男性的生活作息和体质有关系。中医认为"女子以肝为先天，男子以肾为先天"，肾开窍于耳和二阴，也就是说肾的作用有一部分是管理泌尿生殖系统，排泄的一部分也包含于此。

男子在生活作息上，出现久坐或是久站情况比女性较多（并不是说女性没有久站久坐问题），加上需要应酬，食用重口味食物以及长期饮酒后出现腹部脂肪增加，进而产生腹压过大造成肛门静脉回流不畅出现痔疮。当然长期食用辛辣食物及饮酒会加重胃肠道负担，同时也会刺激到肛门静脉造成负担，使静脉壁抗压性下降。饮食习惯上男性对蔬果的摄入普遍比女性少，就容易出现便秘问题。

第二是不良的排便习惯，男性长期由于工作和家庭压力，精神紧绷，平时拥有的个人时间就是在厕所里，所以很多男性在上"大号"时习惯拿上自己的手机，一边上厕所一边打游戏或看新闻，让大脑整体放空下来而忘记时间。但在马桶上久坐，加上用力排便过程，其实对人体血管系统的压力是很大的，长时间有这种不良的排便习惯，会让肛门静脉压力加重进而出现痔疮。

六、中医对痔疮的认识

中医看来，痔疮的形成主要原因为脏腑虚损、饮食不节、便秘、久泄久痢、久坐久行、负重远行、房事过度或忍精不射、情志失调、遗传因素。

七、中医对痔疮的治疗方法

1. 内治法

（1）清热解毒，凉血祛瘀　在《疮疡经验全书》中说："以一诸痔，各有不同……大半以凉血为主，徐徐取效。"在临床上如果痔疮出血量多、疼痛剧烈时大多是因为长时间瘀滞，突然吃了热性食物后暴发，此时治疗先以清热凉血为主，缓解症状后再开始化血瘀、解热毒。

（2）清热化湿　这类湿热型痔疮患者，在临床上除了喜爱饮酒、食肉之外，还不喜爱运动，使脾胃运化无力，内生湿邪，壅滞了上中下三焦。在治疗上会使用一些清热燥湿药物，像黄连、黄柏。

（3）理气活血，化瘀止痛　当痔疮属于气滞血瘀情况时，内痔就在第三级程度了，肛门周边颜色紫暗，疼痛剧烈，临床治疗以理气活血、化瘀止痛为主，加强身体气血流畅。

（4）补中益气，固脱止血　久泄久痢的痔疮患者，因气虚不能固脱所以有肛门下坠感，有时伴有出血，血量少。临床上治疗时将补中益气，升阳固脱的药物共同使用，例如黄芪、人参、升麻等。

（5）滋阴清热，润肠通便　阴虚火旺的痔疮患者，平时容易口干舌燥，皮肤黏膜发干，大便干燥难解，中医会使用增水行舟法来补肝肾之阴，润肠通便。

在中医中痔疮分为虚实两种，而不是简单用痔疮膏或是手术切除。将五脏平衡调和后，痔疮自然会慢慢消失或是缓解。一般人不建议自己辨证，寻求医师调理才是对自己的健康负责。

2.外治法

最常用的外治法有熏洗、坐浴等。熏洗疗法最早记载于《五十二病方》。熏洗除了使用热水加强局部代谢循环外，还会加上一些药物，煮成药水让局部皮肤黏膜吸收，起到快速缓解症状的效果。

（1）熏洗法

【举例方药】独菊汤（《疡科选粹》），以孩儿菊15克和适量河水入砂罐内煮20滚，取于小盆先熏后洗。

【功效】清热解毒，疏风祛湿，化瘀消肿，活血止痛，收敛止痒。

【方法】先熏后洗，将药液以热水稀释后，熏蒸肛门或使用纱布浸润药水，敷在肛门位置，待水温适中后浸泡臀部，一天3次，每次20分钟。

【适应证】外痔发炎、内痔脱出或是术后局部痒痛。

（2）敷药法

【常用药物】云南白药、生肌五红膏、白金散等。

【功效】清热解毒，消肿止痛，化瘀止血，化腐生肌。

【方法】药膏涂抹在患处，以纱布棉条固定，或是以药物涂抹在纱布条上放入患处。

【适应证】多用于外痔肿痛、内痔脱出糜烂、术后肛缘水肿。

（3）塞药法

【常用药物】马应龙痔疮栓等栓剂。

【功效】清热利湿，解毒消肿，止血止痛，收敛固脱。

【方法】栓剂一枚于熏洗后塞入肛门内，每天1～2次。

【适应证】内痔出血、脱出。

八、穴位按摩对痔疮的预防

视频20

可参见视频20：穴位按摩防痔疮。

自古以来针灸穴位都是见效快、方便使用的治疗方法之一，在《黄帝内经》中就有很多穴位的使用方式，而针灸学必读书籍之一《针灸甲乙经》当中就有提出治疗痔疮的穴位："痔痛，攒竹主之；痔，会阴主之。"历代医家在治疗痔疮上大多有医案记载，经过历代古人研究，发现在针灸治疗痔疮出血、脱出、肿痛、肛门下坠有很好的效果，罹患痔疮者，也可以借由穴位按摩自己进行调理。

主要穴位：长强、承山、大肠俞。配穴：情志失常加太冲、肝俞；气滞血瘀加三阴交、血海；脾胃虚损加足三里、阴陵泉；肾气不足加肾俞、太溪。

1. 长强

【位置】在尾骨尖端下方的凹陷中。

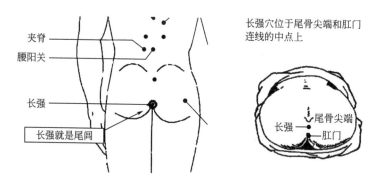

长强穴位于尾骨尖端和肛门连线的中点上

【功效】长强位于尾骶部，临近大肠，故可调理大肠气机，治疗泄泻、便秘、便血。其穴居肛门局部，故又可治疗痔疮、脱肛。督脉行于脊中，为阳脉之海，本穴位于督脉之端，通于任脉，可调和阴阳，故本穴又可调任督之气，治疗癫痫。

【主治】主治痔疾、便血、洞泻、大小便难、阴部湿痒、尾骶骨疼痛、癫痫、瘾病、腰神经痛等。

2. 承山

【位置】位于小腿后面正中，委中穴与昆仑穴之间，当伸直小腿或足跟上提时腓肠肌肌腹下出现尖角凹陷处。

【功效】舒筋、活血、止痛。

【主治】主治小腿肚抽筋（腓肠肌痉挛）、脚部劳累、膝盖劳累、腰背痛、腰腿痛、便秘、脱肛、痔疮。

承山属于膀胱经，位于小腿中段。承山古代又别名肉柱，名意指膀胱经气血中的脾土物质在此堆积，有较大的承重能力。

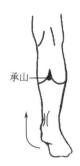

承山

3. 大肠俞

【位置】在腰部，当第4腰椎棘突下，旁开1.5寸。

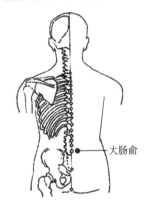

大肠俞

【功效】调理大肠气机。

【主治】外散大肠腑之热。主治腹痛、腹胀、肠鸣、泻痢、便秘、腰脊痛及细菌性痢疾、肠梗阻、痔疮、坐骨神经痛等。

4. 太冲

【位置】位于足背，第1、第2跖骨间，跖骨结合部前方凹陷中，或触及动脉波动处。

【功效】平肝息风，清热利湿，通络止痛。

【主治】主治中风、眩晕、月经不调、痛经、黄疸、胁痛、癃闭、情志不畅等。

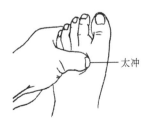

太冲

5. 肝俞

【位置】在背部，当第9胸椎棘突下，旁开1.5寸。

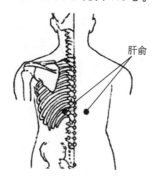

【功效】疏肝解郁，散结止痛。

【主治】主治脊背痛、黄疸、胁痛等肝胆疾病；目赤肿痛、视物模糊、夜盲、迎风流泪等目系疾患。

6. 三阴交

【位置】在小腿内侧，内踝尖上3寸，胫骨内侧缘后际。

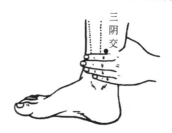

【功效】健脾和胃，调补肝肾，行气活血，疏经通络。

【主治】主治肠鸣、腹胀、腹泻等脾胃虚弱诸证；遗精、阳痿、遗尿等生殖泌尿系统疾患；心悸、失眠、高血压；下肢痿痹；阴虚诸证。

7. 血海

【位置】屈膝在大腿内侧，髌底内侧端上2寸，当股四头肌内侧头的隆起处。

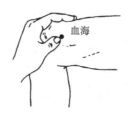

【功效】生血和活血化瘀。

【主治】主治两腿内侧生疮，痒痛或红肿有脓，气逆腹胀，阴疮、五淋、荨麻疹、湿疹、皮肤瘙痒、贫血。

8. 阴陵泉

【位置】位于小腿内侧，胫骨内侧下缘与胫骨内侧缘之间的凹陷中，在胫骨后缘与腓肠肌之间，比目鱼肌起点上。

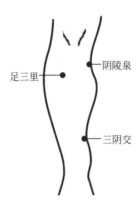

【功效】健脾化湿。

【主治】主治腹胀、腹泻、水肿、黄疸，小便不利、遗尿、尿失禁，阴部痛、遗精，膝痛。

9. 足三里

【位置】位于小腿外侧，犊鼻穴（膝眼穴）下3寸。

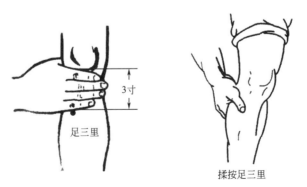

揉按足三里

【功效】燥化脾湿，生发胃气。

【主治】主治胃肠病证，下肢痿痹，神志病，外科疾患，虚劳诸证。

10. 肾俞

【位置】位于第2腰椎棘突下，旁开1.5寸，在腰背筋膜、最长肌和髂肋肌之间。

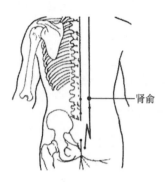

【功效】补肾气。

【主治】主治腰痛，生殖泌尿疾患，耳鸣、耳聋。

11. 太溪

【位置】在足踝区，内踝尖与跟腱之间的凹陷处。

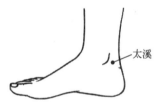

【功效】滋阴清热，补肾益气。

【主治】主治肾虚证，阴虚五官病证，肺系疾患，腰脊痛及下肢厥冷、内踝肿痛，消渴，小便频数，便秘。

穴位按摩方式一般以拇指或食指点按穴位，以感觉到有酸胀感为度，每穴5分钟，每天1~2次为佳。

九、日常生活调整

（1）养成良好生活习惯　久坐久站工作时，要安排一段时间起来活动或是变换体位，使局部血液通畅，减轻或是防止痔疮疾患。

（2）常做提肛运动　可以预防痔疮产生或是减轻其症状。每天3~5次，每次3分钟。或是利用坐立提肛法：先坐在床边，双足交叉，然后双手叉腰并起立，同时肛门收缩上提，持续5秒钟，再放松坐下。重复10～15次，每日2～3遍。

（3）摄取足够水分　一天约1.5～2升，可以简单计算一天8～10杯水（正常马克杯为240毫升），早晨起床第一杯水，早上3杯，下午3杯，晚上1～2杯。

（4）便后清洁　痔疮患者排便后单纯用纸巾擦拭是不够的，最好养成用清水洗浴或是用湿纸巾擦拭，确保肛门处干净。

（5）下肢保暖　下半身保暖可以促进血液回流顺畅。

十、养生食疗方

1.槐花炖猪大肠

【材料】鲜槐花50克，猪大肠250克，盐适量。

【做法】将猪大肠洗净后，塞入鲜槐花。两端用绳子扎紧，加水清炖。煮熟后将肠子切段加盐调味，分次服用。

【功效】槐花有清热利湿效果，主要治疗湿热下注的痔疮。

2.菠菜玉米粥

【材料】菠菜500克，玉米100克，盐少许。

【做法】将菠菜洗净切碎，与玉米粒共煮至熟即可加盐调味食用。

【功效】行气化瘀，主要用于气滞血瘀证的痔疮。

《 第七节 》

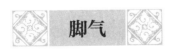

脚气

脚气和脚气病是两种截然不同的疾病。脚气病的学名是维生素B_1（硫胺素）缺乏病，是常见的营养素缺乏病之一。而脚气是俗名，脚气的学名叫做足癣，是由致病性真菌引起的足部皮肤病。

足癣是有传染性的。足癣是指由皮肤癣菌引起的足部浅表皮肤真菌感染，主要累及趾间、足跖及侧缘，严重时可波及足背及腕、踝部。在人体的脚底和脚趾间是没有皮脂腺的，所以这两个地方对真菌感染的防御机制是很差的。同时这些部位的汗腺又很发达，容易出汗，人们的脚又是长期待在袜子里和鞋子里，空气没办法流通，造成脚部的环境潮湿而又温暖，是一些真菌的天堂，尤其像红色毛癣菌，在什么环境里都能生长。所以"脚气"发病率高，具有广泛的"群众基础"，尽管不是什么大病，但痒起来让人很难受，更讨厌的是容易复发，很难根治，影响患者的健康、工作、社交及日常生活。

足癣有一定的家族易感性。皮肤癣菌可以在人与人，动物与人，污染物与人之间传播。湿热地区和高温季节是皮肤癣菌感染的促发因素。手足多汗、穿不透气的鞋子或免疫功能受损亦是重要的易感因素。

一、男性朋友为什么更容易得"脚气"

1. 出汗量大

相对来说，一般男性运动量大，当鞋子穿得很紧密，通风透气性不佳时，除了会造成水分增高外，皮肤表面的pH值也会产生变化，由原本的4.4升高到7左右，而且会放出二氧化碳气体。汗液里除含水分、盐分外，还含有乳酸及尿素。在多汗条件下就会发出一种臭味，并且容易受真菌侵蚀。

2. 生活习惯差

总的来说，男性朋友比女性朋友懒。当一双鞋被大量汗液浸湿后，将会成为真菌的温床，如果没有及时通风或日晒杀菌，再次穿着会被感染。其次有些男性朋友的袜子并没有做到每天一换，而是一双穿多天，并且存放球鞋的鞋柜没有做好通风杀菌工作。这些日积月累，就成了真菌生长的温床。

3. 容易被传染

男性朋友相对不讲究，经常会为了方便而穿他人的鞋袜，由于脚气的传染性极强，这就导致了男性朋友间互相传染脚气。并且一些健身房和足浴店的卫生情况较差，经常去这些场所的男性就更容易被传染了。

二、"脚气"都有哪些症状

常见脚气有以下几种类型。

1. 水疱型

好发于趾间、足底及足侧（除了脚背，其余全占了），典型特征是深在性水疱，疱液清、疱壁厚、不易破。水疱可散在，也可融合成多房性大疱。撕去疱壁可露出蜂窝状基底及鲜红色糜烂面。数天后，水疱领圈状脱屑，瘙痒明显。

2. 鳞屑角化型

掌跖和足跟、角质增厚，表面粗糙脱屑，易发生皲裂，一般无瘙痒。

3. 浸渍糜烂型

好发于趾间，尤其以第3与第4趾和第4与第5趾间多见，表现为皮肤浸渍发白，糜烂渗液，揭开腐皮见鲜红色的糜烂面，继发感染后有恶臭味。

自己来比对症状，是很模糊的，对于足癣，目前是有明确诊断依据的，"脚气"是由真菌感染所致，"真菌镜检"是明确诊断的必要手段，此非常人肉眼可见。所以不要在还没确诊前就胡乱用药，甚至使用各种偏方，一定要及时到正规医院做检查。

三、"脚气"的危害

1. 没事抠脚，手脚并痒

脚气是高复发疾病，如果在使用脚气药物治疗没痊愈的情况下停药，容易复发，为后面的治疗造成更大的困难。脚气极易通过接触传染到双手和身体的其他部位，成为手气和体癣。脚气患者脚再痒也万万不能用手抠。

2. 传染到其他家庭成员

我国大概有30%的人患有不同程度的脚气，而且在南方以及沿海地区，脚气有60%的发病率。由于脚气的传染性是十分强的，平时家庭成员衣物混合进行清洗或者摆放，都会成为传染脚气途径，进而导致整个家庭的人都患脚气。

3. 脚气严重会危及生命

脚气问题是不容忽视的，患脚气严重的话，脚气会危害到生命健康安全。有患者因久患不治，导致脚气的并发症——丹毒出现，蔓延到全身，诱发内循环系统大量出血的情况。脚气问题放任不管的话，脚部甚至会成为大量真菌繁殖的场所，严重影响脚部乃至人体的健康状况。

四、中医是怎样来认识"脚气"的

脚气就是身体有湿最常见的一种症状，不是所有的脚气都是一样的，所以治疗脚气的时候也要辨证论治。中医里把脚气大致分为三种类型：寒湿脚气、湿热脚气、瘀血寒毒。

1. 寒湿脚气

主要症状有脚趾间或足底部潮湿糜烂、瘙痒或浸淫流黄水，或麻木冷痛，或溃烂蜕皮，手足不温，甚至脚趾肿胀，舌淡，苔白，脉沉。其病理为本身气血双虚，四肢厥冷，又被寒湿所侵，以此而变生为寒湿脚气。

2. 湿热脚气

主要症状有脚趾间或足底部潮湿糜烂，瘙痒，或浸淫流黄水，或红肿溃烂蜕皮，甚至脚趾肿胀，舌红，苔黄，脉沉或无变化。

3. 瘀血寒毒

主要症状有脚趾间或足底部潮湿糜烂，瘙痒，疼痛，或浸淫流脓血水，脚趾颜色暗紫，或痒痛，或溃烂脱皮，甚至脚趾肿胀，舌质暗，苔薄，脉沉。

五、中药浴足帮您解决难言之痒

在此根据疾病外在表现，推荐几种外治法。

（1）汗疱型　用土大黄、黄精适量煎液冷敷，每日3～4次，每次1～2小时。

（2）浸渍糜烂型　用马齿苋适量煎水外敷，每日2～3次，每次1～2小时，湿敷后外用祛湿油膏。

（3）鳞屑角化型　苍肤洗剂（苍耳子15克，地肤子15克，土槿皮15克，蛇床子15克，苦参15克，百部15克，枯矾6克），煎水3000毫升浸泡后，外用黄连膏（黄连面10克，凡士林90克，）涂于皮损表面。

对于轻症，或者是治愈之后的巩固，还有一个生姜盐水泡脚的方法可以帮助根治脚气。

【材料】生姜100克，食用盐50克，陈醋100毫升。

【方法】把生姜和盐一同放在锅里，然后煮沸后持续加热10分钟，水温下降后，倒入陈醋即可。

【说明】每次使用生姜盐水泡脚时，泡半小时左右，一般情况下，3～7次就能消除脚气问题。

六、生活中的预防

还没有患脚气时，需要做些什么去预防呢？首要的是记住创造不利于真菌生长的环境，真菌不是喜欢温暖潮湿的环境吗？那就创造不利于真菌生长的环境。

（1）足部洗浴后应及时擦干趾间，足避免长期浸水。

（2）穿透气性好的鞋袜，足部出汗多时可局部使用抑汗剂或抗真菌散剂，保持鞋袜、足部清洁干燥。

（3）注意浴池、宿舍等场所公共卫生。

（4）不与他人共享日常生活用品，如指甲刀、鞋袜、浴盆和毛巾等，把"恶势力"扼杀在摇篮里。

（5）要勤换、勤洗鞋袜，保持双脚干净干爽。

（6）倘若手也不幸中招，应避免直接接触传染源，及时治疗患处，同时还需治疗家庭成员、宠物的癣病。

参考文献

［1］职蕾蕾，鲁楠，章苏宁，等.青年男性群体的皮肤状况及其社会心理影响［C］.中国香料香精化妆品工业协会.第十一届中国化妆品学术研讨会论文集.中国香料香精化妆品工业协会：中国香料香精化妆品工业协会，2016：290-295.

［2］李时珍.本草纲目［M］.北京：中国中医药出版社，2013：1.

［3］邵长凤，陈嘉勤.太极拳促进抑郁症患者康复研究［J］.牡丹江师范学院学报（自然科学版），2018(02):61-63.

［4］刘斯漫.正念冥想训练对幸福感的影响［D］.山西医科大学.

［5］张昭华，庞敏.中医药降脂机制的研究探讨［J］.中国医药指南，2019,17（05）:166-167.

［6］牟严艳，叶中慧，林梅珍，等.糖尿病流行病学研究进展［J］.糖尿病新世界，2019,22（04）:196-198.

［7］雷鸣，冯苏云，王继萍.男性雄激素性脱发患者遗传特征分析［J］.西部医学，2018,30（07）:1029-1031,1036.

［8］曾乙凡，陈苏宁.论单味中药治疗高脂血症机理［J］.辽宁中医药大学学报，2018,20（04）:192-195.

［9］马丽媛，吴亚哲，王文，等.《中国心血管病报告2017》要点解读［J］.中国心血管杂志，2018,23（01）:3-6.

［10］林平发，江冬英.药食两用中药降脂成分及其作用研究进展［J］.海峡药学，2017,29（08）:27-28.

［11］王文君，慈斌斌，刘慧慧，等.慢性腰痛的原因及治疗［J］.世界最新医学信息文摘，2017,17（58）:108,118.

［12］田小剑，王靖，孙志慧，等.高血压与中医食疗［C］.中国中西医结合学会营养学专业委员会.第八届全国中西医结合营养学术会议论文资料汇编.中国中西医结合学会营养学专业委员会：中国中西医结合学会，2017:315-318.

［13］李镒冲.我国高血压患病、知晓、治疗和控制的多水平空间分析［D］.中国疾病预防控制中心，2016.

［14］惠汝太.高血压早期靶器官损害的研究进展［J］.中国循环杂志，2015,30（10）:929-931.

［15］向脱发说"不"——2012男性防脱治脱行动全国展开［J］.实用皮肤病学杂志，2012,5（04）:198.

［16］岑万玲.中医辨证用药、针、灸合治高血压病55例［J］.中国社区医师（医学专业），2011,13（17）:156.

［17］张伟，双福.对症养生茶包速查手册［M］.北京：化学工业出版社，2014.

［18］陈存仁.国医大师陈存仁食疗食补全书［M］.桂林：广西师范大学出版社，2010.